Alberto Palacios-Boix

El desvelo de Hygeia

Alberto Palacios-Boix

El desvelo de Hygeia

Reflexiones en el arte de curar

PUBLICIA

Impressum / Aviso legal
Bibliografische Information der Deutschen Nationalbibliothek: Die Deutsche Nationalbibliothek verzeichnet diese Publikation in der Deutschen Nationalbibliografie; detaillierte bibliografische Daten sind im Internet über http://dnb.d-nb.de abrufbar.

Información bibliográfica de la Deutsche Nationalbibliothek: La Deutsche Nationalbibliothek clasifica esta publicación en la Deutsche Nationalbibliografie; los datos bibliográficos detallados están disponibles en internet en http://dnb.d-nb.de.

Coverbild / Imagen de portada: www.ingimage.com

Verlag / Editorial:
PUBLICIA
ist ein Imprint der / es una marca de
OmniScriptum GmbH & Co. KG
Bahnhofstraße 28, 66111 Saarbrücken, Deutschland / Alemania
Email / Correo Electrónico: info@editorial-publicia.com

Herstellung: siehe letzte Seite /
Publicado en: consulte la última página
ISBN: 978-3-639-64972-7

EL DESVELO DE HYGEIA

Reflexiones en el arte de curar

Alberto Palacios Boix

Para Lucía y Daniela,
mis "bichettes", mis horizontes

Índice

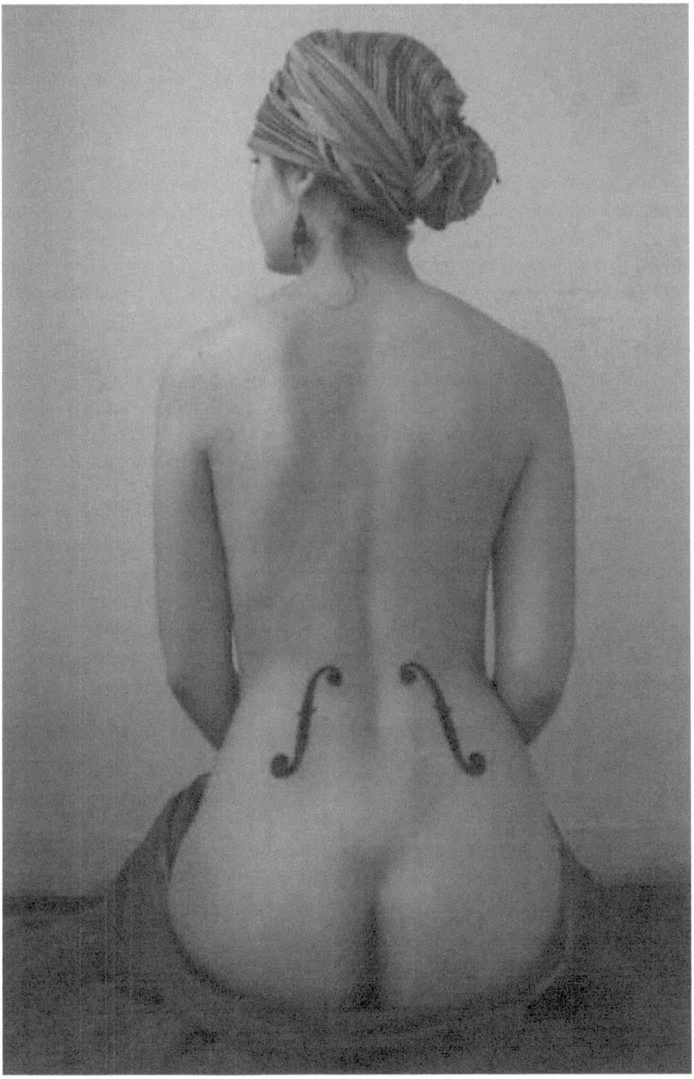

Provoquer la réflexion

Nacida en abyecta pobreza, Alice —la de las maravillas— se hizo cantante y modelo, fruto de la necesidad y sus dotes de seductora. Había visto incontables veces las películas mudas, y de adolescente podía imitar a Betty Blythe y a la divina Sarah frente al espejo, al grado de imaginarse en los parajes de Oriente acosada por un jinete negro, erotizado. Se desnudaba y se masturbaba con esas fantasías y salía después a recorrer las calles adoquinadas, lánguida, esquivando las miradas entre la neblina nocturna.

A sugerencia de una amiga —"¡te ganarás unos francos, tonta!"—, aceptó posar para Francis Picabia. Su histrionismo y su desenfado la llevaron al estudio de Kisling y Modigliani, donde trabajó por varios meses y empezó a blandir ese famoso apodo, envidia de todas las cortesanas del dadaísmo: la Reina de Montparnasse.

Cuando lo vio llegar con su cabello rizado y esa cara atónita de judío neoyorkino, Kiki murmuró entre risas: "Voici un autre crâneur!" ["Hete aquí otro chulito"].

Emmanuel Radnitzky, cuyo apócope pasaría a la historia de los claroscuros, se sentó en una mesa del café con Marie, su acompañante y miró con curiosidad a su alrededor. En el fondo, varias mujeres sin sombrero reían con desparpajo. El mesero se acercó refunfuñando a su llamado insolente, y se negó a servirles otra ronda de coñac.

La más alta, quien a todas luces lideraba al grupo, enrojeció de rabia y se incorporó de golpe, profiriendo insultos y manoteando. Marie intentó traducir lo que vociferaba: "Esto no es una iglesia, ¿crees que somos tus putas a quienes puedes maltratar, imbécil?".

Enseguida, para sorpresa de todos los presentes, se subió a la mesa, sin dejar de agraviar al camarero y a "los hombres castrados que ensucian París" para terminar cantando una versión pícara de la Marsellesa. Jadeante, se bajó ayudada por sus compañeras rumbo a la puerta. Manny la detuvo, embelesado, y pasaron el resto de la tarde —y buena parte de los siguientes cuatro años— mirándose y mofándose del mundo que se resistía a desmembrar el arte y exhibir la desnudez.

Por aquel entonces, él se había exiliado, cámara al hombro, precedido de su famosa declaración: "Dadá no vive en Nueva York". Era en todo sentido un revelador de imágenes. Podía tomar una réplica barata de un ícono africano y convertirlo en un objeto de deseo en las manos de su modelo; podía cambiar la luz como un mago e inventar "rayografías", fabulando entre objetos que cobraban vida bajo el contraste.

Kiki dejó por completo a sus amantes y sus correrías nocturnas, para volcarse en la pasión de este hombre buscador de eclipses e impresiones. Ella se convirtió en su inspiración, de quien logró capturar ese espíritu indómito, su vagina dentada, su envidiable desfachatez y sensualidad sin límites.

Él había desistido de la arquitectura en 1908 y, tras una discreta exposición de algunas primeras placas, su autorretrato —al estilo desafiante de Dadá— le había otorgado ya cierto renombre en el Soho a pesar del antisemitismo imperante.

Con su amigo Marcel Duchamp, fundaron el grupo de artistas *avant-garde*, los Otros —así, con mayúscula lacaniana—, anticipándose por varias décadas a las metáforas del surrealismo francés.

Y el *quartier du Montparnasse* lo recibió con júbilo. Al fin y al cabo, París era una fiesta. Apenas cuatro años después de su feliz desembarco, Gertrude Stein auspició esa memorable exhibición surrealista de la Gallerie Pierre Loeb en la *rue Bonaparte* con algunos debutantes de nombres extranjeros: Ernst, Miró, de Chirico, Klee y Picasso.

La imagen que nos ocupa, *Le Violon d'Ingres*, podría traducirse como la afición o el jugueteo del famoso pintor neoclásico, aquel que retrató a un Napoleón adusto, sobrado de corona en 1806.

Man Ray le pidió a Kiki que posara de espaldas, con un turbante, insinuando su perfil y las nalgas abiertas, como reposando un orgasmo. Se trataba de matizar y desacralizar a su vez a la bañista de Dominique Ingres, ungiéndole un cuerpo de violín. Había que jugar con los planos: ofrenda al retrato clásico, influencia del orientalismo, afrenta al modernismo; o mejor aún, la voluptuosidad instrumental que gravita en cualquier torso de mujer, y el tenue resplandor de la banalidad captada en su amante, su musa, que aquí le da la espalda.

De esta ambigüedad y tal exilio, procedemos todos. Nuestro origen, pertenencia e ideología son acaso esa ilusión que convertimos en delirio. Unos con mejor éxito que otros, pero condenados a creer más que a sabernos ciertos, irrepetibles.

Así, la insolencia del dadaísmo acude por ventura como prólogo de este libro que pretende hablar de lo orgánico y no por ello, acreditar su insondable mutabilidad.

Queda entonces como un arbitrio para mostrar las ficciones tanto como las preguntas que espero despertar en algunos lectores y que tal vez carecen de respuesta.

San Jerónimo, noviembre de 2015

El espacio transicional

Antes de que el lenguaje delimite nuestra conexión con el mundo (externo e interno), tomamos los objetos parciales más próximos a nuestra percepción para blindar el deseo y articular nuestra separación y caída en el precipicio de la individualidad. Se trata de un proceso gradual, que se verifica en el chupeteo de los pulgares, la fricción de una sábana o una funda de almohada, tocarse la cara o frotarse el lóbulo de la oreja antes de caer presa del sueño.

Los seres humanos adolecemos de una profunda dependencia a ese otro que nos amamanta, que nos cubre y acaricia; quien procura la satisfacción de nuestras necesidades básicas, a tal grado que confundimos al otro con el apremio. Ello presupone una separación esencial del objeto de la satisfacción. Tal separación es el sujeto, propiamente. Por lo tanto, el otro queda entonces sometido a la demanda (al llanto, al reclamo) y figurará —para siempre— como un objeto perdido.

La pérdida y la separación a la que hago referencia son resultado de esa asistencia ajena, del trauma que da origen a la subjetividad. Esa es la raíz del deseo, que nace en el cuerpo y buscará incesantemente aquello inefable que se perdió, desde la fragilidad del desamparo.

La disparidad señalada entre objeto y su satisfacción, define y trastoca la identidad del sujeto desde su incepción. Porque el fracaso del deseo redunda en una falta de identidad, que quedará como asignatura pendiente. Toda identidad requiere de la discriminación del juicio, que devendrá más tarde en el desarrollo perceptual, y por tanto, el recurso que queda es la fantasía, lo que se ha dado en llamar "la alucinación" que atañe a la solución parcial de esa satisfacción incumplida y anhelada.

Una vez que la avalancha de percepciones se constituye en ese universo traumático —donde todo es deseo y alucinación—, asoma el pensamiento, el trabajo de pensar, como única salida viable al atolladero del desamparo y la intromisión de lo displacentero.

Podemos imaginar que un dedo, una textura o un juguete que acompaña, puede atrapar esa alucinación y devolver con su certeza la idea de que no todo está perdido.

Quien acuñó el término, aludía a la "realización simbólica", en la que el juguete o la manta articulan el símbolo en el imaginario precoz, y tal *objeto transicional* brinda la ilusión de que la realidad externa, aquello inalcanzable de los otros, ha sido creado por uno mismo (Winnicott, 1951). En tal sentido, los conceptos de omnipotencia, posesión y control hacen su irrupción en la vida emocional de cada individuo.

La transición se refiere al mecanismo psíquico por el cual abandonamos la convicción de que somos los detentadores y creadores de la realidad, para aceptar —no sin cierta melancolía— que los hechos nos preceden y que existen fenómenos más allá de nuestro control. Pero también incumbe a la adquisición de destrezas, a una creciente coordinación y sensibilidad que nos sugiere el apercibimiento de una cierta autonomía.

El objeto transicional puede en turno suplantarse, conservarse oculto, excluirse del juego o agotarse por desuso, pero en alguna medida acompañará al sujeto en su maduración. Toda experiencia estética futura estará matizada por la forma y el manejo que alguna vez hicimos de estas transiciones, que nos arrojan a la vida sin saber apenas cómo asirla.

La libertad no está, como sugieren las religiones, en el acceso a lo trascendente, sino precisamente en hacerse de esa libertad; porque nuestra relación con el arte, la revelación de los sentidos y los enigmáticos deseos de los otros están significados por esa primera aproximación al tiempo y al espacio. Y aquí entramos en materia.

A partir de que las construcciones y comunicaciones virtuales han suplantado la verbalización entre los individuos, y que "textear" se ha erigido en el modo de acceder al otro, queda poco que escuchar. La inmediatez es insustancial, no hace falta verificar la mirada del interlocutor porque la pantalla lo resuelve y lo hace —en apariencia— innecesario.

Podemos afirmar que el deseo por ese objeto perdido al que hacíamos referencia se ha vuelto omnímodo: está en todas partes y navega en el éter que vincula a las computadoras y teléfonos celulares que prefiguramos a "nuestro alcance". Éste es el nudo de la cuestión. No hay tal alcance, porque definimos lo inmediato en tanto urgencia de respuesta; textual, auditiva o por una imagen difusa en la pantalla del Facetime.

Hemos adquirido un dialecto de abreviaturas que no requieren de sintaxis o destreza gramatical. No hace falta acentuar, enfatizar, acompañarse de gesticulaciones o constatar en el *rictus* del otro la intensidad de nuestro mensaje. El *texting* lo hace todo.

La sensación es que podemos crear un espacio virtual donde nuestra identidad se acoge, tal como el bebé lo hacía con sus íconos y fetiches a la mano. Las redes sociales nos han atrapado. Somos lo que predicamos, más acá de la verdad. Quienes acceden a nuestra información —de suyo pública sólo por deambular en Internet— tienen en su poder nuestra vida privada, con detalles más o menos relevantes, incluidas nuestras relaciones y andanzas, por supuesto. El *dime con quién andas y te diré quien eres* ha sido aprovechado por los empleadores potenciales para acreditar la solvencia moral de sus candidatos, al grado de que el Facebook ya es currículum vitae.

Esto permite afirmar, con base en la experiencia disociativa de muchos jóvenes, que la identidad yace en el perfil de Facebook. La capacidad judicativa puede quedar a un lado, porque la apariencia sustituye al propio sujeto en su confabulada individualidad. Que no lo es tanto, dado que se adosa al gremio, al grupo, a la afinidad de "los contactos".

En suma, la adquisición de esta nueva identidad, que pude violarse, ocultarse, compartirse o modificarse según cambian las circunstancias es un espacio transicional donde la persona amaga su verdadero ser, el que se develaría en contacto directo con los otros, el que sería imposible maquillar o modelar con periodicidad arbitraria.

No hace falta ya constatarse en el espejo ajeno, es suficiente con "subir" algunos datos, los más atinentes, los menos vulnerables, para sentir que se adquiere una capa protectora, un perfil amorfo pero construido ad hoc para hacerle frente a la realidad. Nuevamente, se trata de una alucinación en tanto recurso fantaseado y recabado para transitar hacia una realidad que se antoja traumática.

El ser humano no sobrevive si no hay otro que lo reconozca en su existencia. Pero el reconocimiento no es homogéneo; adquiere, justamente, diversas facetas. Es llamativo que el valor de ser reconocido encalla en la asimilación (disolverse en el grupo, ser "uno más") o en la diferenciación (destacar, ser visto como el que se distingue o "el preferido").

Así, la necesidad de ser mirado —como acierta Tzvetan Todorov (1995)— no es trivial, es la verdad de las otras necesidades. Mi cuenta de Facebook es mi ser genuino, donde me antepongo a todas las miradas y donde propongo todas mis ilusiones. Esa materialidad que no se toca, que no se circunscribe, pues lo abarca todo: me funde y me consolida a la vez.

El fantasma intocable y hermético, si bien profundamente vulnerable, constituye ese perfil en las redes de lo social, que puede matizarse, reemplazarse o invocarse según la circunstancia. Acceder a él parece insignificante, porque quien lo detenta puede argüir que se trata de su máscara, su "verdadera persona", sin aristas o dobleces. Lo que permite concluir que sin ese recurso, estamos perdidos: ya no sabemos cómo presentarnos en sociedad. No existe rito de pasaje que sustituya al juego sexual que se promete y se esconde en la inconmensurabilidad del internet. A través de lo que oculto se sabe lo que tengo... y soy.

Es relevante plantear que en esa identidad "privada" está la transición, pues representa un dechado de ilusiones que han sido creadas para un otro que no se percibe y sólo se ve tras la rendija de su fabulación recíproca. De ahí las desilusiones que suscita el enfrentamiento con el personaje real, que no puede sostener más su caricatura.

La otra vertiente es la del uso perverso de esa información virtual. Puesto que la fantasía es la expresión más genuina del deseo inconsciente, como el desciframiento de los sueños, se convierte en el despliegue de lo imaginario, de nuestra historia, de los teatros que hemos anhelado y acaso experimentado. Contiene además la razón argumentativa de nuestra sexualidad, nuestras elecciones amorosas, el origen de nuestros impulsos, masturbaciones y preferencias. Está implícito, sin duda, el germen mismo del sujeto.

La usurpación o el fisgoneo no autorizado de datos en estas condiciones no puede ser inocuo. Repetidamente hemos señalado a las madres de niños y adolescentes que no se acrediten como "sus amigos" con el propósito encubierto de acceder a su información en Facebook. El *voyeurismo* apenas define esta tentativa, que se ejerce en aras de "protegerlos" cuando en realidad debieran protegerse de quien husmea en su intimidad sin permiso.

Lo mismo puede decirse de los amantes o los novios previos, que se resisten a dejar ir al objeto amado y justifican su intromisión en sus vidas de relación, manteniendo su condición de "amigos" o "contactos". Con golosa perfidia siguen los enlaces y mensajes de sus *ex*, anclados en la necesidad y la suplencia caduca. Otra vez, la alucinación dicta los impulsos y la vigencia del espacio.

El espacio transicional es en suma un horizonte indefinido entre la versión del sujeto y su concepción misma. Es el reemplazo imaginario de lo que se asume y falta. En tal deseo vicariante se rastrea, una y otra vez, al objeto perdido que nunca retornará.

Bibliografía

Todorov, Tzvetan (2001). *Life in Common: An Essay in General Anthropology.* Lincoln, NE: University of Nebraska Press [1995].

Winnicott, Donald Winnicott (2005). "Transitional Objects and Transitional Phenomena", en *Playing and Reality.* New York, N.Y.: Routledge Classics [1953], 1-34.

Historias del corazón

1

Tras saborear la última cucharada del flan, M. Défaut enciende un puro y toma su carajillo con deleite. Las bocanadas de humo ascienden y se diluyen entre las vigas del restaurante que ha frecuentado durante años. Es un hombre adusto, "sobrado de kilos" como él mismo suele decir, que conserva su sentido del humor y su glotonería a la par. Este espacio, que los meseros y los comensales lo reconocen de inmediato, ha sido su hogar por más de dos décadas; aquí se disipa de los problemas de la oficina y toma "su segundo aire" para emprender el trabajo engorroso hasta la noche. Su mesa está siempre impecable, con una copa de vino tinto y una botella de Perrier esperándolo a la hora en punto. Habituado al orden y la constancia, ha visto pasar generaciones de camareros y cambiar la decoración tres veces; pero su sitio permanece, tanto como su apetencia y su Davidoff Grand Cru, con el que se despide ritualmente cada tarde.

Esta vez Défaut ha pedido al chofer que lo espere en la plaza. Contrario a su costumbre, el día soleado lo invita a caminar de regreso al edificio. En la esquina constata el tráfico y decide avanzar hacia la siguiente bocacalle, pero no llega lejos. Súbitamente, le falta el aire y cae de rodillas al ritmo absurdo que lo golpetea en el pecho. Las venas del cuello parecen estallar y las piernas le pesan como dos fardos inertes. En el horizonte las nubes se alejan y oye voces extrañas que se aglomeran entre sus sienes. Dos transeúntes evitan que caiga del todo, y alguien pide una ambulancia mientras se desvanece.

La insuficiencia cardiaca afecta al 3% de la población adulta, comúnmente como resultado de infartos previos, hipertensión, diabetes u obesidad. Es un trastorno difícil de controlar porque el efecto de bombeo debilita al corazón cada día, y el riesgo estimado de padecerlo recae en uno de cada 5 adultos, sólo por el hecho de envejecer presa del sedentarismo urbano.

Hace unas semanas, en el Congreso del Colegio Americano de Cardiología, el Dr. Kenneth McDonald, del Hospital Saint Vincent de Dublin, presentó sus hallazgos en cerca de 1400 pacientes mayores de 65 años con factores de riesgo para desarrollar falla cardiaca. Lo llamativo de su estudio es que se basó simplemente en la medición de Péptido Natriurético tipo-B en la consulta externa de primer contacto. Con esta prueba tan sencilla, pudo detectar anticipadamente a aquellos enfermos que estaban en riesgo de padecer insuficiencia cardiaca y en quienes, tras aplicar medidas de prevención secundaria elementales (ejercicio, control de peso, manejo estricto de la hipertensión) durante 4 años de seguimiento, redujo la incidencia de infartos o eventos vasculares en 46%. Sin duda, la reducción en costos de atención médica y vidas también fue sustancial.

La moraleja es que una prueba accesible, tomada a tiempo en el consultorio, puede ser esa luz que cambie el rumbo y el destino.

1.1

En estos tiempos confusos, donde las agencias de seguridad norteamericanas se culpan tras no haber investigado por qué los musulmanes criados y educados en ese país se revierten contra sí mismos, vale recordar que estamos hechos de desconsuelo y que nuestro hado es pedir a gritos el remanso del abrazo y la caricia.

Otrora nos creímos el abandono. En duelo y sin lenguaje que alcanzara a significar nuestro desconcierto, recurrimos a la pataleta y el berrinche mes tras mes, hasta que la solución melancólica nos arrojó de bruces a la vida y tuvimos que reprimir los impulsos, a cambio de la aceptación social y la domesticación. Quienes se quedaron anclados en la pena, transitan por la sociedad heridos, buscando cobijo, rasgando vestiduras propias y ajenas, sintiéndose agraviados por quienes no los miran, apelando a ese sosiego primigenio que nunca retornará.

Así, nos quedará por algún tiempo la imagen de ese adolescente emergiendo de un casco de velero, baleado como en una escena brutal de Nintendo, preguntándose donde empezó toda esta tragedia, que dejó de ser un juego cuando desmembró —con esos rudimentos de ollas a presión confeccionadas con su hermano el mártir— a cientos de personas que corrían por la alegría de vivir; mientras otros, desolados, maldicen su destino.

Sometimes I feel like a motherless child!

Más acá, en el latido del pecho, acude una noticia del mundo científico, flanqueada por dos reseñas, tan elocuentes como sensatas, del atentado en el Maratón de Boston, que se publican esta mañana en el *New England Journal of Medicine.*

Somos carne y sustancia etérea a la vez, sin duda. Desde la primera bocanada de aire, nuestros epitelios se pueblan de microbios que modificarán para siempre la interacción con el ambiente. Decir que somos un rompecabezas genético salpicado de humores y polvo de estrellas es apenas un asomo de la complejidad que nos determina.

La microbiota —como se denomina ahora al bagaje de bichos que parasitan a cada ser humano— es notablemente versátil y representa una carga constante de genes 100 veces mayor que nuestro propio genoma. Este potencial metagenómico es particularmente exquisito en el intestino, donde se ve multiplicado por los factores de la dieta, al grado de considerarse responsables de enfermedades inflamatorias y metabólicas a distancia.

Evidencias crecientes, como la que les incluyo en este vínculo <http://www.nejm.org/doi/pdf/10.1056/NEJMoa1109400> apuntan a que los componentes de nuestra alimentación, como las carnes rojas y los embutidos, que contienen grandes cantidades de colina, se transforman por mediación de la microbiota en TMAO (N-óxido de trimetilamina). Esta amina es un producto tóxico que promueve la aterógenesis, en parte por generar células espumosas a partir de los macrófagos que transitan por el endotelio. Aun más, el TMAO induce la oxidación mediada por tioles, y con ello, la captura de lipoproteínas de baja densidad por el sistema de depuración celular, depositándose en las placas de ateroma.

Por una vía alterna, la trimetilamina puede reducirse a dimetilamina, que al combinarse con oxido nítrico en los lechos vasculares, se decanta en nitrosamina, un potente cancerígeno.

Todo este entramado, que nos hace preguntarnos: "¿Adónde quiere llegar?", es para decir que el exceso de alimentos ricos en colina (huevo, res, puerco, ternera, hígado, hueva de pescado, pato, soya) aceleran la enfermedad coronaria y el riesgo de demencia vascular.

El corazón se cuida con los acordes y los efluvios románticos, como este adagio del concierto para piano de Stenhammar <http://www.youtube.com/watch?v=9W1woEbf7Qw> —si se quiere— pero también pensando que nuestro patofenotipo depende de lo que comemos y lo que nos invade por dentro.

2

Mauro se detiene en la Fonda Argentina, obviando el rugir del Viaducto, de camino al aeropuerto. Va a competir con otros "vigoréxicos", como bromean entre sí los fisicoculturistas, en las preliminares estatales. Ha trabajado en el gimnasio sin descanso, día tras día, engullendo todos los suplementos provistos por su entrenador y buscando la mejor fórmula para ocultar la mesterolona terciada o el testovirón que se inyecta mensualmente. ¡Malditos controles antidoping! —dice para sí— ya no puedes confiar en nadie. Al proferir esta queja, se sienta ante la ventana, la mirada perdida en el continuo discurrir de los autos.

A sus veintinueve años, es un hombre formidable. Los brazos afloran, musculosos y brillantes, debajo de su camiseta roída. La cabeza parece quedarle chica en ese cuerpo de gladiador. Ordena lo de costumbre: un bife de lomo —600 gramos, desgrasado—, una ensalada de la casa, papas fritas y agua mineral. No bebe, no fuma, y debido a su carga hormonal —que abatió su libido—, no recuerda cuando desertó de su vida sexual. Para bien o para mal—suele añadir—.

Después de apurar varios tragos de agua para masticar a medias los trozos de carne semicruda, Mauro advierte una sensación de opresión en el pecho al incorporarse a orinar, que crece conforme avanza en el restaurante. Llega sudando ante el espejo del minúsculo baño y se percibe jadeante, pálido y con los ojos inyectados de un súbito resplandor. Alcanza a gritar ¡ayuda porfa!, entre estertores, mientras se desploma.

Es habitual que los pacientes, sobre todo jóvenes inquietos por desarrollar su musculatura, pregunten qué dieta y qué suplementos pueden consumir. El exceso de carne se ha vinculado a enfermedad cardiovascular, pero hasta hoy no se había descrito el vínculo molecular. Un estudio, publicado en *Nature Medicine* sugiere que el metabolismo de la carnitina por la flora intestinal genera N-óxido de trimetilamina (TMAO), que dispara el depósito de colesterol y la aterogénesis. La carnitina es muy abundante en las carnes rojas, y se encuentra sensiblemente elevada en el torrente sanguíneo de quienes las consumen con frecuencia, no así en los vegetarianos. Pueden ver el resumen de este trabajo multidisciplinario, auspiciado por varios centros de alta especialidad en Estados Unidos, en este vínculo <http://www.nature.com/nm/journal/vaop/>. Me parece que subraya la importancia de desestimar el consumo de carne como "plato fuerte", así como el riesgo de administrar suplementos y anabólicos —mucho de ellos ilegales— en hombres y mujeres cuyos corazones aún están indemnes. Moraleja: favorecer el ejercicio, pero sin aderezar ni rebozar.

2.1

Pese a lo decepcionante que resultan los antioxidantes, se ha señalado con sobrada razón que el aceite de oliva (¡que no de olivo!) tiene de suyo un efecto mayor que el placebo y ofrece añadidos dulcificantes de la vida.

En estos menesteres, además del ejercicio regular, los chocolates con discreción y el sexo sin discreción, todo indica que poseer una mascota —y pasearla por supuesto —reduce la tensión arterial media y alarga la vida de quienes han sufrido enfermedad coronaria.

No es broma. La American Heart Association publica un artículo <http://circ.ahajournals.org/content/early/2013/05/09/CIR.0b013e31829201e1.full.pdf> que insiste en los beneficios cardiovasculares de rodearse de perros. Para concluir —*Good god for the politically correct*!— que "no se recomienda comprar perros para prevenir morbilidad cardiovascular".

En cualquier caso, si ronda por ahí un pulgoso en sus hogares, reparen en que como cuida el territorio, protege su corazón.

(Ochenta y un referencias lo avalan.)

Los Rosenberg deben morir

Quienes nacimos en los márgenes de la Guerra Fría, recordamos las célebres novelas de John Le Carré o Leon Uris (*El espía que llego del frío*, *Topaz*, respectivamente) y la primera era de películas de Sean Connery con intercambios de espías en puentes cubiertos de bruma o complots de pérfidas divas que intentaban asesinarlo a besos.

En esa veta romántica, las intrigas que conducían al arresto de "comunistas" aparecían en las noticias como una trama de ficción que implicaba personajes un tanto caricaturescos. En efecto, las tiras cómicas de *Spy vs Spy* parodiaban las infructuosas tretas que urdían los agentes de una u otra ideología.

Hace sesenta años, un 5 de abril, el matrimonio de Ethel y Julius Rosenberg fue condenado por conspiración y, tras un juicio fraudulento, impregnado de presión mediática, en el que se toparon con todos los artilugios del Senador Joseph MacCarthy para desaprobar su inocencia, los Rosenberg fueron enviados a morir en la silla eléctrica por haber vendido secretos a la KGB.

Judíos neoyorkinos hijos de inmigrantes rusos, cuyos padres eran obreros de fábricas de ropa en el *Lower East Side*, los Rosenberg se vincularon a las juventudes comunistas que denunciaban el fascismo en Italia, cuando eran estudiantes del City College y trabajaban para pagar la renta. Al momento de su arresto, Julius mantenía a la joven familia (sus hijos Robert y Michael tenían cuatro y ocho años, respectivamente) en una pequeña tienda de maquinaria textil con tres empleados que sobrevivía entre deudas.

El presidente Truman había anunciado dos años atrás que la Unión Soviética estaba realizando pruebas atómicas y con ello ensalzó el fervor anticomunista, al grado de dictarse la infame *McCarran Internal Security Act* (1950) que establecía que declararse comunista equivalía a ser súbdito de la Unión Soviética y, por definición, un traidor a los Estados Unidos. Bastaba la sospecha o la denuncia de un vecino para ser arrestado por estas "actividades criminales". Admitamos que las consonancias con la histeria colectiva que siguió al derrumbe de las Torres Gemelas o las delaciones que propició la *Schutzstaffel* en la Alemania nazi son escalofriantes.

En febrero de 1950, Klaus Fuchs, un físico británico de origen alemán, confesó haber pasado secretos atómicos a los soviéticos y agregó que había tenido contacto en Estados Unidos con otro espía cuyo nombre no recordaba.

En mayo, la FBI entrevistó a Fuchs y tras escasos tres días de interrogatorio, afirmó tener identificado a "su contacto norteamericano". Un químico de Philadelphia de nombre Harry Gold admitió ser el *courrier* de Fuchs en 1944 y al allanar su casa, el FBI encontró evidencia de que había viajado a Alburquerque, cerca del Proyecto Atómico de Los Álamos, Nuevo Mexico. Un mes después, un oscuro maquinista de Los Álamos, aceptó haberle vendido a Gold notas y un molde para decantar un lente explosivo por 500 dólares.

Este sujeto, de nombre David Greenglass, admitió años después haber implicado a otras personas para obtener garantías de una sentencia más leve e inmunidad para su esposa en un trato con el FBI. Resulta que Greenglass era hermano de Ethel Rosenberg, resentido desde antaño por su relación con Julius, a quien envidiaba. Fue sentenciado a quince años en prisión federal y salió bajo libertad condicional siete años después de que fuera ajusticiada su hermana.

Las únicas pruebas contundentes que se presentaron en el juicio que los llevó al cadalso fueron el testimonio de Harry Gold (tergiversado ex profeso), los *sketches* de Greenglass— que no se parecían en nada a una estructura capaz de colar sustancias radioactivas— y los recibos de donaciones a niños republicanos en España y al Partido de los Trabajadores en 1939, como evidencia de su filiación comunista.

Tras dos semanas de testimonio, el juez Irving Kaufman sentenció a los Rosenberg a muerte con la siguiente declaración:

> Considero su crimen peor que asesinato. El asesinato deliberado y planeado se ve disminuido en magnitud cuando se compara con lo que vosotros habéis hecho. En este caso, vuestra conducta para llevar a manos de los rusos la bomba A, años antes de que pudieran confeccionarla, en mi opinión ha causado la agresión comunista a Corea, con la masacre resultante en exceso de 50 mil vidas y quien sabe cuántos más millones de inocentes que pagarán por el precio de vuestra traición.

El tono de esta condena remeda las sentencias kafkianas, inapelables y cargadas de oscurantismo.

Kaufman los condenó por traición, que se define como "ayudar al enemigo en tiempos de guerra", sin otro desenlace que la muerte.

El 19 de junio de 1953, tras largos meses en la prisión de Sing Sing, se negaron todas las apelaciones y los Rosenberg fueron ejecutados, pese a las innumerables protestas en Londres, París y otras ciudades que denunciaban su inocencia.

El día después de su ejecución, Jean-Paul Sartre escribió en el periódico *Libération*:

> Al matar a los Rosenberg, ustedes simplemente han tratado de detener el progreso de la ciencia con el sacrificio humano. La magia negra, las cacerías de

brujas, los autos de fe, los sacrificios — aquí estamos llegando al punto: su país está enfermo de terror, tienen miedo de la sombra de su propia bomba.

Bibliografía

Meeropol, Robert y Michael Meeropol (1975). *We Are Your Sons.* Boston: Houghton Mifflin.

Schrecker, Ellen (1998). *Many Are the Crimes: McCarthyism in America.* Boston: Little, Brown.

Wexley, John (1955). *The Judgement of Ethel and Julius Rosenberg.* New York: Cameron & Kahn.

The Cinnamon Challenge

Estábamos de vacaciones y todo se permitía. Nos acomodábamos en semicírculo bajo un eucalipto y Popeye —el mayor y más fornido— sacaba la cajetilla de cigarros, alardeando que había comprado una nueva marca con nombre indescifrable (Tigres, Faros, Casinos, Carmencitas). Alguien arrojaba al centro un bulto de cerrillos robados de la cocina familiar entre las burlas de quien, trofeo en ristre, mostraba el encendedor de gasolina que había adquirido con sus ahorros.

La primera inhalación era la más difícil: había que aguantar el aire hasta vomitarlo en una estentórea tos que se prolongaba varios segundos. Los más avezados ya podían exhalar el humo por la nariz o hacer aros en secuencia durante aquellos días secos de verano, para la admiración del resto de la Flota Pirata, como nos habíamos bautizado.

Después intentamos el reto del licor, amagados en un terreno baldío, inseguros de nuestra proeza, que acabó cuando descubrieron a Quito haciendo eses a mitad de la acera, bastante lejos de su casa. Fueron nuestros primeros intentos de autonomía, erráticos y, por fortuna, más inocuos de lo que supusimos en nuestra precocidad. Pero pudieron haber sido más trágicos. Despuntaba la era de los enervantes y nuestro país había dado la espalda a la seguridad de sus calles y sus parques, anhelando el futuro fácil y la dependencia económica. Perdimos amigos en la preparatoria en las fauces del LSD o la mezcalina que psicotizaban el entorno y, peor aún, desquiciaban lo interno que estaba de suyo poco ensamblado.

El mundo ha cambiado con velocidad cibernética, pero los jóvenes de todas las latitudes siguen probando los riesgos y saltando límites en su batida hacia la independencia. En los últimos meses ha circulado en Internet el llamado "Cinnamon Challenge" que ya tiene su propia página y ha recibido más de veinte millones de visitas, así como más de cincuenta mil videos de quienes engullen una cucharada de canela en menos de sesenta segundos para probar su "valentía".

La Academia Americana de Pediatría publicó una seria advertencia del riesgo de asfixia, neumonía por aspiración y asma aguda que puede provocar este desafío, que pone en peligro la integridad respiratoria y sólo sirve para demostrar, una vez más, que la estupidez es contagiosa... y dañina (<http://pediatrics.aappublications.org/content/early/2013/04/16/peds.2012-3418.full.pdf>).

Habrá que transmitir esta advertencia a los pediatras, a sus hijos y a sus compañeros antes de que el empacho del pinole sea sustituido por otro reto absurdo (<http://www.youtube.com/watch?v=b-9DBIO-kxQ>).

Ser y no ser

La frase alude a la evocación melancólica de un príncipe danés caído en desgracia (Hamlet, acto 3, escena 1; 1623), observado a hurtadillas por su amada. Pero su sentido existencial fue retomado por Jean Paul Sartre hace setenta años tras la lectura de Heidegger durante su cautiverio por los nazis en 1940-1941. Subtitulado "Un ensayo acerca de la ontología fenomenológica", *L'être et le néant* alude a la tragedia que gravita sobre la humanidad en pos de la compleción, que Sartre denomina *ens causa sui*, equiparable al dios de todas las religiones. Esclavos de nuestra materialidad, los seres humanos nos remitimos a ser; acaso la conciencia nos permite conceptualizar alternativas, emprenderlas o anularlas.

Mediante sus alusiones respecto de ser para los otros, o la mala fé (entendida como la incompatibilidad de ser o creerse, basados en nuestra identidad social) hizo referencia al "gran caudal humano", por el que, a partir de nuestra nulidad, suponemos que podemos alcanzarlo todo.

Sartre perdió a su padre a edad temprana y se mudó a casa de su abuelo materno Carl Schweitzer, profesor de alemán en la Sorbona y tío del notable misionario Albert, ganador del Permio Nobel de la Paz en 1952, cuyo donativo utilizó para fundar un leprosario en Gabón, el país al que dedicó su vida. Con este bagaje intelectual y social, Jean Paul escribió varias aportaciones en torno a lo existencial, desde *Las palabras* hasta *La náusea* y el texto referido, que es a mi juicio el más elaborado filosóficamente entre sus obras. Criticó ácidamente a Freud por su aportación sobre las motivaciones inconscientes, pero es llamativo cómo atañe al ideal freudiano esa cohesión de su argumento: ser y no ser, para los otros, en lo imaginario.

Desde la distancia, se intuye cómo se van enlazando las ideas de Brentano, Merleau-Ponty y Lacan para dictar la noción del individuo, aislado, presa de su naturaleza deseante y atenido al más allá para darle significado a su condición de miseria y desposesión. La mirada es la sustancia del deseo sexual y no una pulsión biológica, según Sartre. Esa doble encarnación recíproca que nos hace presentes y que implica el reconocimiento mutuo de la subjetividad. Aquí aparece el Otro con mayúscula como imagen especular, idealizada.

En la convulsa Europa que se curaba apenas las heridas de la guerra, la implantación de bases norteamericanas en Alemania y Francia enfrentó el rechazo de los intelectuales de izquierda, pese a la suspicacia que despertaban los arrebatos de Stalin o sus sucesores.

Para Sartre, la guerra de Corea —que comenzó en junio de 1950— marcó el "fin del idealismo", ahí donde injerencia política y disputa bélica se confunden. Se mantuvo fiel a la convicción de que el comunismo era una propuesta de paz, una toma del poder del proletariado para democratizar la vida social, hasta que la invasión rusa en Hungría en 1956 lo decepcionó para siempre.

Sus titubeos pasaron por la independencia de Argelia y el conflicto árabe-israelí para encallar en la primavera del '68 cuando declaró: "lo que está en vías de formación es una nueva concepción de la sociedad, basada en la democracia plena, que vincula el socialismo con la libertad". Hoy podríamos juzgarlo de ingenuo, pero en aquel momento su voz era un llamado a abrir los cauces sociales para reconocer a los menos favorecidos y a los marginados (jóvenes, migrantes y mujeres por igual).

Parte de su legado se desprende del libro *Critique de la raison dialectique* donde, además de oponerse al reformismo de Foucault (en particular por sus disquisiciones en *Les mots et les choses*), quien a la postre lo sustituyó como intelectual de referencia, admite que el estructuralismo no puede abarcar la variabilidad simbólica del lenguaje.

Quizá Sartre, como esos personajes excepcionales de la Historia, refleja en su flujo de pensamiento los meandros por los que tuvo que pasar el desgarramiento de un país dividido por la culpa y la fidelidad ideológica, tan lejos del muro de Berlín y tan cerca de su propia petulancia.

Sartre murió un 15 de abril, hace treinta y tres años, ciego, tras declinar el Premio Nobel de Literatura. Nos dejó como mensaje póstumo, entre otras frases notables, aquella de: "Si coloco a la imposible salvación en el almacén de los accesorios, ¿qué queda? Todo un hombre, hecho de todos los hombres y que vale lo que cualquiera de ellos".

Interludio

La sombra que no se desvanece

Los poetas miran al pasado con esa languidez que sirve de manantial, como los sueños y las frustraciones. Tal vez algo de nuestra carne se quedó rasgada en los escombros que atravesamos. No se les puede llamar penurias; dejemos la conmiseración, escasamente es la cuesta de la vida.

Una mujer nos mira a la distancia; se pregunta por qué se nubló el amanecer, sin esperar respuesta. En otra noche un amigo que dejó de serlo por despecho, escupe frente a nosotros algo ininteligible mientras la culpa ahoga, pero no mata.

Esas agonías nos persiguen. Como fantasmas ululan entre las grietas de nuestros anhelos...hoy tampoco podré dormir.

The last time I saw you
You look so much older
Your famous blue raincoat
Was torn at the shoulder...

Los alphas y los omegas

Ayer más de un paciente me trajo la pregunta habitual de qué dosis y de qué marca debiera tomar el suplemento de antioxidantes. En efecto, daban por hecho que la adición de ácidos grasos omega 3 y omega 6 previene la morbilidad cardiovascular. Mi respuesta siempre ha sido de cautela: *the jury is still out on that*! —como le insistí a un paciente estadounidense—.

Para complicar más el panorama, anoche leí el último artículo del *NEJM* (vol. 368, pp. 1800-1808) procedente de Italia, cuyos autores exploraron justamente el efecto preventivo (reducir hospitalizaciones o muerte cardiovascular) en 6200+ pacientes de riesgo que ingirieron 1 gr. de EPA y DHA diariamente comparados contra otro tanto que consumió placebo (aceite de oliva).

El resultado a cinco años de seguimiento es que, en ambos grupos, poco más del 11% sufrió un infarto o se ingresaron por causas cardiovasculares.

En dos palabras, una prueba más de que "el medio es el mensaje" —como diría McLuhan—. Si le creemos a toda la propaganda que ha surgido de este debate, estaríamos consumiendo más vitaminas que malos consejos. Habrá que sopesar con cuidado que tan inocuo es manipular la información o, con mejor humildad, aceptar los hechos.

Pinceladas

1
Hace ciento once años, en el bucólico pueblo de Figueres, cuya alameda describía mi abuela en detalle, nació Salvador Dalí.

De niño se sumergía—en los veranos ardientes de la Costa Brava— en una tina de agua fría, donde se distraía pintando. Su primer boceto en una tarjeta postal data de los seis años; lo que se ha dado en llamar "niño prodigio" en las artes.

"Jugando a ser genio se llega a serlo", dijo alguna vez.

Su imaginación y destellos oníricos se combinaron con la excentricidad y desparpajo que caracterizó su vida pública. Aprovechó esa visión aguda para elaborar figuras antropomórficas ensambladas con los paisajes de su infancia, en particular Port Lligat que describía —aludiendo quizá a su propio mar interior— como "uno de los lugares más áridos de la Tierra. Las mañanas son allí de una jovialidad salvaje y áspera, las tardes de una melancolía mórbida".

Dalí pintó una y otra vez ese referente natural, y se burló del mundo y de sí mismo, tantas veces que sólo su amada Gala no se lo creía.

Quien haya visitado la colección de Saint Petersburg o sencillamente, atisbado a la paloma que se desvanece en *El sacramento de la última cena* que reina en la National Art Gallery en Washington, se habrá acercado a la magia surrealista que nos dejó, entre muchas bufonadas, ese genio de Cadaqués.

2
En estos tiempos en que la región menos transparente parece darnos un respiro, vienen a cuento dos noticias que les comparto.

La primera es que una dieta enriquecida con ensaladas y pescado, aderezada con aceite de oliva extra virgen o nueces, previene hasta un 30% de eventos cardiovasculares, cuando se le compara con una dieta simple, baja en grasas. La cohorte de referencia, que procede de dos centros hospitalarios en España, incluyó a 7447 personas (de 55 a 80 años) con riesgo cardiovascular alto, sea porque fumaban, porque tenían diabetes, hipertensión o hiperlipidemia a expensas de LDL. No se trata de resultados espectaculares, sino de un refrendo del sentido común; es decir, consumir frutas frescas, carnes blancas, algo de vino, ensaladas con vinagreta y algunas nueces, suprimiendo harinas, postres, carnes rojas y grasas saturadas es una apuesta por la vida, aquí o a orillas del Mediterráneo (<http://www.nejm.org/doi/pdf/10.1056/NEJMoa1200303>).

Por otro lado, la declaración del Ministro de Desarrollo de Alemania, Dirk Niebel, que la carne de caballo es recomendable para los pobres, pone de manifiesto ese doble rasero que caracteriza a las clases políticas del Primer Mundo. Por un lado, se dan golpes de pecho asegurando que protegen a sus votantes (¿o son súbditos?) bajo la premisa de que "buscan lo mejor para la mayoría". Pero a la luz de los escándalos acerca de la contaminación de Lasagna Findus en Italia y otros países de Europa reconocen que "no tiene nada de malo comer carne de caballo" siempre y cuando la sirvan en platos de gente de escasos recursos. Pensarlo como aristócrata contemporáneo es asunto del estándar moral individual, pero declararlo sin ambages refleja cuáles son las verdaderas intenciones —de menos espartanas y, con el pasado de la eugenesia en ese país, bastante preocupantes— de los voceros del gobierno alemán.

El asunto hace recordar aquella película estelarizada por Charlton Heston (otro inquisidor, líder de la National Rifle Association) que mostraba la brecha inmensa entre los que mandan y los que mendigan. En la escena final, frente a una pantalla gigante que mostraba una sucesión de paisajes naturales al tenue ritmo de la *Sinfonía Pastoral* de Beethoven (nada distante de los escenarios cotidianos en cualquier hogar rico del mundo), Heston se percata de que está comiendo carne de sus congéneres, el famoso "Soylent Green", procesado para hacer del canibalismo un bien común. ¡Ah, la democracia de George Orwell! Tan ineludible como las diferencias humanas.

Aquí un trailer de la película en cuestión, para que se ahorren verla, pues la actuación es bastante decadente: (<http://www.youtube.com/watch?v=SVpN312hYgU>).

Otras epidemias que tomar en cuenta

El Center for Disease Control de Atlanta reportó que 2012 fue un año record en el número de infecciones por virus del oeste del Nilo (West Nile Virus, WNV). Se han detectado casos en prácticamente todas las regiones de Estados Unidos que sumaron 5674 personas infectadas, de las cuales murieron 286.

Debemos considerar, no obstante, que sólo un 20% de los individuos que sufren picaduras de mosquitos en zonas de riesgo (lagos, bosques, áreas rurales) reporta síntomas neurológicos, por lo que el número de infecciones es mucho mayor; por fortuna asintomáticas en su mayoría.

El virus del oeste es un arbovirus que prolifera en los meses calurosos con humedad y se transmite por piquete de mosquito. Es más probable que una persona mayor de cincuenta años desarrolle los síntomas graves, que consisten en fiebre alta, dolor de cabeza, desorientación, debilidad muscular hasta llegar a signos meníngeos como rigidez de cuello, convulsiones y estupor. Este cuadro encefalítico ocurre en 1 de cada 150 personas infectadas con el virus.

Una quinta parte de los pacientes picados por el mosquito desarrolla síntomas moderados: fiebre, cefalea, mialgias y un rash papular en el tronco, a veces acompañado de ganglios inflamados que puede confundirse con otras muchas enfermedades exantemáticas.

Las recomendaciones que debemos tener presentes son

- llevar siempre repelente cuando se desplacen a zonas de abundancia de mosquitos (playas, bosques, riberas, etc);
- no recoger pájaros muertos (que son los vectores naturales de la infección) con manos sin guantes;
- en áreas de abundancia de mosquitos, es preferible no permanecer mucho tiempo expuesto a la intemperie;
- no emplear jabones aromatizados con los bebés o cremas perfumadas en los niños porque atraen a los insectos.

Si observan el mapa que les anexo <http://www.cdc.gov/ncidod/dvbid /westnile/Mapsactivity/surv&control12MapsAnybyState.htm>, notarán que las áreas de mayor densidad de infecciones reportadas coinciden con las regiones de lagos (Wisconsin, Michigan, las Dakotas, Minnesota), de bosques (California, norte de Texas, Nueva Inglaterra) y de ríos (Oklahoma, Louisiana, Nuevo México).

Esto no quiere decir que no manden a sus hijos de vacaciones, ni que visiten parques nacionales o a los parientes de Woodlands, pero tomen sus precauciones.

Las zoonosis de verano pueden ser virales: WNV, dengue, encefalitis de Saint Louis, o los echovirus, enterovirus y Coxsackievirus que causan diarrea y síntomas respiratorios. Pero también habrá que vigilar el riesgo de infecciones transmitidas por garrapatas tales como Lyme disease, ehrlichiosis o fiebre de las Montañas Rocallosas.

Un buen repelente con DEET, citronella o aceite de soya y algunas sencillas precauciones hacen la diferencia.

Las olas y las señales nucleares

El 16 de diciembre de 1983, desde su laboratorio en Cetus Corporation, el bioquímico Kary Mullis ideó lo inconcebible: si el DNA se desnaturaliza a altas temperaturas, deben existir microorganismos que se replican en tales condiciones y que puede ensamblar RNA para expresar proteínas. ¿Podría emplearse una sonda de alguna bacteria, para amplificarla repetidamente y hacer diagnóstico molecular?

La respuesta a ese prodigioso invento es la técnica que conocemos como reacción de polimerasa en cadena (PCR, por sus siglas en inglés), que aprovecha la enzima *Taq* polimerasa. Esta proteína se extrae de una bacteria, llamada *Thermophilus aquaticus*, que vive naturalmente en condiciones de calor extremo —como los géisers del Parque Yellowstone o de Islandia— y, por ello, se mantiene estable en las altas temperaturas para desarmar las cadenas de DNA y facilitar el ensamblaje alterno de otras cadenas nucleares para su transcripción.

Si lo meditan por un momento, la idea es genial, meritoria de un Premio Nobel, como en efecto se lo otorgaron al surfeador californiano Mullis, según relata en su autobiografía, *Dancing Naked in the Mind Field* (1988), en la que habla de su experiencia con el LSD, su convicción de que la astrología gobierna nuestros destinos y su encuentro con un mapache fluorescente, sin duda un extraterrestre.

La trascendencia de este invento ha sido fundamental para la microbiología, la inmunología y la biología molecular, y constituye la base tecnológica de la secuenciación del Genoma Humano que tanto ruido hizo hace algunos años. No me sorprende que, como tantos avances del conocimiento científico, se de por sentado y nadie se detenga un momento a ver en qué consiste. Por ello, un link aparecido en *Journal of Investigative Dermatology*, que dice en pocas palabras, cómo se cocina el DNA para amplificarlo por PCR. Conocimiento elemental, si uno anda por los pasillos de un hospital, en las entrañas de un laboratorio, o surfeando en las playas del Pacífico (<http://www.nature.com/jid/journal/v133/n3/pdf/jid20131a.pdf?WT.ec_id=JID-201303>).

Viñetas musicales

Hace ciento cuarenta años, en la pequeña comunidad siberiana de Oneg, al este del Volga, nació Sergey Vasilyevich Rachmaninoff, cuyo virtuosismo al piano lo consagró como uno de los compositores egregios del romanticismo. En casa, los fines de semana, solíamos despertar con su *Rapsodia* (estrenada en la Opera House de Baltimore, 1934) que retoma los *Caprichos* de Niccolò Paganini, otrora musicalizados por Liszt, Brahms y Friedman en sendas adaptaciones para piano. Por alguna razón se anidaron en mi memoria los acordes lúgubres de su poema sinfónico *La isla de los muertos*, inspirado en el cuadro de Arnold Böcklin, que abre con el sonido de los remos de Caronte sumergiéndose en el río Styx (ese torrente detestable que separa nuestro mundo del Hades).

Nos heredó también la sutileza de su *Vocalise*, sus prodigiosos conciertos para piano y orquesta, y dos intentos fallidos por completar un cuarteto para cuerdas, que trató de emular a su precoz *Romance*, cuando sólo tenía diecisiete años y el mundo (en particular esa Rusia de la que se exilió) ya no volvería a ser el mismo. La primera vez que leí *Ten Days that Shook the World* (John Reed, 1919, con un prólogo de Lenin, por cierto) coincidió con mi adulterada escucha del tercer concierto para piano, que marcó mi apetencia por la música y en especial, por los compositores rusos.

No escuché la versión terminada de su cuarto concierto hasta este siglo XXI, catalogado por los críticos como "el más oblicuo" e influido paradójicamente por Bartók, Stravinsky, Schoenberg y —a decir del propio autor— por la *Rapsodia en Azul* de Gershwin, siete años después de haber huido del estruendo de la Revolución Rusa, la víspera de esa Navidad en Estocolmo. El cuarto concierto se estrenó dos veces en Philadelphia y sufrió varias revisiones, la última de ellas (una reducción de los acordes del piano) tuvo que ser finalizada a petición de su viuda en 1943 por un arreglista de Broadway, Russell Bennett.

Rachmaninoff murió en marzo de 1943 a causa de un melanoma metastásico. Su último concierto en la Universidad de Tennessee en Knoxville, le valió una estatua conmemorativa en esa pequeña ciudad del sureste norteamericano, más cercana a la música country y a los desplantes de Elvis Presley, que a las estepas rusas, heladas y vueltas a helar por las inclemencias de sus disputas territoriales, que el compositor añoró toda su vida.

En el pueblo de Folkestone (condado de Kent, aquel jardín inglés) y despuntando el Renacimiento, nació William Harvey, a quien debemos los vericuetos de la circulación cardiaca. Harvey se graduó como médico en la Universidad de Padua (1602) y se doctoró ese mismo verano en la Universidad de Cambridge. Fue elegido Fellow del Royal College of Physicians en 1607, una distinción que cobija la vida de quien la merece. Fue el director más joven del Hospital Saint Bartholomew's en Londres (apodado Bart's en la jerga médica de Inglaterra) y después médico del rey Jaime I, así como de numerosos aristócratas de su tiempo. En 1628 publicó *De Motu Cordis*, en el que describe la fisiología del corazón y sus afluentes. El Dr. Harvey falleció, paradójicamente, presa de un síndrome metabólico: hipertenso, con gota e hiperlipidemia, además de sufrir una hemorragia cerebral. Sus restos fueron exhumados y reparados en 1883 para trasladarse a un sarcófago en el College of Physicians, donde yacen —inmutables— como su detallada observación.

Aquel 1° de mayo

El siglo XX será recordado por el florecimiento de las ciencias básicas (biología molecular, inmunología, genómica), así como por la capacidad destructiva de nuestra especie: Auschwitz, Hiroshima, Cambodia, Rwanda y tantos más.

También fue el siglo del entretenimiento. Nunca antes en la Historia, los seres humanos habíamos acudido masivamente a ver espectáculos, deportes o despliegues artísticos con tanta asiduidad ni a tan gran escala. Las salas de conciertos, cinemas y autocinemas, complejos deportivos, estadios y parques temáticos se multiplicaron en todas las ciudades, dando prioridad al circo sobre el pan.

Despuntó el cine mudo que, después —para saturar los sentidos—, se hizo sonoro y se impregnó de colores, bailables, imágenes virtuales y ciencia ficción.

El rock'n roll pasó de ser un desplante de rebeldía a una convocatoria de masas aullando en estadios repletos o frente a millones de televisiones.

El arte, otrora privilegio de unos cuantos elegidos o soterrados, se difundió en museos, galerías y se reprodujo sin pena en ropa, servilletas o protectores de pantalla.

Cada quien tendrá seguramente sus íconos y preferencias, adosados a recuerdos gratos o acaso despedidas, colgando de una habitación o dándole la bienvenida en su teléfono móvil, pero habrá que señalar que un día conmemorativo de los mártires de Chicago, también debutó una de las películas más emblemáticas de nuestro tiempo.

Aquel 1° de mayo, en plena guerra mundial y unos meses antes de Pearl Harbor y el macabro edicto de la "Solución Final", se estrenó en numerosas salas simultáneamente *Citizen Kane.*

Trata de ese personaje siniestro y manipulador que, entre claroscuros, edificó su imperio a base de seducciones y sobornos, y que muere, en la escena más dramática, persiguiendo al objeto perdido de su infancia, despreciando al mundo, ahogado en el último suspiro: "capullito".

La película, que entraña una aguda crítica al sueño americano, avasallador y perennemente insatisfecho, lanzó al estrellato a Orson Wells, quien ya no volvería a ser un ciudadano común.

¡Ah! El siglo XX, tan lejano y tan próximo a la vez.

Esos síntomas oscuros

Por segunda vez este semestre referí a terapia a un niño con vómito incoercible. Sus padres, desesperados, habían agotado todo recurso llevándolo con los mejores gastroenterólogos de su localidad para acabar, tras un calvario de hospitales en Houston, sólo con un beneficio transitorio y muchos dólares (y dolores) de por medio.

El diagnóstico, precedido de manometrías, endoscopias y tomografías, lo dice todo: Gastroparesia idiopática *vs.* "migraña" abdominal (¿qué no deriva del término hemicranea?), para concluir con el desconcertante "Síndrome de rumiación".

Me llamaron porque temían lo peor, lo que nunca se demuestra hasta después del cáncer oculto o la muerte, tal vez un microorganismo que está por descubrirse.

¿Por qué nos resulta tan difícil reconocer que lo emocional radica en el cuerpo? Manifestaciones patológicas tales como la tricotilomanía, la bulimia, la autoflagelación o el Munchausen transitan por numerosos médicos que agregan estudios, insinuaciones y pérdidas de tiempo hasta que se llega a un tratamiento orientado a desvelar los condicionantes de angustia y trauma psíquico que están como telón de fondo.

Vomitar repetidamente, sin fiebre u obstrucción del tracto digestivo, suscita necesariamente la idea de rechazo. "Es algo que le cayó mal", solemos decir. Pero cuando se repite día tras día, sin relación con alimento alguno y motiva la alarma de aquellos que rodean a quien no retiene nada en el estómago, puede intuirse una cierta ganancia secundaria que proyecta —tanto como el contenido gástrico— ese rechazo en los otros.

Puede parecer absurdo que se lastime el propio cuerpo para generar una respuesta paradójica de afecto, pero ¿acaso no es eso uno de los rasgos inherentes de la depresión o la histeria? Sin embargo, nos cuesta mucho identificar lo que llamamos "psicosomático", como si se tratara de un epíteto extraterrestre.

Habrá que admitir que la falta de entrenamiento de los estudiantes y residentes de Medicina en materia de fenómenos psicológicos tiene que ver con esa miopía, pero no justifica el merodeo y la usurpación de recursos que supone una evaluación cargada de errores y exámenes superfluos. Me atrevo a sugerir que algo de sádico —contratransferencial, dicen los psicoanalistas— se esconde detrás de ese titubeo diagnóstico.

Hace poco insistíamos en la primacía del diagnóstico sobre todo acometer en Medicina. Con más insistencia debe señalarse que los trastornos de personalidad, los síndromes que se nutren de la angustia, las detenciones del desarrollo emocional, tanto como las alucinaciones auditivas o visuales, requieren de una evaluación neuropsiquiátrica cuando menos. En el mejor de los casos, precisan de una escucha atenta, sin prisas, de lo subyace al rechazo o la claudicación subjetiva, que para desconcierto de propios y extraños, se anida en el cuerpo.

Ahogarse en aguas turbias

Durante varias décadas, la Asociación Psiquiátrica Americana ha conseguido inventar cajones sindromáticos donde induce a sus agremiados, además de incontables psiquiatras alrededor del mundo, a acomodar la variabilidad de trastornos de la mente y las emociones.

Categorías tan difusas como las adicciones, conflictos de género o las variantes de personalidad han sido apretujadas a chaleco entre lo políticamente correcto y lo discutiblemente patológico.

El manual de diagnóstico de enfermedades que esa organización promueve (y del que se beneficia a raudales) debuta este 2013 con su maltraída quinta versión, conocida como DSM-V.

Han pasado nueve años de incubación de un texto que decepciona por lo ambiguo y mal pulido, sobre todo por tratarse de un terreno donde lo fisiológico y las desviaciones de lo ordinario —eso que solemos denominar "normalidad"— no acaba de acotarse.

¿Podría ser de otro modo? Si admitimos que todos adolecemos de flaquezas de carácter, alguna que otra fobia y ciertas adicciones "permitidas", aunados a periodos de intranquilidad, distimia o disfunción sexual, habría que aceptar con ello que la neurosis es el signo de lo humano, y que no puede delimitarse por mayoría relativa o enclaustrarse en variaciones del tema.

Tanto el NIH como el gremio más numeroso de facultativos en Estados Unidos advierten que esta versión debe tomarse con cautela, si acaso uno se atreve a sumergirse en sus ciénagas; porque cabría diagnosticar al esposo o al vecino con algún síndrome de codependencia asociado a compulsión simple y trastorno de "acaparamiento" (*hoarding disorder, for heaven's sake*!).

Queda a su criterio, pero les sugiero mirar de reojo ese espejo deforme que los psiquiatras estadounidenses (no todos, por fortuna) nos quieren vender como nuevo referente de la conducta humana.

Aquí los vínculos que acompañan a tan flamante edición:

- <http://www.nimh.nih.gov/about/director/2013/transforming-diagnosis.shtml>.
- <http://annals.org/article.aspx?articleid=1688399>.

Errare humanum est

Esta tarde, recibo a un paciente que, con sobrado escepticismo, me mira, como uno más de la cohorte de médicos que lo ha visto y tratado sus síntomas inconexos. Hipertensión = internista inicial y cardiólogos 1 a 3. Dispepsia = gastroenterólogos 1 a 2. Homeópata # 1 y dietólogas 1 a 2. Litiasis urinaria = urólogos 1 a 3. Neuropatía periférica = internista # 2 y neurólogo actual.

Como podrán suponer, este mosaico nunca se articuló en un rompecabezas que permita inferir el diagnóstico de hiperparatiroidismo primario que le sugiero, para su sorpresa mayúscula.

Quienes aprendimos a diagnosticar en el INNSZ (antes de agregarse las siglas de ciencias médicas, pero ya en funciones), nos basábamos en el principio de que una diversidad de síntomas puede encajar —hasta no probar lo contrario— en un mínimo de padecimientos. Este ejercicio inferencial de todos los días, de cada historia clínica, nos hizo sin duda mejores médicos, porque aprendimos a desconfiar de lo inmediato, a indagar con recelo y a diagnosticar antes de aventurar cualquier movimiento paraclínico o terapéutico.

Solíamos ser criticados por residentes de otras instituciones acerca de la lentitud de nuestros procedimientos, de la parsimonia con la que ingresábamos y egresábamos a nuestros enfermos. Pero el tiempo nos ha dado la razón.

El diagnóstico será siempre el paradigma de todo quehacer clínico. Sin él carecemos de brújula en un mar de fenómenos mutables y erráticos.

Un artículo del *Washington Post,* que aquí les incluyo, denuncia en ese tono superyoico que suele arrogarse la prensa que los médicos incurrimos en errores diagnósticos. Nadie lo negará. Pero sabemos que con la experiencia y la repetición, adosada a la sinceridad que da el carácter y los inevitables fracasos, se aprende y se enseña. Y que los errores son el precio que pagamos por crecer con humildad en este entrañable menester que es cuidar la salud de los demás.

Bibliografía

Boodman, Sandra G. (2013). "Misdiagnosis is More Common than Drug Errors or Wrong-site Surgery", *The Washington Post,* 6 de mayo, en <http://www.washingtonpost.com/national/health-science/misdiagnosis-is-more-common-than-drug-errors-or-wrong-site-surgery/2013/05/03/5d71a374-9af4-11e2-a941-a19bce7af755_story.html?wpmk=MK0000200>.

La sexualidad encubierta

Parece a todas luces que nuestra cultura ha liberado sus mitos y tabúes respecto de la sexualidad, promovida en buena medida por la aceptación de parejas de uno y otro género, además de la profusión de imágenes eróticas en los medios de comunicación. Los diarios y páginas de Internet resuenan con los matrimonios homosexuales, las acusaciones de pedofilia y la manipulación de órganos sexuales en beneficio de la estética o la prevención del cáncer. La cara de Angelina Jolie mostrando sus prótesis mamarias a ocho columnas es sólo un indiscreto ejemplo.

Pero sirva esta imagen como paradigma. ¿Qué nos dice esa mirada perdida entre las cámaras blandiendo a la par una sonrisa hueca? "Tengan: les regalo mi mutilación. Soy su diosa y su figura etérea, permaneceré en sus pantallas por tiempo indefinido, inmaculada, alejada del cáncer y de la podredumbre de la carne. Pruebo con mi inmolación que lo hago por ustedes, mis vasallos, mis admiradores".

Qué distinto es el duelo que percibe una mujer en la oscuridad de su padecimiento, teniendo que elegir entre su cuerpo herido, desmembrado; porque las estadísticas dicen que moriría si no se corta los senos. Peor aún, quien recibe la noticia de su oncólogo, que no queda más remedio que arrancarle una mama y explorar la axila contigua en busca de residuos del cáncer que le acaban de diagnosticar y que se ensaña en sus conductos lactíferos, horadándola.

Entonces sí, la sexualidad adquiere la dimensión de lo que se pierde: la figura chueca, los brazos maltratados, el cabello que se cae como hojas muertas. Habrá que esconderse de las miradas obscenas. Refugiarse en el silencio y el calvario de la quimioterapia, donde todos los condenados transitan en el mismo idioma y bajo la misma premisa de la incertidumbre y lo ominoso.

Queda acaso la compañía de quienes entienden tal suplicio y se callan igual. De nada sirve alardear de pequeños triunfos, cuando la guerra se avizora larga y repleta de altibajos.

Los personajes públicos presumen de sus cirugías cosméticas (muchas veces con consecuencias aberrantes) mientras los mortales —que no conocen de escenarios y buscan un abrazo antes que un aplauso—, llevan su pérdida con esa difícil dignidad que hay que refrescar todos los días. Quizá un poco a la deriva, atados a la discreta balsa de esperanza que nos da la ciencia... y el cobijo de otros náufragos.

The Hardest To Beat SOB of Them All!

La frase —emitida por Babe Ruth— alude al insigne Georgia Peach, que reinó en el beisbol profesional por más de treinta años con su promedio de bateo, más de cuatro mil hits y cerca de novecientas bases robadas.

La fiereza de su estilo despertaba indignación en los aficionados, sed de venganza entre sus numerosos enemigos (dentro y fuera del estadio) y pavor ante los muchos seres humanos que intentaron apaciguarlo.

Reconoció más de una vez que su desenfreno había surgido de la muerte accidental de su padre a manos de su madre, que lo confundió con un asaltante cuando fue a espiarla, paranoico de celos.

Tyrus Raymond Cobb había firmado ese verano de 1905 con los Tigres de Detroit y recibió la noticia en Augusta, sin volver atrás, convencido de que el cadáver de su padre lo miraba como un dios punitivo, al que "no podía defraudar".

Si aceptamos la máxima de que infancia es destino —como propuso elocuentemente Santiago Ramírez (1975)— Cobb reunía los elementos para fungir como una personalidad limítrofe, asediado por sus fantasmas y presa de arrebatos de irascibilidad que lo mantenían al borde del precipicio...y de la gloria.

Su padre, un modesto educador de las montañas de Georgia, se casó a los 20 años con una alumna de 12, imponiéndose a la reticencia de sus padres, en un alarde de poder tal, que la ceremonia se celebró en el porche de su casa. Bien se dice que ejerce tanta autoridad un hombre adusto al frente de un imperio como el que se yergue sobre una pequeña aldea.

Amanda Chitwood, quien lo parió a sus escasos quince años, en medio de una de las tormentas de nieve más feroces que se recuerden en esas laderas, era una chica inculta del pequeño pueblo The Narrows, hija de un veterano secesionista de la Guerra Civil, entrado en deudas.

La leyenda reza que el nombre de Tyrus lo eligió su padre en tributo a la resistencia de Tiro frente a las tropas invasoras de Alejandro el Magno. Curioso sesgo de la Historia para bautizar a un hijo.

En efecto, Tyrus creció como un estudiante bastante mediocre en Royston, lejos de las expectativas profesionales que su padre anticipaba para él. A los 14 años, pese a las admoniciones de que los beisbolistas son "una cuadrilla de mujeriegos borrachos", Cobb debutó con los Rojos de Royston, el equipo semi-profesional de la localidad, que se había quedado sin shortstop.

La experiencia resultó adictiva, y despertó en Ty la sensación exultante del poder y la fuerza bruta. En dos años se había convertido en la estrella del equipo, mientras daba el estirón adolescente y aprendía las reglas del juego, prestas a ser violadas. No había límites para su ambición. Con seis cheques de 15 dólares emitidos bajo el desencanto de su padre, se embarcó a la capital del Estado para hacerse beisbolista profesional.

Quienquiera que haya leído un poco de este deporte —el rey por su carácter estratégico y vindicativo— sabrá de Ty Cobb. Cómo afilaba las púas (tacos) de sus zapatos para amenazar a sus contrincantes cuando se robaba una base. Cómo era imbatible en las peores condiciones físicas o anímicas, y cargaba sobre sí el peso del equipo. Cómo ingresó al Salón de la Fama en Cooperstown, el primero, por aclamación, antes incluso que Babe Ruth y otros grandes peloteros.

Al final de su vida, agobiado por la diabetes y la insuficiencia cardiaca, mientras escondía entre desplantes alcohólicos y de sociopatía su cáncer metastásico, aceptó que el periodista Al Stump escribiera su biografía (*My life in baseball: the true record*). Este mismo escritor fantasma (Ghost writer, en el original inglés) dedicó una pieza memorable a los diez meses de vértigo que pasó tratando de hilvanar las memorias y desatinos de Cobb, quien le prodigó los escasos momentos de intimidad que permitía su juicio. Un temperamento decantado de aquella niña aislada en los Apalaches que mató —sin proponérselo, por un fulgor inconsciente— a su mentor y marido, dejando a un hijo, arrojado al océano enigmático de las emociones que lo agobiaron siempre.

Bibliografía sugerida

Ramírez, Santiago (1975). *Infancia es destino*. México: Siglo XXI.

Stump, Al (1962). Ty Cobb's Wild Ten-month Fight to Live, en <http://www.nebraskahsl.com/2012%20FTB/31%20ftb/hsl-ty%20cobb%20story%20(00523773).PDF>.

El otro desastre del maratón

La muchedumbre se abalanzó a la salida, como una horda de colores y diseños. Había mucha gente de raza negra y asiática, más de los que había visto juntos en toda su vida. Se había preparado con denuedo: tres meses de subir cuestas y campo traviesa, al menos veinticinco kilómetros por semana, y después la fase intensiva, con un entrenador impasible al dolor y a las quejas, que acabó por moldear sus músculos y su tenacidad.

Las treinta millas que lo separaban de la meta, entre cuerpos jadeantes, parecían asequibles...por fin. Corría a un paso estable, sintiendo el golpeteo en las sienes, el ritmo pausado de su corazón, mirando el asfalto de tanto en cuanto, siguiendo las marcas, pero sin contarlas para no distraer su concentración. Alguien le arrojaba agua con voz entrecortada por su propio aliento; espectros, tan lejanos en la densidad del entorno.

Las condiciones del maratón eran poco propicias. Los días previos habían amanecido nublados y tibios, pero como se despejaba la bruma, un sol incandescente bañaba las calles. Y esta mañana en particular el termómetro marcaba 73 grados. Sudaba copiosamente y empezó a notar un peso inusual en ambas piernas.

Hizo un atropellado repaso mental: el entrenamiento fue diligente y sin esfuerzos excesivos, el esguince de muslo había sanado del todo. ¿Entonces qué?

Visita al internista en junio, quien prescribió el medicamento nuevo para el colesterol; recomendó además vigilar la presión y el pulso, suspender los antinflamatorios y conservar la aspirina a dosis bajas hasta una semana antes de la carrera. Todo eso lo había cumplido sin reparo.

¡Ah! La infección de garganta reciente. Pero se trató a tiempo —pensó con aplomo—. Tomó el antibiótico "religiosamente" cada doce horas, como había insistido el otorrino.

En ese momento un calambre aterrador lo tiró de golpe al suelo. Con la inercia salió disparado unos quince metros, atropellando a su paso a otros dos corredores, que se incorporaron profiriendo insultos en un idioma ininteligible. El dolor se convirtió en agonía y cuando lo arrojaron a la camilla como un bulto retorcido, la fiebre lo consumía entre escalofríos y punzadas en la espalda. El médico de urgencias lo retuvo y para su sorpresa, emitió una muestra de orina de color pardo, como Coca-Cola, el refresco que aborreció desde siempre.

Como verán en el artículo que les incluyo, la combinación de estatinas para corregir los niveles de lípidos en sangre y los macrólidos, antibióticos derivados de la eritromicina (claritromicina, azitromicina, roxitromicina, etc.) compiten por el metabolismo de la isoenzima 3A4 del citocromo P450; una vía bien conocida para el procesamiento de medicamentos en el hígado.

Esta desafortunada mezcla aumenta exponencialmente la toxicidad del hipolipemiante —es decir, cualquier estatina— con un riesgo potencial de causar rabdomiólisis (destrucción de fibras musculares), el cuadro que derrumbó y llevó al hospital a nuestro corredor.

<http://annals.org/article.aspx?articleid=1696644>

Vale recordar que hay venenos en estado puro y hay otros que resultan de la insospechada combinación de nuestros mejores esfuerzos.

Se podría llamar hedonismo

La búsqueda del placer es una premisa de la condición humana. No hay especie —salvo la nuestra— que rastree el orden imaginario que se vivió en la primera infancia como deseo. En ese registro donde la plenitud dejó de ser asequible, quedó la huella de lo que no tendremos más, que marca y significa el destino de todo sujeto.

El llanto, después el berrinche, tanto como la tenacidad y la rivalidad, la envidia y la ambición, emanan para bien o para mal de esa primera aproximación —siempre insatisfecha— que delimita los alcances del individuo en su tránsito por el mundo social. En efecto, como se ve rodeado de placeres que pueden comprarse o adquirirse a cambio de la claudicación, se ofrece ante sí un horizonte de límites virtuales que puede (o no) aceptar para acallar sus impulsos.

Con cierta ingenuidad, un maestro me decía que había que incorporar al deporte a todo chico que empezaba a olfatear las drogas, para distraerlo de tales amenazas. Dado que se trata de una alucinación, que configura el deseo inconsciente, podremos acaso aplazarlo, pero lo que está inscrito en la insaciabilidad, buscará como un río que fluye su destino. De no ser acallado con una dosis de afirmación (léase narcisismo), encontrará —pese a sí mismo— como verter goce en esa oquedad, que lo configura.

Así, el alcohol, que es transgresión y desplante a la vez, se prueba apenas asomamos a la adolescencia. También el tabaco, que asociamos a la virilidad o al reto social, y que parece que nos distingue de quienes carecen de arrojo o libertad de elección. Con mucho más titubeo, los menos se atreven a probar otras drogas: mariguana ¿por qué no?, si es una exigencia de nuestros pares y "no le hace mal a nadie". Pero incurrir en estupefacientes más intensos, ¡ah! eso implica trasponer una frontera que se antoja destructiva, porque el control del sujeto se pierde cuando emerge la alucinación y se despeña en anhelos inexplorados. ¿Qué tal que me aficione? —preguntan con candor los debutantes—.

Como si la adicción fuera un producto químico que se injerta como un cáncer irreductible en las entrañas. Si bien sabemos que la nicotina, los aldehídos, la morfina y la cocaína tiene propiedades moleculares para saturar de prisa los receptores opioides del sistema nervioso central, la adicción como tal, es una derrumbe en las fauces de aquello que no podrá llenarse con solaz o falsa alegría, y que ningún viaje sideral por los entresijos de la irracionalidad devolverá con vida propia.

Un ángel ha caído y se busca en un espejo roto que no tiene paralelo ni imagen reconocible. Se trata de un amor perdido, el que no puede definirse, el que quedó atrapado en la sombra de la individuación y que no tuvo —ni tendrá— sosiego.

Recibimos con tristeza la noticia de que una droga más, sintetizada como acetil fentanil inyectable, está reptando entre los jóvenes de Nueva Inglaterra y ha causado al menos diez muertes por sobredosis (<http://emergency.cdc.gov /HAN/han00350.asp>).

Su acción es excesivamente rápida —comparable a la morfina pero ochenta veces más potente— y es agonista de los receptores opioides μ, tal como otros NPF (fentaniles no farmacéuticos, por sus siglas en inglés) que circulan clandestinamente.

Como responsables de la salud —la nuestra y la pública— estemos atentos. En un planeta globalizado (valga el pleonasmo), los excesos encuentran cauces para inundar allá donde no abundan oportunidades.

Hay victorias que entrañan paradojas

Olvidada y retocada, la Ciudad de México es un bastión del tercermundismo que no cesa de sorprendernos por sus contrastes. Aquí, el magnate más rico del mundo ha sembrado sus feudos y castillos que irradian recelo y que se ofrecen tan distantes a quien mendiga en las calles que los flanquean. Aquí duele la pobreza, pero también se desdibuja en esa peculiar democratización que brindan los centros comerciales, los bares y los "antros". Aunque no del todo, porque siempre habrá un dialecto —más que lo pecuniario— que distinga a los que alardean de lo superfluo y los que aspiran o resienten.

Mi padre creció aquí, en esos vecindarios del centro que se descarapelaban cada verano y que sus habitantes, destinados a evitar su derrumbe, dignamente recubrían de yeso a falta de pintura en épocas menos lluviosas. En su barrio, la pertenencia equivalía a identidad. El zaguán apolillado se abría a un umbral en penumbra y maloliente de humedad, con acceso inmediato al patio central, donde jugábamos beisbol y los adultos retaban nuestra ansiedad adolescente demostrando quién era el macho dominante. En esas ocasionales visitas de domingo, entendí que, en su orfandad y como muchos chicos del proletariado urbano de entonces, mi padre buscaba un horizonte y una figura con quien identificarse.

No dudo que en ese tenor, el Bombardero Café, de Detroit, resultara un ideal. Así, con ese flamante subtitulo, se refirió siempre a su héroe de la infancia.

Hace setenta y cinco años, en una noche estival del Yankee Stadium, Joe Louis vengó a los descamisados del sur estadounidense y de más acá, cuando noqueó en el primer asalto a Max Schmeling, el gladiador ario que desayunaba con Hitler.

Contrario a lo que se tiene por leyenda, Schmeling no era un adherente del partido Nazi, ni siquiera profesaba esa ideología nacionalista, más allá de ser el orgullo deportivo de una Alemania que ya planeaba dominar al mundo. Su entrenador, que hablaba siempre a través de un puro, era judío y Schmeling lo protegió hasta que la presión dictatorial lo hizo insostenible.

La otra cara de la moneda es que el campeón alemán era el ídolo de la *white America* que denostaba por igual a los negros y a los judíos. Los arios norteamericanos veían con rencor el ascenso de los deportistas "de color" (siempre me pareció el epíteto más denigrante) sin delatar su propia condición fascista porque representaba *the American way of life*. En los estados sureños, el embrión del Ku Klux Klan nacía por esa década, negándose a aceptar la democracia y manteniendo la segregación racial que pregonaba Goebbels, aunque con distinta insignia.

El mismo Joe Louis lo denunció: "¿Pueden creer que hay americanos blancos que agradecen lo que Hitler está haciendo? Vienen a ver mis entrenamientos con svastikas en el brazo y se ríen como burros". Su familia había huido de Alabama en 1926 justamente por las amenazas del KKK (¿por qué se arrogan tres iniciales los delincuentes de extrema derecha, como aquella infame triple A argentina?), para instalarse en el barrio *Black Bottom* de Detroit buscando trabajo y un futuro más prometedor.

Hizo una carrera meteórica desde su debut amateur a los diecisiete años. Ganó setenta y dos peleas profesionales con sólo tres derrotas: una a manos de Max Schmeling tras doce rounds trepidantes y otra que significó el fin de su carrera pugilística, en contra de una estrella en ascenso, el imponente Rocky Marciano, en 1951. Fue campeón de peso completo entre 1937 y 1949, el periodo más largo de cualquier peleador en la historia del boxeo.

Después de derrotar a Max Baer, a quien nadie había noqueado, Joe Louis era el contendiente por excelencia para llevarse el título mundial de los pesados, que en 1936 detentaba James J. Braddock. El Bombardero Café llevaba veintisiete peleas sin derrota y había demostrado que, como David, podía tumbar a cualquier gigante. Para su primera pelea, se entrenó en Lakewood, Nueva Jersey; un paraje suburbano rodeado de campos de golf. Alabado por la prensa, se dedicó en su fatuidad a disfrutar su joven matrimonio y a jugar golf en vez de entrenar para la pelea. Desde entonces sabemos que las sirenas también abundan en los *greens*.

Max Schmeling, quien pretendía recuperar su malogrado título, había sido cuestionado por su edad y se entrenó con esmero, además de estudiar en filmes todas las debilidades del famoso boxeador norteamericano. Explotó precisamente su talón de Aquiles: Joe Louis dejaba caer el brazo izquierdo después de lanzar un jab de derecha y por ahí entró el golpe contundente que lo derribó en el doceavo episodio.

Langston Hughes, el gran poeta negro del siglo XX, quien como tantos otros baluartes del afroamericanismo asistió a la pelea, describió las calles de Harlem inundadas de llanto y desolación. Schmeling le dedicó el triunfo a Hitler y el nazismo, en aquella noche fatídica, fue reivindicado ante el azoro del deporte.

El destino no perdona, y la fatal enfermedad del engreimiento cayó en los hombros del joven boxeador Joseph Louis Barrow, el atleta laureado de 1935, que se creía Ícaro y se acercó demasiado al sol de las luminarias y la banalidad periodística. Mi padre recordaba con amargura esa derrota, porque había visto muchos ídolos locales precipitarse hasta el olvido, ahogados en alcohol o rodeados de prostitutas y lisonjas.

Los promotores de Schmeling, saboreando la victoria, intentaron negociar una pelea con el campeón, pero el temor de verse envueltos en propaganda nacionalsocialista retractó al equipo de Braddock, quienes reconocieron una opción más lucrativa contra el contendiente negro.

La pelea por el campeonato se celebró en Chicago el 22 de junio de 1937, fecha en que Joe Louis ganó su ansiado cinturón en ocho asaltos, en medio de la Gran Depresión. Quedaba entonces, por supuesto, la afrenta con Max Schmeling, pero esta segunda vez con el título en juego además de toda la alharaca política y racial que despertaba esa revancha.

El campeón le advirtió a su entrenador, Chappie Blackburn, que descargaría toda su agresividad en los primeros tres asaltos. Desde el repicar de la primera campanada, Joe Louis se abalanzó rabiosamente sobre un aturdido Schmeling, que recibió sin defensa cinco ganchos al costado y un golpe seco que lo hizo gritar de dolor. El referee paró la pelea y ofreció una cuenta de protección al retador, mientras Joe Louis miraba con denuedo desde su esquina. Apenas recibió la indicación, el Bombardero Café arrancó de nuevo contra el alemán, derribándolo de un gancho de derecha contundente. El retador se paró sin escuchar el aullido ensordecedor que lo azuzaba.

Esta vez, Joe Louis asestó todos sus golpes contra la cabeza, tres de ellos directo a la quijada de Schmeling, quien trastabilló y cayó a la lona de nuevo. Se incorporó tambaleante sin esperar la cuenta de protección y de nuevo fue embestido por golpes cruzados que lo arrojaron al centro del ring, una masa amorfa y sin amparo. Desde su esquina voló una toalla, pero el entrenador hubo de ingresar al cuadrilátero para decretar el nocaut técnico. Habían pasado poco más de dos minutos del primer round, y Max Schmeling alcanzó a esgrimir dos golpes en medio de la marejada que le propinó el campeón. El altivo luchador alemán fue admitido al Policlínico de Nueva York donde se encontró que su cuerpo macerado tenía varias vértebras fracturadas.

Esta vez, los habitantes de los barrios afroamericanos celebraron tribalmente: de haber perdido —decían— habríamos regresado a la esclavitud, otro negro colgando de un árbol con la soga de la supremacía blanca apretándole el cuello. Las calles resonaban entre saxofones y alaridos con el nombre de ese niño del avasallado sureste, que capitaneaba todos los anhelos de libertad e igualdad.

Schmeling regresó para conformarse con el cetro europeo y luego caer en desgracia frente al régimen nazi, sobre todo porque protegió a dos niños judíos durante la masacre de la *Kristallnacht*. Regresó a Estados Unidos después de la guerra para hacerse de acciones de Coca-Cola que introdujo con su pequeña empresa comercial en Alemania para deleite los berlineses afines a Kennedy. Trabó entonces una cercana amistad con quien fuera su némesis, que cultivaron hasta su muerte en 1981.

Joe Louis murió desposeído, alcanzado a golpes por su falta de estructura, después de varios fracasos matrimoniales y tras el derrumbe en el licor y la heroína, como tantos otros pugilistas de barrio que mi padre vio caer. Su contrincante y amigo, el viejo Max, pagó parte de las exequias.

Pese a las críticas racistas de los periódicos que relataron su triunfo, el Bombardero Café fue desde aquella noche el símbolo de emancipación en muchos rincones del mundo, identificados con su gesta y su fugaz inocencia.

Reflexionar o suprimir. Una crítica a la Medicina contemporánea

Con cierta indignación —y más información que lo habitual— el familiar de mi paciente me pregunta: "¿Por qué la medicina alopática trata de apagar todos los síntomas?, ¿no es mejor la acupuntura o la homeopatía que profundizan?".

Cavilo unos segundos, mirándolo con empatía. Le explico que si bien la acupuntura es un método terapéutico milenario que infiere trayectos de energía (Qi o chi) para modular ciertas respuestas orgánicas, es difícil elucidar su asertividad en términos anatómicos y, quizá por ello, la reservamos para ciertas neuropatías o trastornos músculo-esqueléticos (Witt, Jena, Selim *et al.*, 2006: 487-496). La homeopatía, por su parte, tiene un lugar en la farmacopea en tanto se basa en el principio de la similitud sintomática y con ello pretende resolver ciertas afecciones —sobre todo funcionales— con la premisa de asimilar lo fisiológico y causar las mínimas reacciones secundarias. Pero se queda corta frente a las infecciones graves, aquello que requiere resolución quirúrgica y ante cualquier neoplasia, que responde a sus propios dispositivos (Grimaldi-Besouda, Engel, Massol *et al.*, 2012; Roberts, 2008).

Pero el nudo de la cuestión es la supresión y la anulación de las molestias que prevalece como principio terapéutico en la alopatía. Desde la aspirina hasta la novedosa terapia biológica, se trata de cortar, mutilar, desencajar el mal que se revela oscuramente por sus signos (objetivos) y sus síntomas (como dimensión subjetiva de lo inenarrable).

Puesto que la enfermedad es un insulto biológico, es indistinguible conceptualmente del daño, de aquello lesivo que debe erradicarse. Por tradición, lo patológico se articula en un bagaje observable de síntomas que responden a un curso predecible. Es una noción que data del siglo XVIII, acuñada por el médico inglés Thomas Sydenham, que Kraepelin adaptó en Psiquiatría como recurso para el diagnóstico diferencial entre *dementia praecox* (esquizofrenia) y hebefrenia.

Esta elaboración fenoménica ha sido suplantada en la modernidad por la noción de que los procesos patológicos son cambios nocivos o destructivos que se apartan de la normalidad (homeostasis) y que inducen que una o más partes sustanciales de un sujeto que son connaturales a su especie adquieran otra dirección. Podemos intuir claramente el fundamento de la fisiopatología como premisa esencial de esta explicación para toda enfermedad. No obstante, tal perspectiva funcionalista ha sido criticada por un modelo actuarial, que se basa en riesgos y umbrales, como podría ser el caso de la hipertensión arterial, que ejerce su acción perniciosa sin evidencia sintomática y en condiciones de escaso daño estructural (modificaciones discernibles en la integridad del endotelio vascular, por ejemplo).

La medicina del siglo XXI alardea de ser objetiva, denomina a los procesos patogénicos a expensas de trastornos de regulación (desde lo molecular hasta lo orgánico) que pueden ser implicados en la mayoría de los casos, independientemente de las vertientes sintomáticas (individuales) que adopte el padecimiento. De ahí el imperio de las estadísticas, que se nutre de la replicación de eventos observables para generalizar inferencias (Mandrekar, Sumithra y Division of Biostatistics, Mayo Clinic, s.f.).

En ese sentido, la Medicina contemporánea tiende a ser conservadora. Basa sus intuiciones y revelaciones en aquello que se desvía de la norma natural para construir argumentos putativos que redondea en principios nosológicos. En ese valor epistemológico radica su éxito, sin desestimar la enorme influencia que ejerce la investigación promocionada por la industria farmacéutica para imprimirle poder dictatorial. Las leyes biológicas que subyacen tanto a la salud como a la enfermedad pueden acaso ser acuñadas mediante la investigación biomédica, de tal forma que su edificio provee un cuerpo conceptual irrefutable a todo aquel que pretende someterse al quehacer médico, sin objeciones (Hawkins, 2005). Pero eso no garantiza el tratamiento eficiente de todo desorden físico o mental, ni siquiera la peculiaridad de prevenirlo o descubrirlo a tiempo. Tampoco explica todos los fenómenos que se apartan de tal normatividad.

Suponemos que las ideas relevantes en torno al metabolismo humano son las que derivan de una función adaptativa. Y, ¿por qué no? Hemos recogido incontables pruebas de la evolución de las especies que así lo atestiguan. Pero las ciencias biomédicas emplean una ideación causal, no teleológica, de las funciones vitales. El conocimiento clínico establece que las estructuras funcionales (moléculas, células, tejidos por igual) puedan identificarse y analizarse en tanto contribuyen al mantenimiento del organismo como un sistema vivo. La falla para articular este comportamiento esencial, esta idealización, se traduce en un estado patológico.

Un órgano —como puede verse en un modelo experimental, en un simulador o en un libro de texto— dista mucho de ofrecer un ejemplo estadístico. Es una abstracción. Deriva su autoridad de su eficiencia predictiva, de donde se extrapolan sus defectos o alteraciones funcionales. Así que, en efecto, el comportamiento biológico —y por extensión, patológico— que aprendemos y enseñamos de los seres humanos es una idealización destinada a imponer orden y variabilidad (Laserson, Vigneault, Gadala-Mariam Yaari *et al.*, 2014).

La variación de un rasgo biológico es, por cierto, de lo más ubicua. De modo que establecer que un sistema u órgano humano está funcionando correctamente no siempre es empresa fácil. Por ello diseñamos escalas, rangos, límites que pueden modificarse en la medida en que sus determinantes se hacen más estrictas y generalizables. Un ejemplo actual son las diferencias en el metabolismo de medicamentos que vemos en los genotipos de Citocromo P450 entre individuos de raza negra o raza blanca. O la prevalencia de ciertas manifestaciones cardiovasculares en sujetos con mayor o menor susceptibilidad a la aterogénesis (umbrales al fin, volviendo al modelo actuarial). No se diga en los trastornos neuropsiquiátricos, donde los estímulos y detonantes de psicopatología se restringen a variaciones casi individuales o familiares, pese a la intención de amalgamarlas en sumas vectoriales de neurotransmisores (Ghosh, Chkraborty y Mattoo, 2011).

Por eso los modelos de estrés, de susceptibilidad psicosomática o de neuroinmunopatología resultan tan escurridizos. A falta de elementos cuantificables, que pueden extrapolarse a otras situaciones análogas o grupos de pacientes que se asimilan por su sintomatología o destellos clínico-patológicos, estamos en tierra de nadie. Ahí es donde la medicina alternativa encuentra surcos para explayarse con cierta fertilidad.

En general, el pensamiento científico valora la neutralidad y el distanciamiento emocional, a fin de recoger información decantada de los fenómenos naturales con el mínimo sesgo que dicten los afectos. La máxima Popperiana de refutar toda hipótesis antes de adoptarla como válida, se basa en esa premisa del investigador como observador y recolector minucioso de su objeto de estudio. La dicotomía planteada en la práctica de la Medicina respecto de las enfermedades mentales y/o físicas sigue induciendo a crear cotos de conocimiento que restringen una perspectiva más integradora del espectro patológico. Lo físico es tangible, lo mental es etéreo.

El tratamiento —bastante exitoso, cabe decir— de los "desórdenes mentales" con moduladores de la neurotransmisión ha permitido restringir el empleo de electrochoques, lobotomía y otras torturas que caracterizaron el despunte de la Psiquiatría moderna. Pero la premisa es análoga: suprimir la angustia, desmotivar la depresión, acallar las voces que claman por otro orden simbólico.

¿Cómo podríamos ser ajenos a ese dolor? ¿Dónde esconder los afectos, sobre todo habiendo escuchado tantas historias, empezando por la que delata nuestra propia fragilidad?

Un reto creciente en la clínica es la necesidad de aparear la investigación biomolecular (y sus innegables alcances) con el arte del discernimiento del fenómeno patológico en cada paciente. Hemos repetido que el padecimiento es un proceso que se engarza en la vida del sujeto y la tiñe de síntomas, contrariedades e incapacidades. Como tal, se aleja del modelo nosológico que la enmarca en tanto recae en la narrativa de una experiencia singular e irrepetible. La insistencia es pasar de la genómica a la proteómica da cuenta de este esfuerzo por documentar lo racial, comunitario o familiar por encima de las peculiaridades de especie (Wulfkuhle, Liotta y Petricoin, 2003: 267-275; Füzéry, Levin, Chan y Chan, 2013: 13).

No obstante, lo que resalta a todas luces en la práctica de la Medicina es el distanciamiento afectivo que se antepone al padecer del enfermo. Si bien esta postura —un tanto higiénica, otro tanto fóbica— reviste el interés ético de no condicionar el proceso terapéutico a oscilaciones de la subjetividad, es imposible negar que cada encuentro clínico funda un lazo transferencial. Este concepto, descrito originalmente por Sigmund Freud hace un siglo (Freud, 1914), tiende a menospreciarse porque se asume que interfiere con el discernimiento semiológico. Lo cierto es que toda acción que involucra dos individuos en el cauce de analizar un trastorno en el ámbito clínico implica de suyo lo intersubjetivo. Es decir, la transferencia de emociones que se depositan a una y otra parte con implicaciones mediatas o inmediatas de acuerdo al fenómeno clínico que les da origen. La confianza tácita y los resultados inesperados, tanto como los abusos y excesos son resultado directo de esta maquinación que se escurre de la conciencia.

Sorprende aún más que la Psiquiatría actual, tan atenta a los fenómenos intracerebrales, se aleja del entrelineado que cabe advertir en todo discurso fisiopatológico para incidir a cambio en alguna contracorriente de señales neuronales. La propedéutica ha dejado de enseñar la esencia de lo humano a fuerza de desglosar sus ingredientes.

Desde luego, los avances técnicos en Imagenología (ante todo en PET y fMRI) ofrecen una ventana de observación a procesos vasculares o bioquímicos que denotan ciertas respuestas conductuales, desde la irritabilidad hasta el sueño REM pasando por la epilepsia. Pero no pueden indicarnos por necesidad el contenido de una pesadilla o la asociación con eventos infantiles que anclan o prefiguran la neurosis. Para eso sigue siendo indispensable la escucha.

Un médico que no atiende —en el sentido socrático del término— o que no inquiere de manera dialéctica en la narrativa del sujeto que lo interpela, extravía el núcleo del padecimiento por muchos recursos paraclínicos de que disponga (Charon, 2001). En algunos países, estas premisas de la entrevista médica se traducen ya en políticas asistenciales (Wagner, Austin, Davis, *et al.*, 2001).

Lo que ha traído el ejercicio contemporáneo de la Medicina es una certidumbre de que todo está al alcance mediante parámetros de laboratorio o inferencias virtuales traducidas por equipos cada vez más precisos de diagnóstico por imagen. Es una falacia.

La experiencia subjetiva de un individuo, que es fundamental en la articulación de su historia médica, tiene como cimiento su herencia; pero así como interactúa con el ambiente desde lo microbiológico y lo metabólico —y lo acopla en modificaciones epigenéticas—, requiere a la par de un horizonte imaginario que dibuja su personalidad y sus características afectivas.

No hay enfermo sin desorden biológico, cabría afirmar bajo esa perspectiva positivista. Como tampoco hay paciente sin una historia que connota su padecimiento y que lo hace digno de una escucha atenta.

Bibliografía

Charon, Rita (2001). "Narrative Medicine: A Model for Empathy, Reflection, Profession, and Trust", *JAMA*, vol. 286, no. 15, en <http://acmd615.pbworks.com/f/Narrative3.pdf>, 1897-1902.

Freud, S. (2001). *Observations on Transference-love.* Standard Edition, vol. XII, London, UK: Vintage/The Hogarth Press [1914], 157-173, disponible en <http://www.ncbi.nlm.nih.gov/pmc/articles/PMC3330334/pdf/171.pdf>.

Füzéry A.K., J. Levin, M.M. Chan y D.W. Chan (2013). "Translation of Proteomic Biomarkers into FDA Approved Cancer Diagnostics: Issues and Challenges", *Clin Proteomics,* no. 10, en<http://www.clinicalproteomicsjournal.com/content/pdf/1559-0275-10-13.pdf>, 13.

Ghosh A., K. Chkraborty y S.K. Mattoo (2011). "Newer Molecules in the Treatment of Schizophrenia: A Clinical Update", *Indian J Pharmacol,* vol. 43, no. 2, en <http://www.ncbi.nlm.nih.gov/pmc/articles/PMC308 1445/>, 105-112.

Grimaldi-Besouda L., P. Engel, J. Massol *et al.* (2012). "Who Seeks Primary Care for Sleep, Anxiety and Depressive Disorders from Physicians Prescribing Homeopathic and Other Complementary Medicine? Results from the EPI3 Population Survey", *OpenBMJ,* 2: e00148, <http://bmjopen.bmj. com/content/2/6/e001498.full.pdf+html>.

Hawkins, Robert C. (2005). "The Evidence Based Medicine Approach to Diagnosic Testing: Practicalities and Limitations", *Clin Biocehm Rev.*, vol. 26, no. 2, en <http://www.ncbi.nlm.nih.gov/pmc/articles/ PMC1252824/>, 7-18.

Laserson U., F. Vigneault, D. Gadala-Maria, G. Yaari *et al.* (2014). "High-resolution Antibody Dynamics of Vaccine-induced Immune Responses", *Proc Natl Acad Sci USA,* vol. 13, no. 111, en <http://www.pnas.org/content/111/13/4928.full>, 4928-4933.

Mandrekar, Jay N., J. Sumithra Mandrekar, Ph.D. Division of Biostatistics, Mayo Clinic (s.f.). "Statistical Methods in Diagnostic Medicine Using SAS® Software", *Rochester, MN,* en <http://www2.sas.com/ proceedings/sugi30/211-30.pdf>.

Rachel Roberts (20018). "Integrating Homeopathy into Primare Care", diciembre, en http://dcscience.net/rachel-roberts-soh+refs--nhe-nov-dec-2008.pdf

Wagner, E.H., B.T. Austin, C. Davis *et al.* (2001). "Improving Chronic Illness Care: Translating Evidence into Action", *Health Affairs,* vol. 6, no. 20, en

<http://selfmanagementalliance.org/wp-content/uploads/2013/08/Wagner-CCM.pdf>. 64 -78.

Witt, C.M., S. Jena, D. Selim *et al.* (2006). “Pragmatic Randomized Trial Evaluating the Clinical and Economic Effectiveness of Acupuncture for Chornic Low Back Pain”, *Am J Epidemiol*, vol. 5, no. 164, <http://www.carolinashealthcare.org/documents/NorthEastInternalIntegrative/research-library/BackAndNeckPain/PragmaticRandomizedTrial.pdf>, 487-496.

Wulfkuhle J.D., L.A. Liotta y E.F. Petricoin (2003). “Proteomic Applications for Early Detection of Cancer”, *Nat Rev*, no. 3: 267-275.

La sal de la tierra y otros ingredientes

Algunos datos aislados sugieren que nuestra dieta contribuye paradójicamente al alivio o la exacerbación de ciertos padecimientos. Son hallazgos iniciales —debo agregar— que requieren ser confirmados en el contexto clínico. Pero no dejan de ser elocuentes de aquella frase que reza: "somos lo que comemos".

El primero es una observación, analizada por un grupo holandés, que sugiere que los linfocitos Th17, responsables de inflamación y autoinmunidad, pueden ser modulados in vitro por concentraciones variables de sal. Sí, leyó usted bien: cloruro de sodio, del que abusamos con frecuencia.

El modelo experimental evaluado es el de encefalitis alérgica experimental, un remedo en ratones de esclerosis múltiple. Pero del plato a la boca se cae la sopa, por salada que esté. En humanos, la correlación no es tan evidente, porque tendemos a regular con mayor precisión los solutos intra y extracelulares. Como dicen los autores, el hallazgo es prometedor en algunas inmunodeficiencias primarias, donde el defecto se puede adjudicar a las células Th17. Pero habrá que tomar con mesura —igual que en la cocina— lo que surge de la serendipia (<http://www.nejm.org/doi/pdf/10.1056/NEJMcibr1303292>).

El segundo hallazgo procede de China, de un estudio multicéntrico que exploró en cerca de novecientos mil mujeres —leyeron bien, allá donde abundan los pacientes— el efecto de la ingestión habitual de antioxidantes derivados de aceite de pescado en la incidencia de carcinoma mamario (<http://www.bmj.com/highwire/filestream/651721/field_highwire_article_pdf/0/bmj.f3706>).

Los autores evaluaron casi veintiún mil casos de cáncer de mama en una cohorte amalgamada de veintiun estudios prospectivos. Su metanálisis concluye que el consumo habitual de ácidos grasos poliinsaturados n-3 (derivados de productos marinos) confiere una reducción de hasta el 14% en la incidencia de esta malignidad, beneficio que no se logra con el consumo de pescado o la simple exposición al ácido alfa linolénico.

De ratificarse esta observación multitudinaria, habrá que buscar aceite de pescado del bueno y no necesariamente seguir los consejos de Angelina Jolie.

Después de la tempestad

Una entrevista con el insigne Dwight "Doc" Gooden, ese lanzador prodigioso que deslumbró al mundo beisbolístico a los diecinueve años con su curva ingobernable, remite a un tratado de melancolía.

Tras ganar con los Mets de Nueva York la serie mundial de 1986, Doc se sumergió en el fango del alcohol y la cocaína para no despertar. Los aficionados celebraban febrilmente en esas calles que siempre pertenecieron a los Yankees, acaparadas por Babe Ruth, Joe DiMaggio, Mickey Mantle y los otros, los metropolitanos, siempre a la sombra de las luminarias.

Esta vez el diablo Gooden, un chamaco de Tampa, había logrado lo impensable. En abril de 1984 llegó a las grandes ligas con una recta de 98 millas, inusitada para un jovencito delgado y tímido. Pero su curva era tan abstrusa que los expertos la apodaron Lord Charles, la madre de todas las curvas —diríamos en cristiano—.

Su sobrenombre personal, ganado a las pocas semanas de su debut profesional, fue Dr. K, en referencia a los repetidos ponches que salían de su brazo, alabado con júbilo y grandes esperanzas en el Shea Stadium. Fue el pitcher más joven en aparecer ese 1984 en un juego de estrellas, justo en la siguiente entrada de que Fernando Valenzuela ponchara a sus tres bateadores y Doc Gooden hiciera lo mismo en el quinto inning para batir un récord histórico.

Como novato del año, Doc ganó el galardón de ponches con 276 y fue nominado al Premio Cy Young que ganó al año siguiente. En su segunda temporada se sublimó: además del premio al mejor lanzador, ganó la Triple Corona, veinticuatro juegos y un ERA de 1.53, el segundo más bajo de la historia, detrás del legendario Bob Gibson. Ya se hablaba de su candidatura al Salón de la Fama, ¡a los 21 años! Podemos imaginar el revuelo y la arrogancia que envolvía su incipiente destreza.

Baste mencionar que en aquellos años de promesas incumplidas, todo usuario de tren que descendía los escalones de la Estación de Pennsylvania en Manhattan se topaba de frente con una inmensa fotografía de Gooden en plena forma. Su imagen descomunal era inevitable: quienes atravesaban la calle 42 en Times Square podían alargar la mirada hacia una pintura del pitcher de 35 metros derramada sobre la pared de un edificio, pisando una leyenda que decía: "¿Cómo se siente ver de frente el cañón de una pistola cargada?".

Para un adolescente de los barrios pobres del norte de Florida, esta hiperbólica figura en que lo convirtió la afición beisbolera de Gotham debe haber sido, más que cautivadora, enervante. Nunca más pudo con la fama.

Quienes lo conocían de cerca, ocultaban por vergüenza su evidente derrumbe. Se le veía efusivo, desdeñoso y "canchero" —dirían en las Pampas—.

Se sabía admirado, gratuitamente atraído por las mujeres de todas las razas y temido por los bateadores novatos y otros tantos veteranos que lo encaraban. Las ofertas de las casas deportivas, desodorantes y cremas de afeitar caían a sus pies como granizo. Toda su juventud bañada en lisonjas.

Pero detrás de las cámaras, Doc Gooden consumía "líneas" interminables de coca mezcladas con brandy y whisky, sin reparar en números o etiquetas. Del dug-out salía victorioso o sin decisión, urgido de celebrar la siguiente juerga. Entrenaba poco, lanzaba los innings reglamentarios, acudía a entrevistas casi cotidianas donde los flashes de las cámaras lo acosaban, y dormía cuando podía.

En esa vorágine, las caras y los cuerpos se fueron desvaneciendo. Nunca hubo amigos, acaso conocidos que lo alentaban a beber más, a bailar sin descanso y a elegir como objeto a la doncella excitada en turno.

Como tantos deportistas que fracasaron cuando avistaban la gloria, demasiado precoces para saber que el Olimpo se alcanza sólo mediante un escarpado ascenso, Gooden no volvió a sorprender a nadie —más que a sí mismo— después de 1986.

Su último capítulo memorable en los diamantes fue contra el extraordinario lanzador, Mike Scott de los Astros de Houston, en el juego por el campeonato de la Liga Nacional, que perdió por una carrera a cero, tras un duelo de titanes. Los Mets alcanzarían la Serie Mundial después de ese encuentro fallido, y pese a las indecisiones que lo llevaron a ser relevado antes del quinto episodio en dos juegos contra los Medias Rojas, su equipo ganó el Clásico de Otoño en medio del júbilo de millones de neoyorkinos.

Dos meses después. Gooden fue arrestado por golpear a los policías que intentaron aprehenderlo a la salida de un bar en Tampa, y antes del llamado *Spring Training* de la siguiente temporada, ya había ingresado a un centro de rehabilitación, mientras el norte de Florida se desangraba en disturbios a su nombre.

A pesar de su adicción, Gooden jugó con los Mets de 1987 y 1988, un equipo formidable que era considerado como una dinastía por su potencial de triunfos. Como un sino fatídico, al ingresar como relevista en la novena entrada del cuarto juego de la serie de campeonato contra los Dodgers de Los Ángeles, nuestro controvertido pitcher permitió el home run que les costó el partido...y la saga.

Su declive profesional, como una bola de nieve, se acentuó con cada temporada que se resistía al abandono. Limitado a aparecer escasamente como relevista, su porcentaje de carreras admitidas fue subiendo a la par con su despeñe y su dependencia a las drogas. En 1991 se le acusó de violación en grupo, y en 1994, en la víspera de su segunda suspensión por una prueba positiva a cocaína, su esposa Mónica lo rescató a punto de descargarse una pistola —ésta, sin metáfora deportiva— en la sien derecha.

Los Mets no lo apoyaron más, y tras un año completo de prohibición por el Comisionado de Beisbol, lo vendieron a sus rivales urbanos, con quienes Gooden intentó lanzar por algunas temporadas sin decoro. Su última hazaña, promocionada como el aleteo de un ave fénix, fue un juego sin hit contra los Marineros de Seattle en Yankee Stadium el 14 de mayo de 1996. De ahí en adelante, nada ni nadie le sonreiría.

Todo lo que podemos añadir son arrestos en secuencia, por manejar bajo influencia de alcohol o drogas, exponer la vida de sus seres queridos y quedarse solo frente a un espejo roto, en la debacle de su vanidad y su falta de estructura. En la entrevista reciente de ESPN, se le ve blandiendo una sonrisa hueca, como quien despierta de una larga pesadilla, inseguro de estar vivo y a quien apela. Sus memorias, escritas con ayuda (Doc, a memoir; New Harvest, Junio 2013), se venderán un poco como tributo a un ángel caído y otro poco por curiosidad de esos aficionados que lo vieron brillar para fundirse después en la estela oscura de su narcisismo.

La vergüenza y el bochorno

Amanda se sube al autobús ajena a quienes la miran con lascivia. Es una mujer delgada, que pese a las arrugas, conserva una figura envidiable. "Los años no pasan por ti" —suelen decirle en el salón de belleza, al que acude religiosamente cada semana—.

A últimas fechas se ha notado ansiosa, como si llevara prisa por volver a la vida. Su divorcio le costó una prolongada depresión que supo sortear gracias al trabajo y a su cuidado personal. No le faltan ofertas, pero prefiere estar sola: los años de desgaste emocional tendrán que compensarse, se dice.

Una ola de calor la atrapa como un abrazo al sentarse. Nada que desconozca, pero es incómodo sacar el abanico de Valencia entre las miradas furtivas y burlonas que percibe en su derredor. Se siente más vieja, más sola, desprovista de interlocutores. Si bien es tema habitual entre las amigas —escasas también, por cierto—, los bochornos la empantanan. Le molesta el sudor entre los pechos, la tumefacción del rostro enrojecido, ese tropel que la desposee quince o veinte veces por semana; pero ante todo, son los cambios de humor lo que la enferman.

Reconoce sin duda que es un embate sexual, porque la excita y se humedece, como hace tantos años y tantos recuerdos. Pero se resiste, y entonces el calor la rebasa, la desarma y nada parece atemperarlo. ¿Cómo podría darle salida, en esta iracunda soledad?

Su cuerpo ha sido un aliado incierto. Lo cedió en un rapto, apenas una adolescente; y se culpó por años de ese encuentro que le pareció enigmático y pesaroso como una mala borrachera. Sentía el reproche de los vecinos, las compañeras de escuela y, como un fardo, el silencio distante de su padre. Tardó mucho en aprender que el erotismo acarrea placer, a duras penas obsequioso. Ese cuerpo que decoraba como a un extraño maniquí se negaba a sentir y a sentirse propio.

Muchas descalabros después —mofándose de sí misma— aceptó casarse con un caballerango de la hacienda contigua, que a poco se quedó sin empleo y se hundió en el lodazal del alcoholismo. Comprendió entonces la melancolía de su padre y su propia historia. Trató de ser feliz a contramano, hasta que aceptó un trabajo en la ciudad y, con ello, una incipiente libertad que la salvó, tanto como su infertilidad.

Ahora se enfrenta a su menopausia, a la rutina laboral y la compañía centelleante del televisor, entre el ronroneo del gato y la inseguridad del barrio.

De las muchas maneras —tanto como caracteres— que se erigen para enfrentar el declive sexual, quizá la más estridente es la descarga vasomotora que acompaña al déficit inconstante de estrógenos.

Algo intangible pero entrañablemente simbólico se ha perdido con ese azote de la feminidad que se resiste a ceder terreno. Nada puede compensarlo, acaso la maternidad diluye el duelo, pero es en sentido estricto una sublimación que no alcanza a mitigar la renuncia y la debacle de todo lo investido.

Sirva esta nota para mencionar que la FDA acaba de aprobar una dosis baja de Paroxetina (7.5 mg al día) como tratamiento del síndrome climatérico. Como descubrir el hilo negro, pero ahora sí, con la aprobación de un estudio controlado. Aquí les mando el reporte: <http://www.fda.gov/NewsEvents/Newsroom/PressAnnouncements/ucm359030.htm>.

Moraleja: perder el cuerpo también es menester del alma.

Nuevos mecanismos de defensa

La primavera del 2009 nos encontró desarmados frente a la peste que manaba de las pocilgas de Perote y que se derramaba con los turistas desde la frontera norte. Nos cubrimos la cara, cerramos restaurantes y cines, nos refugiamos en los hogares a cal y canto, mientras oíamos con horror cómo se sucedían las muertes de hombres jóvenes y mujeres embarazadas.

Con la urgencia que reclamaba la epidemia, entendimos pronto que se trataba de un resurgimiento de la gripe asiática que mutiló a la Humanidad tras la Gran Guerra y que dábamos por extinguida desde hacía cuatro décadas. Quienes no estaban inmunizados por su juventud o su fragilidad contra esa influenza H1N1, se presentaron acaso tardíamente a los hospitales con neumonitis o SARS (siglas ominosas) para librar su última batalla.

Vinieron después las notas rojas y amarillas, las culpas que atravesaron el Atlántico y los excesos, como en toda guerra, aunque el enemigo resultara microscópico. Ahora la vacuna anual concita a ésta y otras cepas aleatorias, que se detectan *Down Under* y sirven de modelo para el resto del mundo, que espera el invierno como una cortina que cae en sucesión e incertidumbre.

Les transmito un extraordinario hallazgo publicado en *Cell*, una de las revistas de investigación más sólidas del mundo científico, que sugiere que ciertos lípidos (en particular, la protectina D1) derivados de ácidos grasos poliinsaturados protegen de manera natural contra la replicación viral.

En ratas infectadas con virus H7N9, candidato a ser la plaga de esta década, descubrieron que el fármaco antiviral peramivir sólo curaba a un tercio de los animales, mientras que la inyección de protectina D1 los salvó a todos de la muerte.

Como toda evidencia experimental, llevarla a la práctica dependerá de que ese efecto pueda ser demostrado en condiciones clínicas replicables. El asunto no es fácil, porque la respuesta depende de variaciones individuales del anclaje enzimático de lipoxigenasa 12/15, así como en la intervención oportuna. Es decir, antes de que se desaten los factores de inflamación que derivan en daño pulmonar progresivo y casi invariablemente irreversible (<http://www.nejm.org /doi/pdf/10.1056/NEJMcibr1304414>).

El estudio es una promesa de que reforzar las defensas, por improbables que parezcan, es una condición inmunológica para salvar vidas.

Los inigualables animales

La reyerta, que despertó la exoneración del guardia George Zimmerman en Florida en 2014, pone de relieve nuevamente las diferencias de calificación que anteponemos los seres humanos. ¿De verdad somos tan diferentes de los otros? Parece que a falta de otros méritos, el color de la piel o la sofisticación del lenguaje cumplen el requisito de distinguirnos para justificar la discriminación y el odio.

Allá en el origen, rasgamos la diferencia para adquirir identidad. Una voz nos afirmó como únicos —acaso los hermanos como un estorbo necesario— para urdir una familia y acatar la ley de la exclusión y la consanguinidad a pesar nuestro.

Vamos por el mundo esperando la constatación de otros, primero para socializar y sentirnos parte, obligados por la educación que acude a contramano y que nos coloca de frente ante la duda. Después se nos ocurre aparearnos, buscar otros abrazos a falta del que anhelábamos y ha sido proscrito. La rivalidad y el éxito dependen cada vez de criterios más frágiles. Descubrimos al fin que siempre estuvimos aislados, y que sólo mediante ese horizonte imaginario que delineamos para nuestra existencia abdicamos del desamparo.

Formamos grupos, asumimos ideologías que importamos de otros tiempos y otras latitudes, rechazamos a los que no se atavían o comulgan como nosotros, y blandimos religiones como espadas para sitiar a nuestros enemigos.

Quizá entonces detectamos las diferencias: de credo, de clase, de género, de raza. Nos aseguran que los primates y los humanos diferimos genéticamente en sólo unas centésimas, pero a la luz de nuestra imaginación, nos resulta incomparable un indígena o un asiático con la belleza virtual que nos arrogamos.

Habrá estereotipos que las pantallas y las revistas de moda nos venden, y compramos como ídolos, por supuesto. Para no sentirnos excluidos, para vernos reflejados en las miradas que imponen y decretan. ¡Ah! Pero el de al lado nunca será igual; lleva otro nombre, procede de otros parajes, su fortuna es producto del azar y no del legado, sesea o come productos exóticos, se adhiere a otras iglesias o viste con descaro. Esa línea ostentosa nos separa y puedo admitir que con envidia o con recelo, pero lo mantengo a distancia.

Hace ciento dos años, el atleta indígena Jim Thorpe, nacido cerca de Praga; pero no en la fastuosa capital checa, sino en territorio indio, hoy Oklahoma, ganó el decatlón en las Olimpiadas de Estocolmo, dándole la espalda al odio racial que lo perseguía y le negaba tal reconocimiento. Hoy sigue siendo un ícono chocante, al que le arrebataron sus triunfos por recibir un salario como jugador colegial. Ante todo, por esa diferencia irrefutable, que abofeteó el orgullo ario cuando estaba por despuntar en la Alemania nazi.

¿De verdad somos tan diferentes de todos esos otros?

PD. El título hace referencia a la frase emblemática de la novela *Animal Farm*, de George Orwell (1945), que reza: "All animals are equal, but some animals are more equal than others".

Las horas vividas

Reclinado en mi camastro en este viejo hotel cercano al paisaje agreste del Tepozteco, miro a mi hija deslizarse en el tobogán, como si cada embate le restituyera frescura a su osadía. Pasa un hombre que podría tener neurofibromatosis, con un cuerpo grotesco y deformado por la obesidad, recompuesta apenas por una cirugía de rasgos ostensibles. He dejado la juventud atrás y mi energía vital se nutre de este paisaje de ocio y revelación.

Sobre mis muslos yace el artículo de Oliver Sacks, un autor favorito desde que describiera lo fantasmático del cuerpo mediante sus célebres casos. Habla de su arribo edificante a los 80, el número atómico del mercurio, y no resisto la analogía de acercarme al Praseodimio, un metal escaso que mimetiza lo verde del entorno.

Como una metáfora bajo este sol intermitente, mi vida reverdece. He perdido fuerza y gallardía, hay excesos que ya no puedo ocultar, como las canas y la suspicacia, que me definen.

Pero el aire es limpio, entra y sale sin reparos; puedo trascender mi timidez en estas líneas y mi hija, en su sofisticación, me confiesa que juega con amigas invisibles, a falta de mejores interlocutores.

No hay más territorio que este sentimiento de pertenencia y arbitrio: una hora más que dejo pasar y se extravía.

1

Tengo la sensación de haber transitado por rincones que nunca existieron: las calles secas flanqueadas por muros de adobe en algún invierno de Chihuahua, la estación abandonada de Mollerusa en una inhóspita madrugada, sin trenes ni pasajeros. La línea interminable de los trigales de Soria en otoño, la lluvia que no cesa en el litoral portugués, ese precipicio donde empieza el resto del mundo; o una carrera improbable para huir de un tornado en las praderas de Texarkana. El sabor rancio del divorcio, que permanece.

Aquel préstamo —de amor o pecuniario— que nunca se restituyó, apócrifo desde su origen.

El umbral de un banco tiznado por una bomba casera entre Carrasco y Montevideo, una noche de neblina en que descubrí la urbanidad de la guerrilla; el desamparo en un edificio de dos fachadas donde me robaron cuando era incauto... y la sombra de tus ojos, que no me miran más, desengañados.

Héroes de ocasión

El primer tacto lo decepcionó. Nadie anticipa la rigidez del guante. Había crecido con la fantasía de que su mano izquierda se deslizaría como en un órgano conocido, blando e incluso sensual. Ahorró varias semanas, pero llegado el verano aún no completaba el 50% del costo y tuvo que pedir prestado, a cambio de muchas faenas domiciliarias que detestaba.

Ese 15 de julio, Nolan Ryan había esfumado a los bateadores de Detroit con su recta indescifrable. Su segundo juego sin hit de una prodigiosa temporada donde blanquearía cuatro veces a sus oponentes. Al grado que Norm Cash, el último en turno de los Tigres, se acercó a batear con una pata de piano, para no errar. El umpire de home, entre carcajadas, lo reconvino para que usara un bate oficial, sólo para verlo golpear un elevado al jardín izquierdo, con lo que terminó el juego.

Anaheim se desbordó en festividades. Nos confundíamos en las calles y no había distinciones de clase o color. Lanzábamos pelotas recién compradas en los parques, sin esperar recuperar una sola, como una dádiva a quienes —en su pobreza— jugaban con artefactos de trapo y escuchaban las noticias de segunda mano.

Por falta de visión e inteligencia, el dueño vendió a nuestro "Express" al cabo de siete temporadas y dejó que los Astros de Houston lo propulsaran a la fama. Menos errores se cometen en un juego de barrio bajo la lluvia.

El viernes pasado, otro héroe del montículo, Tim Lincecum, lanzó un *no-hitter* contra San Diego, quizá en vendetta tras verse como pitcher perdedor ante Homer Bailey de los Rojos de Cincinnati, quien lo apabulló hace dos semanas para el primer juego sin hit ni carrera de 2013.

Cuarenta años después de aquella tarde gloriosa en que Ryan ponchó a diecisiete para desorbitar a los más incrédulos, estamos en la víspera del Juego de Estrellas en CitiField. Un juego que diseca la temporada y que está pensado para los *sluggers*, aunque ocasionalmente algún pitcher también deslumbra. Imbuidos de aquella nostalgia, seguimos gozando los juegos cuya asimetría destaca el trabajo consistente, infatigable de un hombre contra todos los momios.

Las consecuencias tardías

El hombre llegó alcoholizado y se tumbó en el sofá como un bulto, profiriendo reclamos y exigiendo comida. Ella lo miró con desprecio, pero acudió a su llamado y se dejó tocar, sin ocultar su repugnancia. Los niños miraban con miedo detrás del viejo ropero, que flanqueaba el baño. Se habían peleado y esperaban la admonición y la rabia iterada de su madre. Mientras servía la cena y destapaba la última cerveza entre balbuceos empañados por el tufo de licor, los veía de reojo anticipándoles el castigo que sobrevendría enseguida. La inminencia del maltrato se erigió en pavor. Se descubrieron temblando, abrazados como aliados ante la culpa y la catástrofe. Los golpes no pararon hasta que se hartó de gritar y las marcas no dejaron espacio en las piernas y brazos tumefactos. De nada servía llorar, algo largamente aprendido. El dolor se prolongaría varios días, con la esperanza incierta de que no repitiera la paliza mientras sanaban.

Recibo un resumen de la revista *Pediatrics* de un estudio generado en dos universidades de Canadá, en el que se analiza el efecto del castigo infantil en la patología de la adultez. Sin inferir linealidad, el maltrato físico o sexual en la niñez tiene consecuencias devastadoras en la vida de los individuos, vejados e impotentes para revertirlo.

Mediante una simple estadística de una cohorte de más de treinta mil sujetos, los autores sugieren que la obesidad, la artritis y las enfermedades cardiovasculares son más frecuentes en quienes sufrieron castigo físico de niños que en la población general.

Al margen de que esta ecuación intenta probar que los moretones perduran —con gula, sobresalto o invalidez—, el abuso que ejerce una persona mayor sobre un pequeño no tiene justificación alguna. Esa impotencia rasga la autoestima como una herida que sangrará cada vez que el afecto o la retaliación se ponga en juego. Es decir, todos los días (<http://pediatrics.aappublications.org/content/early/2013/07/10/peds.2012-4021.abstract>).

Como médicos, apelar a la civilidad y al diálogo puede parecernos obvio y hasta fuera de nuestras responsabilidades. Pero el daño al que fue sometido un sujeto incapaz de responder en proporción, también transita por los consultorios en busca de arreglo, por muchos años.

PD. Suzanne Vega cantaba en 1987 aquella elocuente canción, Luka: "They only hit until you cry/After that you don't ask why/You just don't argue anymore/ You just don't argue anymore...".

Aquí el video para que lo recuerden: <http://www.youtube.com /watch?v=VZt7J0iaUD0>.

En tiempos de recesión

Un aire húmedo se cuela bajo la puerta endeble, que exige reparación desde hace años. "Como todo en esta casa", medita, repasando las cortinas roídas, los trozos de celosía, el desgaste del piso... su propia familia, desmembrada y sin opciones.

Toma con desgano el recipiente de plástico y hurga en todas las rendijas en busca de monedas. Hoy tampoco pudo bañarse, no hay con qué comprar el agua y el "diablito" al cable de la luz tiene que reponerse cada noche. Su hijo mayor prefirió mudarse con un amigo cerca del Politécnico para no pagar transporte, mientras encuentra un trabajo y puede regresar con algo en los bolsillos.

En el vecindario se oyen voces de odio entre los jóvenes. Hace dos días notó cómo Felipe, el hijo del yesero, cantaba himnos en otro idioma, que no pudo descifrar. Ya no la saludó. Sus primos también se raparon y ahora visten de negro, con botas a las que les clavaron estoperoles y chaquetas de cuero de las que cuelgan largas cadenas brillantes. Uno se jactaba anoche de haber golpeado brutalmente al ayudante de la peinadora, que no regresó más al salón de belleza.

"Están leyendo libros prohibidos", le dijo la vecina. Pero nadie hace nada, parece como si un eco silencioso les diera la razón, en medio de tanta desesperanza y tanta pobreza.

En 1925, en otras latitudes, un pintor rechazado y oportunista fue encarcelado por arengar a sus conciudadanos contra el gobierno que no les ofrecía seguridad ni garantías. Sus interlocutores eran en su mayoría jóvenes confusos, enojados contra todo aquello que les cerraba el futuro.

El dinero no alcanzaba, al grado que los billetes llegaban en la madrugada aún goteando tinta y en cantidades ridículas para comprar el pan o la leche del desayuno. En las interminables filas de espera, las mujeres reconocían que algo catastrófico se avecinaba. Sus esposos habían emigrado hacía meses y con el tiempo dejaron de mandar dinero al hogar. Se decía que habían formado otra familia más allá de las fronteras que las aprisionaban.

La melancolía sepultó por completo al orgullo nacional. ¿Acaso esos hombres, que vestían camisas pardas y auguraban un nuevo amanecer, con oportunidades para todos a cambio de lealtad y sometimiento, decían la verdad en medio de esa oleada de mentiras que repetía el gobierno?

En su celda de Landsberg, acusado de traición al Estado, el personaje que rasuraba su bigote con rencor desmedido, se sentó a escribir sus ideas. Su odio contra los ricos, quienes detentaban el poder (traducidos como usureros) se extendió en frases que aglutinaban xenofobia, expansionismo y beligerancia contra todo lo distinto, de color o de credo. Sólo los verdaderos ciudadanos, puros de raza, merecieron sus elogios huecos.

Cuando la presión popular lo liberó del encierro, su panfleto ya era un éxito editorial y un referente para sus coterráneos, desencantados del gobierno estéril que no podía siquiera recuperar una franja de territorio enajenada por los franceses. Ante sus ojos y oídos, los judíos y los extranjeros se habían robado lo poco que quedaba para comer, además de quitarles el trabajo. La identificación con el agredido se hizo clamor.

Aquel 18 de julio, compró su ejemplar en la librería de Kaufingerstrasse. Tres semanas antes se había cortado a rape para exhibir su cráneo perfecto y ya no sonreía. En las paredes de su habitación colgaban —entre recortes de periódicos y cruces gamadas— los retratos de sus enemigos: Ackermann, el panadero que cada mañana hacía los bollos más escasos: Onouye, ese negro de espanto que limpiaba coches afuera de las bodegas; Liborski, la maestra de música, con su nariz aguileña y su mirada de exiliada. Su mundo no estaría a salvo hasta que los eliminara. Salió decidido, desafiando al frío y las sospechas, para convocar a los otros, hermanos de sangre que comulgaban con la nueva Biblia, Mein Kampf.

PD. Sugiero algunos libros para demarcar ese momento histórico, que se reitera de tanto en cuanto en países como el nuestro, en distintas proporciones.

- *A Princess in Berlin*, de Arthur R.G. Solmssen (1980).
- *Mephisto*, de Klaus Mann (1936).
- *Imagined communities*, de Benedict Anderson (1983).

O la extraordinaria película de Ingmar Bergman, *El huevo de la serpiente* (1977).

Las bombas que pudieron evitarse

Con el anuncio de la suspensión por una temporada del *slugger* de los Yankees, por traficar con sustancias prohibidas, se dejó caer una niebla de desilusión en la Gran Manzana. No es por cierto una comunidad ajena a las tormentas, mediáticas, terroristas o de orden natural; pero se trata de su estrella, el del apodo conspicuo, que rompía los diamantes para beneplácito de los millones que clamaban y se derrochaban por él.

La naturaleza humana es bastante predecible y el poder corroe todos los márgenes éticos, ahí donde la ambición hace su surco impenetrable. Porque si algo nos dibuja desde que nacemos, es la insaciabilidad y la avidez por ser cobijados con apapachos. Si a esto se aúna la identidad que se magnifica en el espejo de la cultura de los dólares y las gestas deportivas, un muchacho nacido en los altos de Manhattan (cerca del rapto de los claustros románicos que se yergue sobre el Hudson), en el seno de una familia dominicana, es un Ícaro largamente anticipado.

Puedo distraerlos con múltiples ejemplos, que permean los barrios pobres de Tepito, los Apalaches, Villa Fiorito o Marsella, para tratar de buscar un denominador común, pero —insisto— es la gesta humana por consagrarse, por verse aplaudido y elogiado lo que prevalece de fondo.

Lejos de las trivialidades que nos venden las cadenas de televisión, se cumplen 70 años de que el Enola Gay, en su vuelo inmisericorde, desafiando todo intento de conciliación y sometimiento, dejara caer su "Little Boy" sobre la recién desperezada ciudad de Hiroshima.

La bomba se armó cerca de Iwo Jima —ahí donde se alzara la bandera norteamericana en señal de reconquista— en pleno vuelo, bajo la consigna de detonarla a 600 metros de altura a fin de obtener un efecto devastador.

Una semana antes, el ejército japonés había rechazado los términos de la rendición, asegurando que debían proteger los tesoros imperiales "a toda costa". Que una manifestación de arrogancia propia de dictadorzuelos contra la pared haya justificado la determinación de los artífices del Proyecto Manhattan (otro Manhattan, éste el de Oenheimer) para diezmar a la población civil, masacrando niños y mujeres enteramente ajenos a las sinrazones de la guerra, es algo que quedará para el juicio de la Historia.

El hongo destructivo, equivalente a trece mil toneladas de TNT, se alzó en una bola ígnea de 275 metros con una temperatura calculada en un millón de grados Celsius. Desde el USS Augusta, el presidente Truman sentenció: "Si no aceptan nuestros términos, pueden esperar una lluvia de ruina desde el aire, como nunca se ha visto sobre la Tierra". Y lo cumplió...repetidamente.

Más de 150 000 personas inocentes perecieron como resultado de ese ataque ignominioso contra una ciudad que amanecía a un día veraniego en paz.

Nada justifica los excesos de la guerra, en cualquier latitud y en cualquier época, pero los holocaustos — en la América colonizada, la Polonia ocupada, la Ruanda de los Tutsis o el Japón por sojuzgar — no tienen paralelo.

Por las razones más elementales de respeto a lo que nos separa del crimen y la bestialidad, no podemos olvidar estas masacres. Es un deber que se alza con las tenues campanadas en alguna plazoleta del oriente lejano, cercada por las miradas ignotas de los niños de Hiroshima y Nagasaki, cada verano.

Un deceso sublime

—No dejaré que usted ni nadie me priven de la inspiración que me otorga la Naturaleza —espetó el compositor, ante la sugerencia del Dr. Frederick Kovacs de restringir sus actividades deportivas.

Tenía entonces cincuenta años y pese a su doloroso distanciamiento de Alma, se sentía un hombre rebosante de vigor y creatividad. Había consultado a Freud apresuradamente durante sus vacaciones en Lieja, para obtener un diagnóstico y, quizá con más avidez, un atenuante para su neurosis; acaso hacer catarsis debido a su ambigua relación con la hija de Schindler.

Lo atormentaba ese viaje furtivo de su esposa a París, antes de reunirse con él en Cherburgo; la placidez inusual con que la encontró, su indiferencia...y después, la atroz faringitis que contrajo durante la gira en Estados Unidos. ¿Cómo una ciudad pueda llamarse Siracusa y estar tan lejos del aire rejuvenecedor de Sicilia?

Cada golpe emocional traía de nuevo la debacle de perder a su primogénita: las cadencias no pueden desprenderse de esa melancolía íntima. "Nunca más", pensaba, mientras escuchaba el diagnóstico de la enfermedad que el Profesor Osler (un canadiense, ¡faltaba más!) había descrito para enfermos con sus síntomas.

Parece una metáfora de lo secreto y lo elusivo, eso de tener un endocardio sensible a las infecciones. Como las emociones, que no pueden gobernarse, sujetas a tanta veleidad y tanta contaminación.

El Profesor Freud había dicho: "Ninguna luz pudo caer en la fachada sintomática de su neurosis obsesiva. Es como si uno encajara una sola tranca en ese misterioso edificio".

Ahora sí, tendría que apurar la composición de la Décima Sinfonía, dejar de conducir febrilmente, recluirse, esperar la muerte como un déspota al que no se le pone reparo. Esa claudicación es la más cara —se decía—.

Tuvo la osadía de imprimir a los acordes iniciales de su célebre Novena Sinfonía el retumbo de su corazón errático. Primero el S1 corto tocado por los cellos, seguido del S2 insinuado por los cornos; para culminar con el aleteo de su estenosis mitral que reproducen las cuerdas. Ese ritmo se recrea como tema varias veces en el Primer Movimiento, y hace clímax con la fuerza de las tubas y los trombones antes de sumirse en un pasaje funeral.

Ante la inminencia de su agonía, el más prestigiado director de Europa se desplomó en el Expreso de Oriente y pidió ser llevado de vuelta a Viena, para reunirse en la tumba con su hija. Pocos días después, abrumado por la inmovilidad, la hidropesía y, a la sazón, por desprenderse de su amada y añorada mujer, susurró: ¡Mozart, Mozart! mientras gesticulaba en su lecho de muerte, como si dirigiera una de tantas orquestas que admiraron y temieron su impetuosidad sin límites.

En esos últimos latidos que obstaculizaban las vegetaciones, bajo el cuidado del Dr. Chvostek, vertió su alma prodigiosa.

Esa noche el cielo de Viena refulgía en relámpagos, pero un silencio espectral cayó sobre el Sanatorio Löwe, donde Gustav Mahler se entregó a la posteridad.

Bibliografía sugerida

Levy, D. (1986). "Gustav Mahler and Emanuel Libman: Bacterial Endocarditis in 1911", *British Medical Journal*, no. 243: 1628-1631.

Osler, W. [1885]. "Gulstonian Lectures on Malignant Endocarditis", *British Medical Journal*: 467-470, 522-526.

Stickerson, D. (1982). *Mahler: His Life and Times.* New York: Two Continents.

Historias del corazón 3.0

De camino al trabajo, se detiene brevemente a contar a quienes le anteceden en la fila de su habitual Starbucks. Revisa su cartera, saca la tarjeta de cliente frecuente (*hooked costumer*), y calcula su saldo. Aprovechará para comprar medio kilo de tostado de Kenia, que no ha probado, y renovar la dotación en la oficina. Eso sin demeritar los dos Nespressos matutinos que consumen una parte fija de su ingreso mensual.

Su experiencia de varios años de ingesta, al menos siete tazas diarias, lo convierten en un degustador no profesional, como suele alardear. Pero esta mañana, frente a su humeante taza de café, tiene que concretar un traspaso financiero de varios millones, en condiciones de mucho riesgo.

Primero advierte el temblor, después el gorjeo en el pecho y al intentar incorporarse y desprenderse del teclado, la pantalla pierde consistencia y cae a plomo desde su silla giratoria.

Un tumulto se genera en su entorno. —Parece que no respira —grita su asistente.

—Llamen a la ambulancia —secunda un colega, arrebatado por la histeria y el miedo de contagiarse.

El estudio que les incluyo a continuación indica que el consumo de más de cuatro tazas de café en gente joven confiere un riesgo cardiovascular excesivo (<http://www.mayoclinicproceedings.org/webfiles/images/journals/jmcp/jmcp_ft88_9_1.pdf>).

Se trata de un estudio retrospectivo de diecisiete años que incluyó a más de 43 000 personas (casi 700 000 año-persona de observación lineal). Mediante análisis multivariado, se encontró que el riesgo de sufrir un evento cardiovascular potencialmente fatal es más alto en quienes consumen más de 28 tazas por semana (RR 1.21, IC 95% = 1.04-1.40). Pero cuando se ajustaron los indicadores por edad, variables intervinientes, nivel de ejercicio y sexo, se encontró que el riesgo aumenta considerablemente en hombres menores de 55 años (RR 1.56, IC 95% 1.30-1.87). Lo más inquietante es que este riesgo de morir joven casi se triplica en mujeres que consumen gran cantidad de café (RR 2.13, IC 95% 1.26-3.59).

A reserva de confirmar tal tendencia alarmante, como bien señalan los autores, habrá que darle crédito a un análisis de esta magnitud.

La moraleja es que una taza tempranera de buen café despierta y estimula, pero las que le siguen en el día acercan —por razones que atañen al corazón y sus vertientes— a una muerte prematura.

La naturaleza de las cosas

Asumimos con frecuencia que la noción científica del mundo es un logro posrenacentista, sobre el cual se han edificado las observaciones de William Harvey, Kepler, Galileo, Newton, Pasteur y Einstein, por citar a unos cuantos gigantes. La τέχνη (arte, técnica), complementaria de la inferencia natural, ha sabido articular estos hallazgos para darles cabida en la ciencias aplicadas, incluyendo nuestra Medicina.

Hoy gozamos de técnicas de imagen que desnudan el cuerpo y penetran hasta donde nacen las aberraciones tumorales, podemos dirigir misiles moleculares a transcriptores intracelulares para modificar el comportamiento biológico, escuchamos a los embriones, navegamos en el torrente circulatorio y desciframos códices para aventurar modificaciones epigenéticas y revertir el destino.

Pero desconocemos que este flamante edificio de avances científicos descansa sobre los conceptos vertidos por Tito Lucrecio Caro en su poema, rebosante de metáforas y revelaciones, conocido como *De Rerum Natura* (*Acerca de la naturaleza de las cosas*), escrito en el año 50 antes de nuestra era (<http://classics.mit.edu/Carus/nature_things.1.i.html>).

Lucrecio recoge extraordinariamente la filosofía epicúrea para dar cuenta de una cosmovisión enfrentada a la superstición y las creencias sobrenaturales. El poema está dividido en seis libros sin título, escrito en algo así como 7400 hexámetros dactílicos, no siempre fáciles de traducir e interpretar, pero redactados en un latín plagado de encantos y alusiones. Inicia con un prólogo dedicado a la diosa Venus (para quienes suelen referirse al ateísmo —en todo caso, implícito— de Lucrecio, cuando lo que afirma en *De Rerum Natura* es que los dioses son indiferentes a los destinos humanos). En este prólogo ensalza las virtudes del amor y alude al origen constante de toda la belleza natural (Libro I). Enseguida aborda una tesis fundamental, que nos tomó veinte siglos reafirmar en la fórmula de Albert Einstein ($E=mc^2$) que aduce a la equivalencia de la masa y la energía. Lucrecio asienta sin reparos que la sustancia es eterna, y para argumentarlo dice que está hecha de partículas mínimas (las semillas de las cosas, por no decirles átomos). Dice además, adelantándose a todas las observaciones astronómicas del Renacimiento y subcelulares del siglo XX, que todas las partículas elementales están en movimiento, en un espacio que —como el tiempo— es ilimitado.

Argumenta que el Universo no tiene creador ni diseñador, las partículas no han sido creadas, se intercambian recurrentemente y la Providencia es sólo una fantasía. Los cambios se dan por inclinación o declinación, como un giro natural, libre de diseños o ataduras, azaroso. Por ello, la Naturaleza experimenta constantemente, y tenemos que reconocer que los seres humanos no somos únicos, ni el Universo se originó para o por nosotros.

Más aún, el alma muere con el cuerpo y no hay vida más allá de lo que nuestro cuerpo y nuestros sentidos pueden alcanzar. Las religiones, con su peso moral, son invariablemente crueles y nos mueven a creer en meras ilusiones, basadas en temores, arquetipos, deseos de trascendencia o ignorancia.

Para terminar, Lucrecio afirma —con toda la fuerza del legado epicúreo— que la vida debe organizarse para buscar la felicidad y minimizar el sufrimiento. Las necesidades del Hombre son simples; la incapacidad para reconocer las fronteras de estas necesidades, induce a las personas a la futilidad y a la frivolidad, a la ilusión narcisista de que merecemos más de lo que precisamos.

El poema fue rescatado y transcrito durante el invierno de 1417 en un remoto monasterio en Alemania por el escribano Poggio Bracciolini quien, como buen investigador, no interpuso sus deseos o constricciones ideológicas para legar a la Humanidad su acceso a una cosmovisión moderna, libre al fin de las cadenas del oscurantismo impuesto por el orden eclesiástico medieval.

Hoy vale decir, como asentaba Einstein, que vivimos de ilusiones, aunque la realidad nos sugiera lo contrario: "People like us, who believe in physics. know that the distinction between past, present, and future is only a stubbornly persistent illusion".

Bailar para la Historia

Como creo que escribió Nietzsche:
"Tendré fe en Dios sólo cuando dance"
Louis-Ferdinand Céline

En la historia de la danza, hace ciento dos años, destaca una efeméride en la que se amalgamaron las vidas de muchos actores y los destinos de un continente. Ese 1913, se estrenó el ballet *La consagración de la Primavera*, con música de Igor Stravinsky y montada por el estrambótico Sergei Diaghilev, quien dotó los escenarios de la magia del siglo XX.

Un par de años antes, Diaghilev —propenso al escándalo y a matizar sus producciones con un tinte erótico— había extasiado al público parisino con su producción de *Pétrouchka*, en medio de una ola de calor y de tráfico que agolpaba la ciudad.

Como la vida de muchos artistas, esta obra es un drama de marionetas. Pétrouchka pierde a su amada Ballerina a manos del arrogante Moro, mientras los muñecos son manipulados por un misterioso mago. La producción rusa deslumbraba por la presencia de más de cien actores en escena, engalanados con vestuario y maquillaje nunca antes vistos; sobre todo extraviados en el fragor de la música de Stravinsky. La gran Tamara Karsávina, que había reemplazado a Anna Pavlova como estrella de la compañía de Daghilev, destacaba en el papel principal, sensual e ingenua como la muñeca. Su contraparte era Nijinsky, amante de Diaghilev desde 1908 y, provocador como aquel, capaz de subvertir los escenarios con su voluptuosidad y sus saltos rebosantes de afectación y atletismo. Su trágico destino parecía entretejerse en los hilos de Pétrouchka.

El bailarín de Kiev asombraba a todos los públicos porque parecía sostenerse en el aire, pero en los ensayos previos al estreno se mostraba torpe, como si el papel de la marioneta lo envolviera en enigmas. El coreógrafo Benois describió su transformación desde la noche del estreno: "Esos ojos amenazantes, que asoman en su personaje grotesco, medio-humano y medio-muñeco".

Recuerda esa descripción retratada con tanto tino por el psicoanálisis (*das Unheimliche*) que remite a lo familiar transformado en siniestro, y que angustia por entrañar la duplicidad de fascinación y castigo (Freud, 2001). Es como si una sucesión de espejos, volcados en imágenes interminables, replicara la extrañeza de lo propio —indescifrable— proyectado en la máscara, el doble, el objeto que habla o baila, o en quien conjura la vida y la desacraliza.

Vaslav Nijinsky abandonó a Daghilev en 1913, después de coreografiar la primicia de "La consagración", en un intento desesperado por romper las cadenas que lo ataban a su titiritero y sus crecientes exigencias.

Su última danza fue precisamente como Pétrouchka el 26 de septiembre de 1917 y desde esa noche hasta su muerte pasó por incontables tratamientos psiquiátricos para mitigar su esquizofrenia. Una foto de 1929 lo muestra con una sonrisa opaca y la mirada esquiva, al lado de su mentor, el soberbio Daghilev, quien lo trajo para ver una presentación de ese mítico ballet, con el deseo ambivalente de restaurarle la salud mental.

El empresario murió ese año en el Grand Hôtel des Bains (inmortalizado por Thomas Mann y luego por Visconti en sus respectivas *Muerte en Venecia*), después de dejar en Munich a su último protegido, el jovencito Igor Markevitch, quien habría de sacudir a Europa con su batuta.

Sofocado por las complicaciones de su diabetes y rodeado por dos amantes, quienes se peleaban su amor mientras agonizaba, Diaghilev se extinguió en una tarde veraniega sobre las arenas del Lido. Nijinsky le sobrevivió —si a esa existencia errática se le puede llamar sobrevida— hasta 1950, gracias a los cuidados de Rómola Pulzksy, su esposa desde aquel fatídico 1913. En sus memorias se describe con *naïveté* como un payaso loco, proclive a la masturbación y a la morfina. Confiesa su bisexualidad y su afinidad por las enseñanzas religiosas de Tolstoi, su rechazo a los bolcheviques y su pasión por Rusia: "Ahora entiendo el Idiota de Dostoievsky, porque siempre me tomaron como tal" (Acoella, ed., 2006).

El otro ballet de Stravinsky, estrenado el jueves 29 de mayo de 1913 en el Teatro des Champs Élysées, despertó la ira del público, quizá porque auguraba la catástrofe que se cernía sobre Europa, con todo el estruendo de los cañones de agosto (Tuchman, 2004).

Bibliografía

Acocella, Joan, ed. (2006). *The Diary of Vaslav Nijinsky*. Chicago University of Illinois Press [1919].

Freud, Sigmund (2001). *The Uncanny*. Standard Edition, vol. XVII. London: Vintage, The Hogarth Press, 217-256 [1919].

Tuchman, Barbara W. (2004). *The Guns of August*. New York: Presidio Press [1962].

Las ilusiones varían

Lo que en Estados Unidos se puede entender como una constante presión pública, en este caso vencer la gordura con una píldora mágica, en Europa no tiene al parecer el mismo impacto.

Aludo a los dos medicamentos aprobados por la FDA en fecha reciente: Belviq (lorcaserina), que provee un beneficio del 3-3.7% (¡!) para bajar de peso comparado con placebo y Qysmia (combinación de fentermina con topiromato, ambos con efectos de suyo), con un beneficio estimado de sólo 6.7% contra placebo.

El precedente es aquella trágica experiencia —que derivó en su prohibición en 1997— del uso de fenfluramina y dexfenfluramina, dos farmacos embellecedores que inhiben el receptor 2B de serotonina en el corazón, y con ello acarrean daño valvular e hipertensión arterial pulmonar.

¡Menudo precio para vernos acaso un poco más delgados!

La comisión europea (EMA) consideró que estas dos nuevas promesas de esbeltez son tan sólo escasamente menos riesgosas que las anteriores, y que Qysmia, por ejemplo, confiere un riesgo calculado de 4.2% para sufrir arritmias.

Como bien dijo el endocrinólogo inglés Gareth Williams, acerca de la fantasía de bajar de peso con Sibutramina, cuyo uso se suspendió en Europa varios meses antes de que se prohibiera en América:

> El destino de estos medicamentos nos recuerda lo poco que ofrecen las drogas antiobesidad. A lo sumo, una reducción porcentual diminuta de la carga de sobrepeso que se lleva hasta la muerte. Con la homeostasis energética tan intrínsecamente unida a la fisiología, siempre será improbable que una bala mágica pueda apagar el apetito sin golpear algún órgano vital.

Sería muy deseable que comunicáramos a nuestros pacientes, ajenos al sesgo comercial o a la presión pública, que bajar de peso es una tarea, comparable a cuidar una enfermedad crónica, frenar el alcoholismo o dejar de fumar, cuya recompensa es la vida, sin utopías... simplemente vivir.

Cuando el espectro voltea

But his soul was mad.
Being alone in the wilderness,
it had looked within itself and,
by heavens I tell you, it had gone mad
Joseph Conrad, *The Heart of Darkness*

A instancias de un amigo, evoco la inmolación de Kurtz, vociferando en su agonía: "The horror, the horror". Frase insinuada que entraña el desgarramiento y el sacrifico de tantos jóvenes y civiles en cualquier guerra, por no citar Verdún, My-Lai o Kandahar.

El personaje de Conrad, y ulteriormente un inicuo Marlon Brando, resume con ese grito ahogado la masacre, la irracionalidad, la pérdida de cualquier límite que define a la experiencia bélica. No en balde cayeron los cuatro estudiantes en Kent State un lunes de mayo de 1970, a manos de la policía que invadió el campus universitario.

El dolor de verse asediado, desterrado (más de 800 000 niños huían esta semana de la guerra química en Siria) o torturado es inefable para quienes hemos gozado de cierta paz duradera, pese a los esfuerzos del narcotráfico por demostrar lo contrario.

El Barón von Clausewitz propuso que la guerra es la continuación de la política por otros medios. Un venturoso eufemismo del genocidio. Tal concepción es poderosa y plausible, sin duda. La guerra es un acto de violencia que compele al enemigo a responder a nuestros deseos. Como un duelo —agregaba Clausewitz— pero en escala extensiva.

La guerra es una empresa brutal, desdeñable y, no obstante, embebida en la historia de la humanidad como motor del cambio social y la conquista.

Más allá de los cuestionamientos morales que subyacen a la retaliación en Oriente Medio, a la persecución racial que abunda en África o en los Balcanes desde siempre, al terrorismo o a la barbarie guiada por la distribución de drogas, la guerra es connatural al orden humano.

En 1998, treinta y tres siglos después del descubrimiento de nuestra capacidad bélica y avaricia territorial,[1] la Corte Internacional promulgó las condiciones de una guerra "justa" (*Jus in bello*), a saber:

- Obedecer las leyes internacionales sobre prohibición de armamentos (hace poco mencioné Hiroshima y estos días la ONU debate el uso de armas químicas).
- Discriminación (de objetivos) e inmunidad de los nocombatientes (como si la población civil estuviera exenta de los estragos de toda guerra).
- Proporcionalidad (el requisito más evidentemente vulnerado, léase *Drones* versus tirachinas).
- Cuarentena benevolente para los prisioneros de guerra (POW, por sus siglas en inglés) (dicho sea de paso, Abu Ghraib, Guantánamo, o las cárceles de tortura en las guerras sucias de Latinoamérica).
- Evitar el uso de métodos *mala in se* (¿cuál sería un recurso benevolente en una guerra?).
- No represalias (por nombrar un solo ejemplo: el toma y daca que resultó —y aún lo hace, como conflicto económico— por la ocupación de Alsacia y Lorena).

En su trabajo *The disappointments of War* (1918) Freud escribió con pesadumbre: "Incluso la ciencia ha perdido su imparcialidad. Sus proponentes agriamente enojados toman las armas para contribuir en la batalla contra el enemigo. El antropólogo declara que su oponente es inferior y degenerado, el psiquiatra lo diagnostica como enfermo mental".[2]

La tesis de fondo es que nuestra naturaleza es impulsiva y que todo anhelo civilizatorio se topará indefectiblemente con el ímpetu de avasallar, poseer, arrebatar o retener. Nuestras intenciones de proveer un cobijo de cultura o sentido de justicia se ven confrontadas una y otra vez con los intereses más mezquinos y regresivos que constituyen la salvaguarda de nuestra intimidad y nuestra especie.

Defenderemos a muerte ese derecho inalienable de aprisionar lo que exigimos como propio, lo que nos adjudicamos por condición o convicción. De

---

[1] La primera batalla de la que se tiene registro arqueológico ocurrió alrededor del siglo XIII a.n.e. en los márgenes del Nilo; los cuerpos mutilados yacen en una tumba fosilizada conocida como Cementerio 117, descubierta en 1964. El mismo año en que se promulgó la Resolución del Golfo de Tonkin, que detonó la guerra de Vietnam. Para aquellos interesados en la evolución de la violencia intergrupal, les recomiendo un artículo relativamente reciente del PNAS: <http://www.ncbi.nlm.nih.gov/pmc/articles/PMC1266108/>.

[2] El texto completo de Sigmund Freud en inglés, puede verse aquí: <http://www.bartleby.com/282/1.html>.

esos impulsos primarios, que refrendan la diferenciación y la creación de una imagen arquetípica de la subjetividad, deriva la empresa bélica, salvo que ésta se entroniza en límites territoriales, intolerancia hacia los otros, políticas de disuasión, objetivos militares, defensa, estrategia...en fin.

Todo argumentación lógica —como tantos otros esfuerzos diplomáticos— es infructuosa cuando se trata de intereses que emanan del afecto, nos recuerda el psicoanálisis. Y la guerra, con sus derroteros y justificaciones, es una extensión —no de la política, como asienta el estratega alemán— sino del carácter de los individuos transformados en sociedad beligerante y ulteriormente en ejército invasor.[3]

Por eso todo observador inocente es un peón que se derriba al paso de los reyes, sus caballos y sus torres. Es un precio barato a pagar por la victoria o la redención.

Quizá con el mismo extrañamiento que caracterizó su vida, Kafka escribió en su diario el 2 de agosto de 1914: "Alemania le declaró la guerra a Rusia, nadé por la tarde". La guerra es el paradigma de lo cotidiano, aunque tendamos a verlo como una contingencia. La violencia nos rodea y se regodea en las páginas de los diarios y en todas las redes sociales con sobrada ostentación.

Hace unos días veía una imagen de los chicos que jugaban, probando su destreza, a esquivar balas de francotiradores en los callejones de Sarajevo. Aún en el fragor de un fratricidio había lugar para el juego y la osadía. Nadie sabe cuántos de esos niños habrán sobrevivido al sitio y a la masacre de musulmanes que desencadenaron los serbios en nombre de su primacía.

Del mismo modo que los palestinos aglomerados tras muros de concreto nunca desistirán de su vehemencia por reconquistar una ciudad milenaria que les pertenece, aunque sus hermanos hebreos dicten por la fuerza otra hegemonía, todo civil asediado y vulnerado en su libertad se erigirá en soldado. Ese es el destino del sojuzgado, ni más ni menos. No se necesita conocer las tragedias de Espartaco o de Julius Leber para entender que la opresión estalla en retaliación.

Pero, insisto, es producto del impulso primigenio que presupone desistir del otro que epitomiza el afecto, y que todos llevamos dentro como fuerza vital. Sin ese elemento, moriríamos en desolación antes de destronar al primer rival de nuestra subjetividad.

No obstante el respeto que debemos a los movimientos pacifistas hoy y siempre, externo mi pesimismo: la guerra es nuestra manera de dirimir la Diferencia y el Conflicto (así, con mayúsculas). No hay manera de evitar que se suscite por unos u otros intereses, como parte esencial de la recomposición de las sociedades y sus fronteras. Las mujeres y los hombres pelearemos toda la

---

[3] Basta leer acerca del enardecimiento popular que motivó la escalada de agresiones tras el asesinato del archiduque Franz Ferdinand en Sarajevo (de nuevo esa convulsa región del mundo). Véase por ejemplo, Sean McMeekin (2013).

vida (y por ende, toda la Historia) por recobrar lo que damos por nuestro, aunque no sepamos bien a bien hacia dónde encauza tal pertenencia.

Referencias

Clark, Christopher (2013). *The Sleepwalkers. How Europe Went to War in 1914.* New York: Harper.

Freud, Sigmund, <http://www.bartleby.com/282/1.html>.

McMeekin, Sean (2013). *July 1914: Countdown to War.* Londres: Basic Books.

PNAS, <http://www.ncbi.nlm.nih.gov/pmc/articles/PMC1266108/ >.

PD. Cuando llegó la tregua de Navidad a orillas del Marne, habían muerto más de un millón de soldados alemanes, cerca de trescientos mil franceses y casi todo la fuerza expedicionaria inglesa, sin contar las abismales bajas rusas en el frente oriental. Los combatientes salieron tímidamente de sus trincheras a tierra de nadie (No Man's Land). Se sentaron entre los cráteres de lodo a intercambiar regalos y a departir con las mejores viandas de que disponían. Rieron, cantaron y ante la mirada atónita de sus oficiales, fueron niños otra vez.

El sesgo educativo

En estos tiempos en que se discute la competencia de los maestros y se dirime con ello la viabilidad de nuestras vialidades, arrojo a la mesa el tema de la educación en nuestro depauperado país.

Las materias básicas se han quedado en eso, rondando lo básico, lo elemental, y la capacidad discursiva es algo que, en acopio de masificar los programas escolares, se ha suplantado por el acúmulo estéril de conocimientos dispersos.

El concepto de ceñir la práctica a la teoría, de buscar argumentaciones basadas en la crítica, de ilustrar con ejemplos; en fin, abrir el abanico de razonamientos antes de acomodar una hipótesis, brilla por su ausencia.

Durante los años de escolaridad, solíamos distinguir entre la Filosofía Moderna y la Antigua, para dejar un hiato incomprensible en ese periodo que suplimos con la noción de oscurantismo.

Desde entonces, nos referimos a la Filosofía Medieval (obviando todo el acervo que procede de Oriente y que impregnó la España mozárabe) como el *logos* producido en Europa entre el declive de la cultura pagana y su nueva alborada en el Renacimiento. La expresión relativa a la Edad Media (*media tempestas*) data de 1469. Los márgenes cronológicos del Medioevo son imprecisos. Para señalarlo, conviene citar al historiador Fred C. Robinson (1984) quien afirma con gracia:

> La Edad Media —nos dicen— empieza con la muerte de Teodosio en 395, o con el asentamiento de las tribus germánicas en el Imperio Romano o el saqueo de Roma en 410, o con la caída del Imperio Romano de Occidente en 476 o incluso con la ocupación musulmana en el Mediterráneo. Y termina con la caída de Constantinopla, o con la invención de la imprenta, o con el descubrimiento de América, o con el inicio de la guerras itálicas (1494), o con la Reforma luterana (1517) o con la elección de Carlos V (1519). En fin, otro término adjudicado a la Edad Media es el "Resurgimiento del Aprendizaje", esa era maravillosa cuando los eruditos "descubrieron" los textos clásicos y los restauraron para la Humanidad tras la larga noche gótica.

En cualquier caso, para 1450 se estaba haciendo filosofía de una manera radicalmente diferente a la enseñanza cristiana, que había sido el caldo de cultivo del pensamiento medieval.

El acomodo de la teología con la tradición pagana no resultó fácil durante aquel periodo. El legado platónico se asimiló al concepto de la perspectiva mística de encontrar refugio en la vida después de la muerte. El ideal de la existencia cristiana podría centrarse en la unión con el Uno y dado que Platón postulaba que el alma encontraría una forma de subsistir fuera del cuerpo, había terreno conceptual para rescatar tal idealismo. Para la filosofía platónica, sin embargo, el cuerpo es la prisión del alma y ésta se halla mejor —siguiendo la lógica aristotélica— en la inmortalidad que atrapada por la influencia corruptora de la carne. La resurrección por tanto es una aberración inadmisible para el pensamiento filosófico que heredaría Grecia. Sin duda, para un cristiano sometido por las leyes de la Iglesia, enfrentado a la peste y la servidumbre, esta perspectiva ofrecía muy pocos alicientes.

Partamos de que la vida cotidiana en la Edad Media, a diferencia de la idea tácita de nuestra cultura de masas, era intensa y misteriosa. Los contrastes entre oscuridad y luz, silencio y sonido, así como las variaciones estacionales, marcaban la existencia. La realidad se presentaba ante el observador con violentos tintes y formas, enmascarados quizá por el ruido de las campanas, señal inequívoca de un evento de trascendencia.

Las diatribas y sermones de todos los días —y en especial, la misa— marcaban el devenir y el juicio de los pueblos. Es difícil imaginar la excitabilidad del alma medieval. Si nos atenemos a los textos oficiales, pasaremos por alto el elemento pasional que matizaba la existencia mundana o patriarcal de esos tiempos. No es que la vida política moderna y sus repercusiones carezcan de efervescencia, pero se ve modulada por el complejo mecanismo de los avatares de cada sociedad.

En el Medioevo todo parecía inmediato, sangriento, vulnerable, sujeto al orden eclesiástico y a los designios de un dios distante y punitivo.

En cuanto al acervo filosófico, el Medioevo en efecto se vio depauperado de la herencia clásica. A medida que se desintegraba el Imperio Romano de occidente, el conocimiento del idioma griego prácticamente desapareció. El sabio Boecio (480-545), autor de "Las consolaciones de la filosofía" era fluido en griego, pero aún él reconocía la necesidad de más traducciones dada la escasez de textos. Con su fallecimiento, el griego devino en letra muerta durante siete siglos, salvo por Isidoro de Sevilla y Beda el Venerable en España e Inglaterra, respectivamente; aislados del resto de Europa. Dos de los diálogos de Platón (Timeo y Fedón) se preservaron en algunos monasterios, pero después del siglo VI nadie los conocía, hasta que Marsillio Ficino (1433-1499) los rescató de las penumbras.

El único filósofo depurado y rescatado por las órdenes religiosas fue Aristóteles, fundamentalmente bajo la reinterpretación de San Agustín (354-430), quien fuera la figura más influyente del pensamiento en la Edad Media. Sin que podamos calificarlo de filósofo, v.gr. "amante de la sabiduría", el arzobispo de Hippo (hoy en el noreste de Algeria) era por formación maestro de retórica. Sus escritos, tan citados durante el Medioevo como ningún otro documento de reflexión, contenían muy poco de lo que podríamos considerar argumentos filosóficos.

Boecio, en cambio, escribió sus diálogos con la Dama Filosofía acerca del mal y la fragilidad humana, mientras languidecía en una celda esperando la sentencia de muerte por traición, impuesta por el Emperador Justiniano. Además de traducir a Aristóteles, escribió tratados de lógica y metafísica de su propio cuño, y adelantó el famoso "Problema de los Universales" que mantuvo ocupados a los pensadores medievales hasta bien entrado el siglo XII.

Tras un breve "renacimiento" en el periodo carolingio, la disquisición filosófica se volvió a estancar hasta que llegó a orillas del río Stour. Creador del llamado argumento ontológico en torno a la existencia de dios, Anselmo de Canterbury (1033- 1109) introdujo el razonamiento en Teología, dando pautas —aún bisoñas, desde luego— para inyectar la dialéctica en la doctrina espiritual. Sus pasos anteceden a los de Pedro Abelardo (1079-1142), insigne por su amorío con Eloísa y su *Historia calamitatum*, quien habría de ser considerado como el más ilustre pensador en Lógica y Ética de los tiempos medievales.

Los albores del siglo XIII mostraron que el humanismo emergía del anquilosamiento de los monasterios y que los hombres de letras buscaban al fin el intercambio académico que tanto anhelaron, cruzando fronteras e ideologías. El legado papal Robert de Courçon fundó la Universidad de París en 1215, al tiempo que despuntaba el conocimiento y su acervo (*studium generale*) en Oxford y Cambridge. El resto ya lo conocemos: apuntalado por grandes pensadores de la talla de William de Ockam y Tomás de Aquino, se anunciaba el ocaso del poder eclesiástico en las artes y las ciencias para permitir que la Humanidad, y no sus emisarios divinos, tomara las riendas de su destino.

Y, nosotros los mexicanos, ¿veremos acaso otro alumbramiento?

Bibliografía sugerida

Armstrong, A. H., ed. (1970). *The Cambridge History of Later Greek & Early Medieval Philosophy.* Cambridge: Cambridge University Press.

Copleston, Frederick (1984). *Historia de la Filosofía 2: De la Escolástica al Empirismo.* Editorial Ariel, Madrid.

McGrade, A. S., ed. (2003). *The Cambridge Companion to Medieval Philosophy.* Cambridge: Cambridge University Press.

En línea:

<http://bibliodelsur.unlugar.com/ebooks/varios__hist_filos_med.pdf

<http://www.dfists.ua.es/~gil/historia-de-la-filosofia-medieval.pdf>.

La generación aséptica

Ante el relato de una mujer que se despide del cadáver de su amante, confesándole su amor en la soledad del lecho que los cobijó —ajenos al mundo—, medito en esa pérdida de contacto, miseria de ternura que nos ha traído la modernidad.

Nacemos y morimos desterrados, rodeados de extraños y paredes talladas, batas estériles y cubrebocas. La sangre y el líquido amniótico se desechan como podredumbre y lavamos cuanto antes todo lo que infecta.

Desde luego, con ese prodigio de higiene hemos aislado a los omnipresentes gérmenes, para bien o para mal, pese a que recién descubrimos (*god behold*!) la microbiota. Es dable afirmar que las plagas de hoy no son las calamidades que diezmaron a la Humanidad desprovista de antibióticos en otras épocas, pero debemos reconocer —ante todo en las grandes urbes— que nos atemoriza tocar, rozar, sentir, mirar.

Recuerdo con qué ingenuidad viví mis primeras experiencias en el metro de Londres, bajando de la estación de Hampstead, la más profunda de la ciudad, adaptada como refugio antiaéreo en tiempos bélicos. Los pasajeros entraban al viejo ascensor evitándose, más que recelo con repugnancia, y de inmediato se giraban como autómatas para eludir la mirada o el aliento de los otros, a escasas pulgadas de distancia. El trayecto duraba dos o tres largos minutos, si no había apagones, y en ese lapso se podía percibir la densidad del ambiente hostil, deseosos de escapar de tan obligada proximidad. En invierno el asunto empeoraba, enrarecido por los olores de mis congéneres, que rehuían del jabón tanto como de los extraños.

En climas cálidos, en efecto, el roce es más habitual, y no me refiero desde luego a la lascivia o al hurto que abundan en el transporte público, de los que sin duda hay que protegerse. Aludo a la capacidad de permear el afecto, emanarlo y absorberlo.

Nacemos, reitero, presa de nuestros impulsos, porque el inconsciente que nos gobierna antes de la instauración del lenguaje, clama por la satisfacción de nuestras demandas somáticas. Con la impronta del sujeto moral y la modulación de las pulsiones, se establece esa represa sensorial y relacional que denominamos Yo, a falta de un apelativo menos narcisista. La psicofisiología no ha podido dar cuenta de tal estructura reguladora, por obvio que parezca, y remite a los neurotransmisores (al fin cocientes de energía, ligados o desligados) para "corregir" el carácter y sus desvaríos. Sabemos que el correlato anatómico será siempre insuficiente para dirimir los procesos mentales, pero al menos tratamos de representarlos en el diálogo, los sueños, los errores de conducta o los amores y desamores que nos gobiernan inadvertidamente.

Con el asomo del DSM-V, nuestros colegas partidarios de la clasificación de lo desordenado sienten que pisan terreno seguro, pero nunca lo será: nada tan pantanoso como los vericuetos del alma. Por ello las pérdidas se viven con la intimidad de lo subjetivo, ninguna plañidera reproducirá con justicia lo que padece la viuda o el huérfano.

Ese dolor es inmanente a cada persona. ("El hueco no desaparece", me reiteraba un paciente).

De la misma forma que la afectividad se vive en carne propia, literalmente. Es fruto de los impulsos somáticos, que intenta tramitar la conciencia, pero está acotada por naturaleza para darles cabida o diligencia. Así que navegan en los meandros del inconsciente, y no son producto vectorial de tales o cuales neurotransmisores, aunque los inhibidores de recaptura de lo inefable sugieran que algo hacemos.

Mi interlocutora se despide abrazada a su melancolía, me cuenta que ya no duerme, que la sombra tiene nombre y vigilia. "No lo has perdido todo", le han dicho, pero ella sabe que la muerte ha impuesto su legado y que, por más que se reprima, no se olvida. La emoción reclama su estamento.

Dos discretas recomendaciones:

Ferrero, Jesús (2009). Las experiencias del deseo. Barcelona: Anagrama.
Kristeva, Julia (1987). *Historias de amor.* México: Siglo XXI.

El fuego de los dioses

Esta mañana, en el silencio que prevalece en mi refugio laboral, recibo la noticia de un tiroteo más en el área de Washington, esta vez desde el Centro Naval en Anacostia, que alberga a los marines.

Nos preguntamos si es un atentado o una retaliación. Si los emigrantes sirios han tomado el cielo por asalto o es otro desquiciado en busca de notoriedad. Uno piensa inevitablemente en la fragilidad que nos hace humanos, en lo fugaz y lo endeble de nuestra existencia, anclada en el deseo de lo otro y la mirada de otros.

Nacer para merecer, solos y anhelando el cobijo desde la primera caricia.

La Medicina, con su inherente falibilidad, nos brinda recursos para cuidar esa doliente salud, sin falsa modestia pero obligados a recular hacia la humildad, porque el poder carismático nos acerca demasiado al sol del engreimiento. ¡Ah! Tan denostada y tan amada profesión.

Leo, entre acordes de Chopin y la espléndida reseña de aquella primavera en París donde se ordenaron las fronteras, el metanálisis que afirma categóricamente que los anticonceptivos aumentan el riesgo de trombosis.

Quienes emplean este método para evitar embarazos, contraen a la par un riesgo relativo de tres y media veces para sufrir un coágulo inesperado.

Acaso lo novedoso de este estudio (que reúne 3110 publicaciones) es que deslindan el efecto de ciertas variantes de progestágenos (gestodeno, desogestrel, drospirenona) combinados con etinilestradiol como responsables, y que, mientras más alta la dosis del estrógeno, mayor el riesgo de trombosis.

Insisto, le debemos a nuestras pacientes en edad fértil esta confesión: podemos ayudar, cierto, pero perjudicando otro tanto (http://www.bmj.com/content/347/bmj.f5298?etoc=>).

Como Prometeo, con cada avance de la investigación científica hurtamos un poco el fuego de los dioses y, mediante esa afrenta, recibimos vis-à-vis nuestra condena.

¿No es ésa —inevitablemente— la condición humana?

Freud ha muerto

Imposible distanciarse del odio que impregna las noticias de nuestro convulso mundo. Si no es por las fronteras de Oriente Medio o en el cuerno de África, los comandos o rebeldes empuñan las armas en todas las latitudes para vindicar su primacía, su peculiar sentido de justicia o su hartazgo. Tan rápido como vuelan los pertrechos para someterlos, los mensajes y "retuits" plagan las pantallas móviles de la humanidad, que se sacude el ocio para distraerse con la más acendrada cualidad de nuestra especie.

He discurrido acerca de la diferencia, esa característica tan singular que buscamos para definir nuestra subjetividad frente a la apariencia y la otredad, tan sutil en lo biológico y tan flagrante en lo identitario.

Como añadido está el mal, la sombra que se yergue desde nuestro inconsciente para ejercer esa distinción, sin reparos, hasta anular al otro y desaparecerlo.

El discurso de Hannah Arendt en defensa de su *Eichmann in Jerusalem* (2006) tan bien plasmado en la reciente película de Margarethe von Trotta, evoca esa dificultad que albergamos para distinguir cómo se ejerce la destrucción, sin juicios éticos que obstaculicen tal ejercicio, desde la afirmación ideológica hasta el consenso irrestricto, desde la orden hasta su ejecución: la sistematización del crimen, la venganza hecha proceso.

Además de ese magnífico libro, tan vigente hoy como al tiempo de su publicación, otros han dado cuenta de la complicidad de los pueblos ante la masacre o el crimen (Neiman, 2004; Goldhagen, 1997) y, no pocas veces, mi sensación es que el cotilleo de las redes sociales y la prensa de diversos tintes, son extensión de lo mismo.

"Arbeit Macht Frei" (el trabajo os hará libres) rezaba impunemente el umbral del campo de exterminio en Auschwitz. Cuando ese trabajo, redundante y ventajoso, era la antesala de una muerte segura tras la miseria y el anonimato. Los presos (judíos polacos en su mayoría, gitanos, disidentes y prisioneros de guerra otros tantos) perdían súbitamente su identidad, bajo la rasgadura de una estrella de David bordada con descuido y un número impreso en el antebrazo que marcaría su incierto futuro. Útiles los músculos, los oficios, la masa amorfa que cargaba, escarbaba o construía. Pero no los seres humanos: tales entes quedaban excluidos tras las verjas que auguraban la liberación mediante el esfuerzo.

Huyendo del holocausto, Sigmund Freud escribió que la felicidad radica en el amor y en el trabajo. No alcanzó a definir la magnitud del crimen que se cernía sobre sus congéneres (miembros de su familia incluidos) y que los aplastaría con la obediencia y el vigor de una raza imperial, que los consideraba extraños, dignos de un castigo ejemplar.

Actualmente, entre otras muchas discriminaciones, la banalidad del mal está representada por los reclutas del narcotráfico, que ejecutan órdenes sin reparar en consecuencia alguna. No hay justificación moral, no hay idea estética posible. Son perros de caza, divididos entre destrozar a su presa o llevarla maniatada ante los pies del amo.

Por supuesto, las víctimas de secuestro o de extorsión dirán que ese argumento es una aberración. Y con razón. Porque detrás de un sacrificio siempre habrá la justificación de lo demoniaco, lo siniestro, lo inexplicable.

Pero, como Hannah Arendt, me temo que muchos de esos sicarios actúan por empleo, sin siquiera pensar en la trascendencia del acto criminal, más bien en su eficiencia y la "limpieza" de su ejecución. Por ello, cualquier complicidad de agentes del orden, políticos o ciudadanos normales (si a ello podemos atribuirle un dejo de normalidad) resulta tan irracional como la conducta criminal per se.

La educación que anhelamos en nuestros países, impregnada de crítica y reflexión filosófica, estará cada vez más alejada de la τεκνη (el arte aplicado) porque nos apremian los números, las estadísticas, los resultados. No la inventiva y la creatividad. Los "*best-sellers*" han suplantado a los textos académicos, la terapia breve al psicoanálisis, el mensaje con errores ortográficos al discurso y a la exégesis. Sin una educación constructiva, ¿cómo evitar la catástrofe del odio y la violencia?

Hoy se cumplen 75 años de la muerte de Freud, quien dejó en su epístola "¿Por qué la guerra?" (2001) el germen de nuestra desdicha, al implicar que más allá de lo individual radica el displacer del que nunca abdicamos.

Bibiografía

Arendt, Hannah (2006). *Eichmannn in Jerusalem. A Report on the Banality of Evil.* Londres: Penguin Classics [1963].

Neiman, Susan. 2004. *Evil in Modern Thought. An Alternative History of Philosophy.* Princeton University Press.

Goldhagen, Daniel Jonah (1997). *Hitler's Willing Executioners: Ordinary Germans and the Holocaust.* New York: Vintage.

Sigmund Freud y Albert Einstein (2001). *Why War?* Standard Edition, vol. XXII, Vintage: The Hogarth Press [1933], 194 -215.

Entre Kraepelin y Osler. Una visión epistémica de la entrevista médica[4]

El encuentro del paciente con un médico pone de manifiesto redes emocionales que otorgan significado al problema de salud donde ambos convergen. Este vínculo modificará sus vidas, al menos transitoriamente, con un impacto proporcional a la carga pulsional que se invierte a cada paso.

A diferencia de lo que ocurre en la entrevista psicodinámica, el paciente médico acude a consulta en respuesta a una demanda somática, sin temor a ser estigmatizado ni a justificar socialmente su preocupación física o emocional. Encubre con ello, necesariamente, toda la angustia que suscita el encuentro. Presupone además que el encuentro con el médico traerá como consecuencia ciertos eventos esperables: recibirá una receta para surtirla en la farmacia, será enviado al laboratorio, se le programará una cirugía electiva o urgente, etc. Después se le citará para sondear la hipótesis diagnóstica y para darle seguimiento al asunto de salud-enfermedad, al que ambos ya le han atribuido una connotación, una entidad.

La primera entrevista se ve neutralizada en parte en el consultorio médico por el rigor al que nos somete la historia clínica, por la asimetría en el conocimiento fisiopatológico, y en cierta forma, por la interposición de un escritorio, diplomas, computadoras o adornos de diversa índole, que matizan el tiempo y el espacio del médico, pero que matizan las expectativas emocionales del enfermo.

El paciente ingresa al consultorio médico sujeto a un ritual anticipatorio; es decir, usualmente precedido por la enfermera, acompañado por la secretaria, habiéndosele tomado signos vitales o ataviado para cumplir una tarea específica. Por cierto, qué singular es que esta última estrategia defensiva —desnudar y proporcionar una bata impersonal antes de valorar al paciente—

[4] El concepto de enfermedad mental como confluencia de factores somáticos y psicológicos que se entretejen a edad temprana, en el telar del carácter, data de de la visión unificadora de Emil Kraepelin (1856-1926). Kraepelin seleccionó casos con rigor nosológico y agrupó la *dementia précoce* de Morel, la hebefrenia de Ewald Hecker y la catatonia de Kart Kahlbaum en una entidad que denominó *dementia praecox*, el embrión psicodinámico de la esquizofrenia. Distinguió además las neurosis (histeria y epilepsia), de los trastornos psicopáticos (neurosis compulsivas y homosexualidad), para separarlos de los estados de idiocia. Con ello deslindó la enfermedad mental de la vieja dicotomía entre melancolía y manía, y sentó las bases de la psiquiatría moderna sobre una estructura diagnóstica precisa.

sea tan propia de ginecólogos y dermatólogos, que tienen que ver justamente con lo genital y con el "yo piel". Como ejemplo de este *impasse* que modula la ansiedad del enfermo mientras espera, el escritor Anatole Broyard escribió el ensayo "Doctor, talk to me" (1990) donde relata el desencuentro previo a una consulta urológica, en que se sintió engañado doblemente por el entorno y la actitud del médico.

La investidura médica, como legado histórico del sanador, capaz de obrar milagros, la debemos en buen grado a William Osler, escolástico de la historia natural de la enfermedad, quien apreciaba el elemento de confianza mutua y el decantado emocional en la curación de trastornos crónicos[5]. A diferencia del psicoterapeuta, uno encuentra al médico, tan pronto cruza el umbral, bajo un atuendo que modifica el equilibrio afectivo de inmediato: bata blanca, parafernalia médica (estetoscopio colgando del cuello, el nombre bordado en el bolsillo superior, un distintivo o escudo de la institución), y una cierta actitud distante, defensiva, que fue descrita por quien lo recomendó y ahora se constata. Es evidente que esta primera imagen produce intensos impulsos transferenciales, que buscan diluirse en el ámbito higiénico y en el enfoque hacia el problema somático concreto que le sirve de contenido. Como veremos, tal pretensión es una falacia.

William James, filósofo estructuralista, anotaba con tino que cuando dos personas se conocen, en realidad coinciden seis entidades: cada individuo como se ve a sí mismo, cada uno tal como lo percibe el otro, y cada cual como realmente es. Esta ecuación se multiplica en espejos recurrentes si consideramos que sus objetos significantes y sus representaciones están presentes e interactuando en cada frase o gesticulación.

Al acceder al consultorio médico, el paciente ocupa su lugar, bien establecido por la disposición del escritorio, el sentido de las lámparas o la carpeta, y se deja escrutar antes de comunicar sus emociones. El preámbulo suele ser una intención de asistencia, que ratifica la asimetría del encuentro. "¿Cómo le va, mucho gusto, en qué puedo ayudarla?".

Desde aquí, se hace evidente el paternalismo y la posición regresiva del paciente. Muchos médicos, sin experiencia psicoterapéutica, describen en esta primera impresión a sus llamados pacientes "problema": aquellos que vienen cargados de estudios previos, quienes muestran una actitud desafiante, o los que, en suma, no se acomodan a este nicho regresivo que refuerza de inmediato el poder social del médico.

En la entrevista médica, el doctor persigue un curso directo del problema principal hacia su etiología y fisiopatogenia. Se trata de hacer preguntas

[5] "La fe en los dioses o los santos cura a un enfermo, la fe en las píldoras a otro, la sugestión a un tercero, la fe en el simple doctor a un cuarto. Las curas en los templos de Esculapio, los milagros de los santos, los modernos remedios milagrosos de Lourdes y de los Jesuitas, son con frecuencia genuinos, y deben considerarse entre los fundamentos de la terapia. Los médicos usamos ese mismo poder día con día" (William Osler, 18491919).

directas, siguiendo un formato convenido (y conveniente) que no abunda en los problemas emocionales del enfermo, salvo colateralmente, cuando impactan en el curso clínico del problema que se está recogiendo. Visto así, la historia clínica es un documento que desmenuza y despersonaliza al paciente; como si, al hacer un recuento de sus avatares médicos, lo desprendiera del contenido relacional que determina sus deseos, impulsos, y razones subjetivas. Más aún, le roba la interpretación de su propia historia para acomodarla a la del padecimiento, en aras de cumplir con una estructura nosológica, reproducible e interpretable desde la perspectiva médica, que excluye al sujeto.

La secuencia es bien conocida, porque de este formato se sirve también la historia psiquiátrica (Garcia & Lin, 2003): 1. *Problema principal*, que se reinterpreta en lenguaje clínico, no coloquial; 2. *Historia médica* (el paciente se desarticula en diagnósticos previos, órganos y sistemas); 3. *Historia social* (lo más cercano al testimonio de una experiencia subjetiva, que aquí pierde relevancia). La entrevista psiquiátrica añade una lista de significantes y un examen mental, pero mantiene la dicotomía cartesiana en beneficio del modelo médico.

El enfermo coopera con este propósito porque está dispuesto a eliminar o atenuar su sufrimiento corporal, y deposita en el médico la responsabilidad de identificarlo, ponerle nombre y replantearlo bajo una estrategia coherente, simplificada, de resolución. Con ello, en la mayoría de los casos, renuncia a su autonomía y adopta la autoridad del médico como sucedánea de una figura objetal consoladora y reparadora.

En la entrevista médica, el diagnóstico está disociado del tratamiento: el primero es hermético, conferido por una destreza sacerdotal a la que estamos apelando desde nuestra indefensión y mediante el dolor, y el segundo es una dádiva o recompensa que se nos ofrece a cambio de aquiescencia. No hay diálogo, más allá de los tecnicismos requeridos para entender la magnitud del daño, la prescripción y una especulación pronóstica, que por ahora mitiga la ansiedad aunque no satisfaga el anhelo narcicista. El verdadero encuentro se quedó en la huella de la comunicación no verbal.

El paciente con un problema médico admite su participación pasiva respondiendo diligentemente a las preguntas que le dirige el doctor, mientras éste arma el rompecabezas diagnóstico haciendo prevalecer la diferencia de roles. En contraste, el psicoterapeuta que intentara seguir tal curso clínico se vería entorpecido por las ambivalencias que surgen desde el principio en la entrevista y que entrelazan fantasía con realidad. El enfermo psiquiátrico frecuentemente es incapaz de definir con precisión el problema que lo aqueja, incluso porque el propio padecimiento puede ser una adaptación egosintónica. Puede sentirse además avergonzado de su comportamiento y encuentra difícil verbalizarlo, o intenta producir una impresión favorable como un gesto temprano de aprobación transferencial (MacKinnon & Michels, 1971).

En la entrevista psicodinámica, cualquier distinción entre diagnóstico y tratamiento es arbitraria. La forma como el psicoterapeuta aborda y recoge los datos de su paciente puede en sí misma ser terapéutica. En algún sentido, como afirmaba Karl Menninger, la terapia precede al diagnóstico. Existe una pretensión inicial de que el paciente se constituya en colaborador de un proceso diagnóstico exploratorio, que ilumine la ruta a seguir y que interactúe existencialmente con el psicoterapeuta en darle vigencia y actualidad al problema que lo aqueja. Por necesidad, emergen una multitud de sentimientos en este intercambio afectivo pero, a diferencia del temor que aflige al médico cirujano en cuanto a que tales pasiones interfieren con su objetividad, para el psicoterapeuta son un recurso diagnóstico esencial.

A partir de Freud, sabemos que los móviles inconscientes operan bajo un principio hedónico, es decir, que procuran a toda costa la descarga, la gratificación y con ello, el alivio de la tensión penosa. En tanto, los impulsos conscientes, amparados por la investidura yoica, se atienen a un principio de realidad. La primera visita delimita si el paciente y su médico comparten valores, principios morales y estrategias de solución concordantes. Si esto no ocurre así, el paciente simplemente abandona el proceso. Más aún, la primera visita delinea las pautas a través de las que se comunicarán, se decodificarán y se comprenderán tales impulsos y se esgrimirá su contraparte afectiva. En tales circunstancias, auspiciada por el orden regresivo que impone la demanda de reparación del problema médico, se siembra la dialéctica simbólica que da origen a la transferencia.

En palabras de Greenson (1976), la transferencia es un error cronológico que reescenifica las relaciones objetales antiguas. Tiene la cualidad bidimensional de repetir la experiencia pasada con los objetos primarios (huella mnémica) y de focalizar la búsqueda de un depositario pulsional que, en condiciones óptimas, será reparativo para el paciente. Esta diada crea un molde que procede del mundo intrapsíquico del paciente y que cobra forma en la argamasa subjetiva del médico o del psicoterapeuta. Se afirma que la relación transferencial sólo puede ser legítima entre paciente y médico, donde sirve como resistencia y como vehículo regresivo para el descubrimiento y la curación (Lowenstein, 1969). Por acuerdo general, aceptamos que la transferencia es, ante todo, una formación transaccional que procede de un conflicto interno y que se reedita para ponerse al servicio de la relación terapéutica. No es admisible que surja sólo por un intercambio azaroso entre dos personas: la transferencia adquiere la plasticidad sintomática del paciente, que la proyecta hacia el escenario terapéutico (Freud, 1915). Por ejemplo, se observan remisiones de transferencia en pacientes con síntomas psicosomáticos volcados en el anhelo de complacer al médico, a quien puede desconcertar este vaivén clínico. En tales casos, el médico puede abrigar sentimientos de omnipotencia o más comúnmente, sentirse "timado" por el enfermo y minimizar el impacto real del padecimiento.

La frustración y el impacto de la enfermedad generan, de manera natural, una tendencia a la introyección y a la identificación con el sanador. Las reacciones de transferencia se transmiten socialmente dada la asimetría histórica de la relación curandero-enfermo y el rol pasivo, ignorante de nuestro comportamiento fisiológico, que adopta la mayoría de la gente. Es relevante mencionar que el síndrome de Munchausen, que tanta contrariedad provoca entre los doctores, se asienta en personas allegadas a la información clínica (enfermeras, familiares de enfermos) con trastornos limítrofes de personalidad. Las instituciones médicas ven a estos enfermos como amenazas a su integridad cuando en verdad el padecimiento radica en una profunda distorsión transferencial ahogada en lamentos autodestructivos (Eminson & Postlethwaite, 2000).

En condiciones normales, el comportamiento neurótico —agudizado por un síndrome somático que nos expone frente al médico— induce reacciones idealizadoras o especulares de transferencia en tanto se conculca la regresión inicial y se establece una dimensión curativa con apego a la realidad. El médico se ve obligado a definir las fronteras de su capacidad terapéutica (que ya lo hizo desde la comunicación no formal, con su sentido de juicio, suficiencia o gama de conocimientos) al tiempo que el paciente recobra su autonomía frente a la estrategia clínica que debe seguir.

Se ha reiterado que la simpatía hacia el paciente, si se hace excesiva o si rebasa el encuadre, interfiere con la objetividad del diagnóstico y tratamiento. Por ello, se habla de un "distanciamiento compasivo" (Spiro et al, 1993) que describe la preocupación empática del médico mientras mantiene una distancia emocional balanceada. Se pretende atemperar la simpatía para darle contención a aquellas expresiones emocionales que modificarían la neutralidad clínica y la durabilidad de la relación terapéutica. La empatía, en contraste, lleva implícita una comprensión del otro; de ahí se deduce que es conveniente estimularla, para que empape el vínculo (Bolognini, 1997).

En el contexto psicodinámico, la abstinencia implica el mínimo de satisfacciones sustitutivas de los síntomas del enfermo. Esta premisa suele, sin embargo, inflingirse en el consultorio médico pese a que las redes transferenciales son tan abundantes como implícitas. Es decir, deslumbrado por el problema orgánico, el doctor se siente compelido a responder a las demandas afectivas del paciente, sin percatarse de que la repetición suena como una percusión rítmica en su mundo interno que invita a la actuación contratransferencial.

La miopía en el trabajo clínico (los conocidos escotomas psicológicos) prevalece entre los médicos quienes, a fuerza de despreciar el *insight* como parte de un engreimiento formativo —que se inscribe en lo que hemos llamado su poder social (Palacios & Monroy, 2004)—, están en riesgo constante de caer en actuaciones. La incapacidad para registrar el eco que hacen las comunicaciones y comportamientos del enfermo, induce a rechazo, errores diagnósticos o seducciones que resultan progresivamente deletéreos en un enfermo ya de sí debilitado por la enfermedad.

En tales casos, la opacidad especular a la que aludía Freud se trastoca en una caja de resonancia donde las relaciones objetales encuentran un nuevo equilibrio entrópico, con gran desventaja para el paciente, dada su indefensión y la inversión libidinal que aporta al trabajo clínico. La regla de abstinencia podría emplearse como un resguardo más para que el doctor modere sus respuestas frente a los embates pulsionales del paciente, pero no es un recurso técnico que sea del conocimiento general de los profesionales de la salud sin entrenamiento psiquiátrico. De ahí, la intensa preocupación legal y ética que campea en la Medicina contemporánea para contener los actuaciones y la iatrogenia (Palacios, 2004). Si no lo precede una comprensión íntima de sus motivaciones y deseos, el médico es presa fácil de impulsos psicopatológicos, provengan del Ello o de un superyó agredido por los retos narcicistas que suscita la enfermedad o el propio enfermo.

La contratransferencia, como apunta Racker (1985), suele ser una respuesta neurótica a las identificaciones proyectivas del paciente, que en el consultorio médico, retienen la carga pulsional añadida del sufrimiento físico. Algunos pacientes, quienes tienen tendencias caracterológicas a ser controladores, sentirán que la prescripción médica es una amenaza a su posición contradependiente. Tomar una píldora implica para ellos tanto como someterse a una figura parental dominante. Con los pacientes sumisos encontramos la situación opuesta: los fármacos hacen que se sientan regresivamente alimentados y protegidos al grado de abandonar la responsabilidad de su problema médico. Si se explora la dinámica transferencial en estos casos, puede detectarse una gran carga de resentimiento o de sometimiento hacia el papel nutricio de los objetos primarios. La transferencia puede orientarse incluso hacia el propio régimen farmacológico, lo que interfiere con la regularidad del tratamiento (Applebaum & Gutheil, 1980).

En el mismo orden, una manifestación de la contratransferencia es la sobreprescripción, que en la consulta geriátrica es tan habitual que se denomina "polifarmacia en el anciano". El médico encubre su hostilidad o indisposición hacia el enfermo ahogándolo en recetas hasta que las reacciones secundarias dan cuenta del exceso. Aquí, la ansiedad contratransferencial puede extenderse en un empecinamiento para continuar la farmacoterapia haciendo caso omiso de los efectos indeseables. En contraste, algunos psicoterapeutas actúan su herida narcicista como un rechazo a medicar en la suposición de que sus capacidades reparadoras están en tela de juicio.

El psicoterapeuta asume el papel de conciencia moral del paciente, posición neo-objetal por donde fluye lo que damos en llamar alianza terapéutica. En cambio, el médico desestima este compromiso pero adopta ineluctablemente una rígida posición que pretende subrayar el profesionalismo y el respaldo social a la medicina científica. Dado que casi la totalidad de los enfermos crónicos recurre a una u otra forma de medicina alternativa (Eisenberg et al, 1998), esta posición defensiva es cuestionable, y resulta con frecuencia detrimental en la construcción de una alianza de trabajo.

La identificación mutua y temprana de los objetivos tácitos del tratamiento permite que el médico se alíe con los aspectos sanos del ego del paciente, que reconocen la legitimidad y oportunidad de tales metas terapéuticas. Lo que sigue es una colaboración productiva que suele desencadenar en alianza terapéutica. Por analogía, siguiendo a Sterba (1934), ésta se forma entre el Yo razonable del enfermo, que ahora vislumbra su padecimiento como una entidad discernible clínicamente, y el Yo integrador del médico, que lo designa.

La alianza terapéutica es un factor crucial, como ejemplo, en el pronóstico de la depresión. Un estudio de los Institutos Nacionales de Salud en Bethesda con 225 enfermos deprimidos (Krupnick et al. 1996) demostró que el vínculo con el psiquiatra modificaba en 21% el efecto terapéutico, independientemente del manejo farmacológico o del tipo de psicoterapia empleada. Esta observación sugiere que cuando el médico se presenta como un objeto bueno y un Yo auxiliar competente desde la perspectiva transferencial del enfermo, se anticipa un desarrollo fructífero en la resolución de problemas clínicos. Cuando se trata de padecimientos orgánicos, la contención afectiva va de la mano con el esbozo adecuado de conocimientos y, de ser necesario, el consenso diagnóstico razonado (es decir, recurrir a exámenes de laboratorio o imágenes que ratifiquen las hipótesis en sintonía con el paciente, no como un mero ejercicio contratransferencial).

La alianza terapéutica es un fenómeno de transferencia relativamente racional, donde los valores recíprocos están visibles, como cartas sobre la mesa de trabajo, y se han plasmado los lineamientos de una interacción madura, desexualizada y con flexibilidad para manejar las descargas hostiles. Exige del médico una notable capacidad introspectiva porque el paciente con una enfermedad orgánica no está visualizando la intensidad de sus pulsiones objetales cuando externa su repertorio sintomático. Es más, el padecimiento, así esterilizado, sirve como amparo para desplazar los afectos fuera del foco de la conciencia. El médico está obligado a expresarse de un modo inteligible, poco apasionado, que permita al paciente reconocer los datos objetivos al tiempo que se ubica en la concordancia transferencial sin sentirse intimidado o amenazado por su posición regresiva. Se trata de sentir antes que invadir el yo palpitante del enfermo con agresiones físicas, como la instrumentación o la misma exploración.

Por supuesto, la bata blanca, el entorno higiénico y la autoridad paternalista (o maternal con mayor frecuencia) que impone el doctor sirven de cobijo regresivo mientras se van definiendo los cauces por donde se abordará el trastorno clínico. Pero los riesgos de actuación aumentan a cada paso, y el médico no puede distraerse. Acaso puede adoptar una representación objetal poco intrusiva, que sepa contener las demandas afectivas del paciente, pero sin intentar satisfacerlas, sabedor de que tal satisfacción transferencial resulta espuria. Su participación activa se funda en reconocer el problema de salud, otorgarle sentido fisiopatogénico y devolverlo en prueba de realidad, que puede o no sujetarse al escrutinio de exámenes paraclínicos. Dicho en otros términos, el método clínico se centra en reconocer el "armazón patológico", lo que implica, en gran medida, desdeñar la "textura pulsional" con que se presenta. No es casual, entonces, que se cuestione si este proceso diagnóstico es suficientemente inductivo para considerarlo científico.

La inquietud anterior tiene raíces epistemológicas más profundas: un método de discernimiento que desestima el componente emocional para modular la expresión de los síntomas es tan obtuso como aquel que sostiene que la traducción genética es impermeable al ambiente (Ridley, 2003). Un padecimiento es la suma vectorial de manifestaciones de daño orgánico (molecular o subcelular en todo caso) matizadas por la cartografía interior del paciente. Por ejemplo —y evito incurrir en el lugar común de los síndromes psicosomáticos— la psoriasis es una dermatitis descamativa que encarna en personalidades con fijación oral temprana. Podríamos denominarla el "Yo-corteza", que es a la vez contenedor y recurso exiguo frente a la angustia de pérdida objetal, funcionalmente localizado entre el Yo-piel y el Yo-crustáceo descritos por Anzieu (1998). Además, algunas observaciones preliminares sugieren que la esclerosis múltiple, así como ciertas formas de lupus neurológico, se inscriben en distorsiones objetales preverbales que se reeditan, como una variante de denudación autoinmune, ante ciertos duelos patológicos.

En resumen, la comprensión psicodinámica del gradiente de comunicaciones que establecen médico y paciente frente a un problema clínico, favorece el desenlace terapéutico porque posibilita, ante todo, una escenificación objetal que puede orientarse en sentido productivo. Las reacciones transferenciales, la resistencia y la manipulación del padecimiento son obstáculos psicológicos integrantes de toda consulta, y que la entorpecen recurrentemente cuando no se abordan y se resuelven en el seguimiento de una enfermedad crónica. Pretendiendo nada más un ejercicio empático de su profesión, el médico no puede sustraerse al despeñe contratransferencial que invoca la interacción con sus pacientes. Es preferible que se conozca y se enfrente con una mejor entereza yoica al encuentro con lo no hablado y manifiesto.

Bibliografía

Anzieu, Didier (1998). *El yo-piel.* Madrid: Biblioteca Nueva.

Applebaum, P.S. y T.G. Gutheil (1980). Drug Refusal: A Study of Psychiatric Patients", *Am J Psychiatry*, no. 137: 340-346.

Bolognini S. (1997). "Empathy and 'Empathism'", *Int J Psychoanal*, no. 78: 279-293.

Broyard, Anatole (1990). *Doctor, Talk to Me, New York Times Magazine* (26 de agosto).

Bynum, W.F., R. Porter y M. Sheperd, eds. (1985-1988). *The Anatomy of Madness: Essays in the History of Psychiatry*. London.

Eminson, M. & R.J. Postlethwaite (2000). *Munchausen Syndrome by Proxy Abuse: A Practical Approach*. Boston: Butterworth-Heinemann.

Eisenberg, D.M., R.B. Davis, S.L. Etner *et al* (1998). "Trends In Alternative Medicine Use in the United States, 1990-1997: Results of a Follow-up National Survey", *J Am Med Assoc*, no. 280: 1569-1575.

Freud, S. (1953). *Observations of Transference-love*. Standard Edition 12, London, Hogarth Press [1915], 157-171.

Garcia, K.S. y T.L. Lin (2003). *Psychiatry Survival Guide*. Philadelphia: Lippincott, Williams & Wilkins, 4-22.

Greenson, Ralph R. (1976). *Technique and Practice of Psychoanalysis*. New York, International Universities Press.

Krupnick, J.L., S.M. Sotsky, S. Simmens *et al* (1996). "The Role of Therapeutic Alliance in Psychotherapy and Pharmacotherapy Outcome: Findings in The NIMH Treatment of Depression Collaborative Research Program", *J Consult Clin Psychol*, no. 64: 532-539.

Lowenstein, R.M. (1969). "Developments in the Theory of Transference in the Last Fifty Years". *Int J Psychoanal* 50: 583-588.

Palacios Boix, A (2004). "La entrevista y la reciprocidad con el paciente", en J.J. Ortega Cerda y A.A. Palacios Boix, eds. *Manual de Diagnóstico de consultorio*. México, Litoral.

Palacios Boix A. y Z. Monroy Nasr (2004). "La bioética en el consultorio", en J.J. Ortega Cerda, A.A. Palacios Boix, eds. *Manual de diagnóstico de consultorio*. México, Litoral.

Racker, Heinrich (1985). *Transference and Countertransference*. London, Karnac Books.

Ridley, Matt (2003). *Nature Via Nurture. Genes, Experience and What Makes Us Human*. Toronto, Harper Collins.

Sterba R.F. (1934). "The Fate of Ego in Analytic Therapy", *Int J Psychoanal*, no. 15: 117-126.

La Odisea en Hematología

Zarpar hacia Ítaca

Desde la antigüedad, la sangre y su contenido han atraído la atención de los hombres y los médicos. Investida por la teoría de los humores propuesta por Hipócrates (460-377 a.n.e.), la sangre acarrea las metáforas de la vida y su permanencia. Pero no fue hasta los descubrimientos seminales de William Harvey (1628) en que la circulación adquirió una dimensión física y química. Si bien los hallazgos celulares y las técnicas de coagulación lo anticiparon, la Hematología se ha visto revolucionada con la patología clínica y la inmunología del siglo XX. Más radicalmente, por los avances moleculares que han impactado en la sobrevida de enfermedades linfo- y mieloproliferativas, lo que abre una dimensión inusitada en este fascinante campo del conocimiento científico.

El concilio de los dioses

Como sabemos por el poema épico referido, las mejores armas de la ciencia son la astucia (*mētis*) y la perseverancia. Odiseo escapa de los diversos obstáculos que le impone su regreso a la tierra prometida, Ítaca, gracias a Palas Atenea, su fuente de inspiración y recursos, urdiendo audaces réplicas y disfraces para encontrar la solución a sus dificultades. En Hematología, el empleo de técnicas de extracción, mantenimiento, licuación y modificación de los componentes formes y fluidos ha sido determinante para el descubrimiento de beneficios para los pacientes en diversas ramas de la Medicina. Aquí vale señalar las contribuciones de van Leeuwenhoek (1628), primero en describir los componentes sanguíneos; Christopher Wren (1656) y J.C. Major (1662), los primeros en aplicar inyecciones endovenosas a animales y humanos, respectivamente; y de Richard Lower y Jean Baptist Denis (1667) quienes aplicaron la primera transfusión sanguínea documentada en la Historia, que fue prohibida por orden eclesiástico, retrasando con ello tan necesario recurso otros 150 años.

Telémaco

Hubo de pasar un siglo entero, para que los alcances de la microscopía y el apego a la verdad científica, rindieran nuevos resultados. Considerado el Padre de la Hematología, William Hewson (1739-1774) cirujano formado en la Newcastle Infirmary y elegido a la Royal Society en 1770, describió las diferencias morfológicas entre eritrocitos y leucocitos. Además, hipotetizó la existencia de un sistema linfático y aisló la fibrina. Poco antes de morir, propuso el concepto de que los eritrocitos tienen membrana, algo que no pudo probar y que cayó en el olvido.

Dejar a Calipso

Un capítulo crucial en el desarrollo de la Hematología moderna lo constituye el empleo de transfusiones con fines terapéuticos, precursor del transplante de médula ósea y la reposición de elementos formadores de colonias en la inmunopatología actual. La primera transfusión exitosa de sangre completa se hizo en el Hospital Guy's (segunda casa de quien esto escribe) para tratar una hemorragia postparto. Su autor, James Blundell, obstetra londinense graduado en Edimburgo, extrajo cuatro onzas de sangre del marido y se las transfundió a la parturienta, evitando su muerte inminente. En los siguientes diez años, practicó diversas transfusiones en condiciones análogas, con éxito rotundo en cirugía abdominal y obstetricia. Como gran innovador, publicó sus observaciones exhaustivas y discretas en Lancet.

El valor de este trabajo permitió aplicar la primera transfusión a un paciente hemofílico en el hospital Saint George's de Londres (1840), identificar las plaquetas como un componente esencial de la coagulación (Alexandre Donne en 1842) y sentar las bases para la antisepsia, que el cirujano inglés John Lister (1867) estableció para combatir infecciones, justamente durante las transfusiones sanguíneas.

Nausícaa y Alcínoo

El romanticismo en Europa sirvió de telón de fondo para los descubrimientos que dieron un giro determinante a la Hematología. Como las aventuras de Odiseo, prometían enlaces y distracciones que no se materializaron, gracias a la aguda observación científica de grandes investigadores. Baste mencionar algunos ejemplos ilustres. Antes de trascender en su descripción de los anticuerpos y el empleo de neosalvarsán en sífilis (el famoso compuesto "Ehrlich 914"), el bacteriólogo del Hospital Charité en Berlín, Paul Ehrlich, fue quien identificó los componentes formes de la sangre con sus técnicas de tinción al microscopio. En 1908, Ehrlich compartió el Premio Nobel de Medicina y Fisiología con el bacteriólogo Ilya Méchnicov por sus contribuciones a la inmunología celular y humoral.

Sin duda, fueron Rudolf Virchow (1821-1902), el eminente patólogo prusiano, y Karl Landsteiner (1868 - 1943) quienes acumularon las leyendas y allanaron el camino a Ítaca.

El primero se acredita como el fundador de la teoría celular (de ahí su famoso epigrama, *Omnis cellula e cellula*) y con ello, el descubrimiento de las células que caracterizan las leucemias. Demostró también la importancia de la fibrina en el proceso de coagulación y acuñó los términos embolismo y trombosis, vigentes hasta nuestros días. Una aportación que se extendió a diversas especialidades fue su descripción del proceso inflamatorio, con la cascada de factores procoagulantes y cicatriciales en juego. A este ilustre personaje de la vida política alemana debemos la triada de Virchow, presente en toda flebotrombosis: hipercoagulabilidad, cambios hemodinámicos y disfunción endotelial. Con ella se anticipó un siglo y medio al papel activo del endotelio vascular en los fenómenos de trombofilia.

Landsteiner fue otro gigante científico, cuya detallada descripción de las aglutininas permitió establecer los grupos sanguíneos y el factor Rhesus en la coagulación. A su extraordinaria visión debemos la posibilidad de haber hecho segura toda transfusión y ofrecer el sedimento para investigar la esencia inmunológica de los transplantes de tejidos y de elementos celulares.

Los lestrigiones y la hechicera Circe

Muchos obstáculos, de orden circunstancial y ante todo, la injerencia de la Gran Guerra (1914-1918) que devastaría Europa y dividiría lealtades, interfirieron con la difusión de los hallazgos científicos a principios del siglo XX. El citrato de sodio se empleó por primera vez para conservar residuos de sangre para uso en hospitales militares (1914) y la literatura médica se abrió paso lento entre los conflictos bélicos y sus rezagos. Apenas sanadas las heridas, en 1924 se publican simultáneamente a ambos lados del Atlántico *Pediatrics*, la primera revista dedicada a la Hematología infantil y *Traité d'hématologie clinique*, donde el Dr. Rieux (homónimo del médico protagonista de La Peste de Albert Camus) establece los requerimientos del laboratorio de Hematología: microscopio, hematímetro, hematoscopio, centrífuga, laminillas, colorantes y accesorios. Ese mismo año se propone el concepto de Sistema Retículo Endotelial (Aschoff y Kiyono) con el advenimiento de un tercer tipo de leucemia, la monocítica.

En el encierro de los laboratorios por aquellos años de entre guerras se materializó la sofisticación de las técnicas de tinción celular que abrirían la puerta a la clasificación morfológica de las afecciones sanguíneas. Y, mientras Hitler lanzaba sus arengas a la conquista de la Polonia de Ehrlich y Marie Curie, en el Cook County Hospital de Chicago se instalaba el primer banco de sangre (1936) y se ingeniaba la prueba de Coombs en Cambridge, que habría de esperar el desenlace de las hostilidades para salir al mundo.

Más aún, la versatilidad de la exploración de la médula ósea (que data de los estudios de Arinkin en 1929) se estableció apenas reparado el daño de la posguerra por el Dr. Weil, pionero en el empleo de un trócar tipo Kuss con anestesia local para aspirados que después teñiría con Giemsa y May-Grunwald, (colorantes diseñados respectivamente en 1900 y 1901), que ha sido de enorme utilidad en el diagnóstico a la vera del enfermo.

Ulises

Entre las contribuciones más significativas, que cruzaron mares y derrotaron cíclopes (aquellos de visión restringida) está la trayectoria del Dr. Maxwell

Wintrobe, cuyo texto de la especialidad se publicó durante seis décadas bajo su tutela. Zarpó de Manitoba, donde su excelencia y su entusiasmo juvenil lo embarcaron hasta las riberas del Mississippi. Ahí, en la Universidad de Tulane descubrió las vertientes de la sangre y diseñó el tubo para hematocrito que lleva su nombre, siendo el primero en documentar estadísticamente los valores normales en sangre para adultos y niños. Es notable que su carrera meteórica se basara en la adquisición de datos tan simples y a la vez tan indispensables para el reconocimiento de lo patológico, que sentaron las bases para la descripción morfológica de las anemias.

Como el Dr. Ruiz Argüelles, Wintrobe se interesó en el estudio de los requerimientos nutricionales en la eritropoiesis y con su trabajo de graduación, permitió identificar el papel de la piridoxina como cofactor de la sintetasa del ácido aminolevulínico en el metabolismo del cobre y del hierro.

Su siguiente desembarco fue a orillas del Atlántico, en la prestigiosa Universidad Johns Hopkins, donde describió la herencia mendeliana en la llamada anemia de Cooley y halló a la vez el fenotipo de la talasemia menor. Con el ímpetu que congregan las grandes instituciones, Wintrobe editó su tratado de Hematología Clínica, un texto de 792 páginas que escribió en su totalidad hasta la séptima edición, cuando cedió algunos temas a sus discípulos. Fue Presidente de la American Society of Hematology (ASH) y elegido a la National Academy of Sciences hace 40 años, tras haber formado a una pléyade de discípulos que han ocupado lugares preeminentes en la Hematología de todo el orbe.

El canto de las sirenas

Con el advenimiento de la aféresis (1972) y las técnicas de detección de Hepatitis B (1971), los bancos de sangre crecieron exponencialmente. Se planteó entonces el uso comercial de los diversos componentes sanguíneos e incluso llegó a proponerse la venta de los anticuerpos monoclonales (diseñados por Georges Köhler y César Milstein en 1975). Ambos investigadores, radicados en Cambridge y ganadores a posteriori del Premio Nobel, se negaron a patentar este extraordinario hallazgo, que a la sazón ha servido de recurso terapéutico para incontables pacientes.

Pero ya en la década de los 60s los cultivos de tejidos y células habían escalado un salto cuántico, se contaba con aparatos automatizados para contabilizar los leucocitos y se iniciaba la dilución de diferentes linajes, así como la medición de la hemoglobina corpuscular, el hematocrito y el cálculo del volumen corpuscular medio en la definición de estados de salud y patológicos.

Los primeros factores de crecimiento se demostraron a partir de la sospecha de un factor humoral insinuado por Carnot y Deflandre (1906) que estimularía el crecimiento de los eritrocitos. Pero no fue hasta 1953 que se descubrió la eritropoietina y gracias a su caracterización bioquímica, que se pudo ubicar su origen en el aparato yuxtaglomerular. Este contundente hallazgo desató la investigación molecular para identificar numerosos factores de crecimiento de colonias a partir de la década de 1970, incentivados de manera exponencial por las técnicas de hibridación *in situ* en la década siguiente. El primero de ellos, una substancia denominada elocuentemente como Burst-Promoting Activity, detrás de las células pluripotenciales, capaz de inducir granulocitos, macrófagos y megacariocitos con la misma intensidad. La lógica planteaba, ya en 1978, que tales factores de diferenciación y proliferación celular deben tener receptores específicos en la membrana de las células que responden a su estímulo. Eso dio lugar a la descripción de cúmulos moleculares (los llamados *Clusters of Differentiation* o CD), compuestos de diversas proteínas homo- y heterólogas, que plagan literalmente la superficie de las células hematopoyéticas. El primero al que se le atribuyeron funciones de diferenciación multipotenciales en el microambiente medular fue la Interleucina 3 y a partir de la clonación de numerosísimos factores afines, se ha podido determinar la secuencia de eventos que subyace a la generación de elementos formes en la sangre, como habría soñado Hipócrates al zarpar en su Odisea.

Actualmente rondamos los 350 CD (¡nada que ver con colecciones musicales!), el más reciente denominado CD350 que reconoce a una proteína involucrada en la señalización del adenocarcinoma de colon (Frizzled-10). Además, se conocen más de doscientos factores de crecimiento, ya clonados, que actúan en diversas células y tejidos para inducir proliferación, diferenciación o actividad tumoral.

Disuadir a los pretendientes

Como en toda batalla por la supremacía, las clasificaciones de los padecimientos hematológicos han sufrido transformaciones y debates. Tocó a Ebstein en 1889 distinguir las leucemias agudas de las crónicas y sentar con ello el sustrato de una clasificación que diera cuenta de los perfiles y los pronósticos de los enfermos afectados por procesos malignos. A partir de ese momento, los esquemas para comprender la hematopoiesis y la génesis de los trastornos proliferativos se hicieron indisolubles. Opuesto al dualismo de Naegli que identificó los mieloblastos, Pappenheim propuso una concepción citogenética con lo cual abrió el horizonte a la morfocitogénesis. En 1913, con el progreso en la técnicas de tinción se precisan los gránulos propios de cada estirpe celular, y se distinguen los componentes subcelulares y mitóticos que refuerzan la idea de una concepción dinámica en la Hematología contemporánea.

Pero las voces abundaban en la corte de Ítaca, queriendo arrebatar el trono y la mano de la reina en su desvelo por entretejer la fidelidad a los orígenes. Una abundancia de nomenclaturas se maniataron a lo largo de buena parte del siglo XX hasta que el consenso francés, americano y británico (FAB) acordó un sistema de clasificación en 1976 que permitió redondear los protocolos terapéuticos y los criterios morfológicos y citoquímicos propios de cada padecimiento hematológico. Este encomiable esfuerzo brindó una plataforma de despegue a los especialistas de todo el mundo enfrentados con la disyuntiva de esquemas de quimioterapia controversiales y variables. Además, fue una de las primeras aportaciones para reconocer la importancia de los consensos de expertos y de la vigencia del metanálisis en la clínica.

Con ello se amplió el panorama para introducir marcadores moleculares más precisos al estudio de los trastornos de la sangre. La correlación inmunopatológica y molecular desplegaron las alas, dejando atrás las translocaciones y mutaciones citogenéticas, para dar paso al tratamiento orientado hacia la regulación de los protoncogenes y los cinasas que disparan el mecanismo de inmortalización celular.

Penélope y el futuro de la investigación

Reconocer, como Penélope entre andrajos y disfraces, la certeza de que se vuelve al camino olvidado, es una convicción que ilumina en la actualidad la investigación y la terapia biológica en Hematología.

La ASH ha propuesta una agenda de trabajo para el futuro inmediato, a saber:

- Células precursoras y medicina regenerativa: Transformar las células iPS en curas potenciales para enfermedades humanas.
- Síndrome mielodisplásico y Leucemia Mieloide Aguda: Encontrar tratamiento personalizados para la Tercera Edad.
- Transplante de células hematopoyéticas: Aumentar los índices de éxito terapéutico y mejorar el manejo de la enfermedad injerto contra huésped.
- Anemia de células falciformes: reducir las barreras que afectan su detección y tratamiento, impedir el daño orgánico y reducir la muerte prematura.
- Trombosis venosa: Entender los factores de riesgo en detalle y diseñar terapias a la medida de cada caso.
- Leucemia en la infancia: Ponderar los índices de curación mediante investigación coordinada de todos los centros pediátricos involucrados en descubrimientos preclínicos y terapéuticos.
- Traducir los avances de laboratorio en certidumbres clínicas.
- Emplear las tecnologías proteómicas y genómicas novedosas para mejorar el tratamiento de las enfermedades hematológicas.

Como se puede deducir, estamos lejos, pero cabalgando sobre los hombros de los grandes investigadores que nos antecedieron en esta travesía. Podríamos agregar el esfuerzo de médicos mexicanos, como el Dr. Ruiz Argüelles y su equipo, orientando sus conocimientos a quienes más lo necesitan. Hoy, aquellos que no alcanzan a ver la luz que brilla en el horizonte de los grandes microscopios y las salas de terapia intensiva, tienen un puerto en donde recalar y la promesa de que el futuro no puede ahogarse en un gota de sangre.

Bibliografía

Bagot C.N. y R. Arya (2008). "Virchow and His Triad: A Question of Attribution", *Br. J. Haematol*, vol. 143, no. 2: 180-90.

Bennet, J.H. (1845). "Case of Hyertrophy of The Spleen and Liver, in Which Death Took Place From Suppuration of The Blood", *Edin Med Surg J*, no. 64: 413-423.

Bennett, J.M., D. Catovsky, M.T. Daniel *et al.* (1976). "Proposals for Classification of The Acute Leukemias", *Br J Haematol*, no. 33: 415-459.

Erslev, A.J. (1953). "Humoral Regulation of Red Cell Production", *Blood*, no. 8: 349-357.

Fagles R. y B. Knox, eds. (1997). *The Odyssey by Homer*. London: Penguin Classics.

Foon, K.A. y R.F. Todd (1986). "Immunologic Classification of Leukemia and Lymphoma", *Blood*, no. 68: 1-31.

Jacobson, L.O., E. Goldwasser, W. Fried, L. Pizak (1957). "Role of Kidney in Erythropoiesis", *Nature*, no. 179: 633-634.

Köhler G. y C. Milstein (1975). "Continuous Cultures of Fused Cells Secreting Antibody of Unidentified Specificity", *Nature*, no. 256: 495-497.

Lewis, J.P., F.E. Trobaugh, Jr. (1964). "Haematopoietic Stem Cells", *Nature*, no. 204: 589-590.

Moxon, C.A., S.C. Wassmer, D.A. Milner Jr. *et al.* (2013). "Loss of Endotelial Protein C Receptors Links Coagulation and Inflmmation to Parasite Sequestration In Cerebral Malaria In African Children", *Blood* , en <http://bloodjournal.hematologylibrary.org/content/early/2013/06/05/blood-2013-03-490219.full.pdf+html>.

Natelson A., D. Pyatt (2013). "Acquired Myelodysplasia and Mylodysplastic Síndrome: Clearing The Fog", *Adv Hematology* [article ID 309637].

Rabbits, T.H. (1994). "Chromosomal Translocations In Human Cancer", *Nature*, no. 372: 143-149.

Rieux, J. (1924). *Traité d'hématologie clinique*. Paris: Gaston Doin.

Shtivelman E., B. Lifshitz, R.P. Gale y E. Canaani (1985). Fused Transcripts of Abl and Bcr Genes in Chronic Myelogenous Leukemia", *Nature*, no. 315: 550-554.

Staudt, L.M. (2003). "Molecular Diagnosis of Hematologic Cancers", *N Eng J Med*, no. 348: 1777-1785.

"The Cancer Genome Atlas Research Network. Genomic and epigenomic landscapes of adult de novo acute myeloid leukemia" (2013). *N Eng J Med*, no. 368: 2059-2064.

Relato de un magnicidio

Salvo aquel recuerdo vaporoso de la infancia, ensortijado con imágenes diferidas de Lee Harvey Oswald y la ineptitud de la policía de Dallas, no habíamos vivido ningún otro asesinato político.

La novela histórica *Maten al león* era lo más cercano al brazo grotesco y momificado del General Obregón, que visitábamos en su mausoleo más por morbo que por respeto. Habíamos leído de otros crímenes emanados de la Revolución de 1910, pero los íconos de Zapata o Villa, a la distancia, parecían caudillos que cayeron en la senda de los perdedores, más que verdaderos mártires a quienes conmemorar con cierta neutralidad ideológica.

Habíamos acudido a un peculiar congreso de Micología —nada que ver con nuestros intereses académicos— en aras de conocer la logística de organización de una empresa que parecía una buena opción para nuestra reunión de verano. Apenas despuntaba la primavera en el sur de Texas y el aire fresco nos había recibido en ese viaje de carácter técnico, que terminaría con un rodeo para turistas con toda la disparidad que matizan las comunidades fronterizas para diferenciarse de un pasado obvio y desarticulado.

Regresamos cansados al hotel preguntándonos si la elección de los extranjeros al frente de un evento nacional, bajo las condiciones de nuestra economía tan vulnerable, auguraba acaso un éxito marginal. Nos reconocimos un tanto aburridos, soldados de batallas clínicas al fin, en ese mundo de los compromisos y los negocios. Bajo esa tónica, encendimos el televisor.

La noticia en inglés sonaba aún menos creíble. Un sujeto anodino, empuñando un arma del ejército, había acribillado a quemarropa al candidato presidencial en un barrio popular de la ciudad de Tijuana, con un nombre tan improbable —Lomas Taurinas— como el acontecimiento en sí mismo. Un colega nuestro, bañado en sangre de reyes, cargó con el cuerpo que manaba trozos de encéfalo por esas calles polvorientas, con la certeza —presumo— de que arrastraba un cadáver. Los partes médicos y policiales se sucedieron con torpeza en pocas horas hasta anunciar el deceso, mientras los esperanzados y los marginados contenían el aliento, cuando caía la noche.

La tesis de una conspiración de Estado no tardó en emerger. Un hombre carismático, reconocido líder en sus arengas populistas, desmarcado del partido oficial y su genealogía mesozoica, acribillado por un solo asesino reptando entre la gente, sonaba desde luego implausible. Muchos anhelos cayeron esa tarde entre el hacinamiento y los vítores de ese último sermón. La familia política pasó a ser una nueva versión de los Borgia, con sus intrigas y ejecuciones; el país naufragó una vez más en la deuda pública y la fantasía de acceder al primer mundo —tan milenaria como ilusoria— volvió a desvanecerse en el aire mugriento donde pastan los toros.

Volvimos apesadumbrados. Nuestro Congreso —con la recurrente y anticipada devaluación— resultó anticlimático, sobre todo para los extranjeros, que esperaban más de las exiguas arcas de este territorio nuestro, tan querido como ultrajado.

A tres días del aniversario luctuoso de Kennedy, que marcó una amorfa cicatriz en nuestra infancia, el crimen irresoluto de Luis Donaldo Colosio sella el presente de esta nación, que se pregunta —hoy más que nunca— cómo abdicar del pasado.

Otro homenaje

A riesgo de sonar reiterativo, me añado a la lista de exégetas del 11 de febrero de 1990.

El avión venía a medio cupo, ideal para regresar a casa, después de casi cuatro años de intentos vanos por acceder al primer mundo.

Me despedía del Reino Unido, más desunido de lo que había concebido antes de trabajar allá, perfilando un doctorado trunco, y tras haber conocido escoceses, galeses, neozelandeses y algún africano angloparlante que detestaba al imperio, pero lo usufructuaba.

Mis hijos habían vuelto al otro lado del mar semanas atrás y yo pernoctaba entre la melancolía y los experimentos inconclusos. La estancia en Londres se había tornado inhóspita, por decir lo menos. El agua nieve y la soledad nunca han sido buenos compañeros y ya no me esperaba la primavera.

Ante la incertidumbre de una paz interminablemente anunciada, la BBC aireó un documental escalofriante que consistía en vendettas callejeras en Belfast y Derry hasta el cansancio, sello de aquella inmolación fraternal. El rocío congelado perlaba las calles del norte de la ciudad, que era preferible caminar en espera de un autobús que no llegaba. Los colegas del hospital habían organizado una discreta despedida en el Pub local, donde me regalaron, además de la segunda ronda de cervezas, que sólo ocasionalmente volvería a beber en "pints", una corbata emblemática y mi propio tarro de aluminio. En esa existencia de minucias nos debatíamos, hilvanando el futuro académico. Pocos días después, sin ahorros y maltrecho por los desvelos, partía a Itaca, más pordiosero que héroe.

Las puertas se cerraban y el horizonte ofrecía al menos la redención académica, con la oportunidad —ilusoria también— de volver como investigador condecorado a levantar sueños y atalayas.

En ese convite de ambivalencias, escuchaba algún concierto de Brahms empañado por el ruido sordo del motor de British Airways. Las nubes se abrían a nuestro paso, dejando atrás el manto perenne de los cielos anglicanos.

Me resultaba difícil concentrarme en la lectura y la sobrecargo me preguntaba por tercera vez si apetecía algo de beber. Algunos pasajeros dormitaban mientras caía la tarde de forma incierta, a contramano con la rotación de la Tierra.

De improviso, el piloto anunció que pondría el radio en altavoz. Entre vítores, se anunciaba la liberación de Nelson Mandela, el símbolo en carne viva de la lucha contra la segregación racial, tras 27 años de ignominioso encierro en las mazmorras de Robben Island y Cape Town.

Desde nuestro bagaje cristiano, este hombre nacido a orillas del río Mbashe en un caserío paupérrimo del Transkei sudafricano, personificaba el sacrificio de toda una raza contra la dominación blanca más abyecta. Lo bautizaron en la tradición metodista como Rolihlahla Mandela —"el que emerge de la rama del árbol"— hijo de un consejero tribal, desposeído por las autoridades coloniales a poco de nacer su vástago.

Con ese sello de exilio y represión creció el pequeño Mandela. Huérfano a los nueve años, recibió el cobijo del jefe Jongintaba, quien lo impulsó a estudiar inglés a la par con su lengua Xhosa, historia y geografía. Es curioso que fuera su maestra británica la que le confirió su nombre anglosajón, Nelson, nombre de guerra con el predicó toda la vida.

Tras graduarse del University College de Fort Hare (el único centro de educación superior que aceptaba negros), Mandela regresó a casa para verse compelido a casarse con la elegida de su protector tribal. Libertario desde sus raíces, huyó a Johannesburgo para estudiar leyes en la Universidad de Witwatersrand y rechazar cualquier legado de sometimiento. Bajo este incentivo, se afilió al Congreso Nacional Africano, de cuyas filas surgió como un líder carismático y promotor de la resistencia pacífica por más de una década, mientras defendía a sus compatriotas incriminados por las leyes raciales como abogado en la firma que fundó con Oliver Tambo. En 1959 fue acusado de traición al Estado, y tras orquestar la huelga de trabajadores en 1961, fue sentenciado a cadena perpetua por actos de conspiración y sabotaje. Habría de insistir, en su memorable discurso de abril de 1964, que sabotearía todo lo que representaba la opresión Afrikaaner.

Confieso que aplaudí al unísono, otro emocionado habitante de este mundo hostil que discrimina sin rumbo, con la convicción de que las ideas propias valen más mientras más retóricas y autoritarias.

Allá en el anonimato de los treinta mil pies, todos éramos iguales ante la liberación del prócer, y acaso fuimos hombres y mujeres menos engreídos, durante ese fugaz vuelo cuando atardecía en el siglo XX.

De venusinas y marcianos

Pasadas las once de la noche, Susana lo escudriña con molestia. Desea charlar, contarle que ha sido un día difícil: los niños, la ayuda doméstica, un desencuentro con su madre y la volatilidad de los precios en el comercio. Entre automatismos de reojo, él mantiene la mirada fija en el televisor, abstraído en uno de tantos deportes que le arrebatan la conciencia. De tanto en cuanto asiente y pronuncia un monosílabo, con voz gutural, sin prestarle mucha atención.

Ella insiste: "Te habrás dado cuenta que el pórtico está averiado, hablé con el carpintero y me hizo un presupuesto. No sé si alcance con los gastos que he tenido que distribuir para las compras semanales y el ahorro para vacaciones" .

"Umm", obtiene por respuesta, mientras las imágenes parpadean y Braulio, sin desviar la vista, mastica patatas sacadas a puños ante el ruido incómodo de la bolsa de plástico y los comentarios del partido en turno.

Exasperada, le grita, azota la puerta y se va a organizar los enseres del día siguiente, mientras se refugia en los "chats" con distintas amigas, maniatada a su fiel smartphone.

La escena que describo, tan frecuente, es reflejo no sólo de la incomunicación a la que nos someten los medios electrónicos que invaden nuestra cotidianidad, sino de esa abismal diferencia de intereses que —una y otra vez— tratamos de conciliar entre géneros.

Braulio argumentaría que necesita disiparse, que las horas del trabajo, abrumador y reiterativo de suyo, le dejan una sensación de hastío; que bloquear la mente y ahuyentarse de la realidad es un recurso poderoso para seguir tirando la carreta.

Susana, por el contrario, diría con razón que es la única hora del día en que pueden intercambiar ideas, expresar frustraciones y alcanzar consensos respecto de las exigencias de familia.

Hacia la madrugada, prestos a dormir dándose la espalda, se miran como extraños, insatisfechos y preguntándose por qué son de naturaleza tan diferente.

Al margen de revisar estos rasgos metapsicológicos en otra carta, la escena nos remite a un estudio, recientemente publicado en el *Proceedings of the National Academy of Sciences* que apunta a que las conexiones intracerebrales de mujeres y hombres son peculiares y atañen a las destrezas que cada género desarrolla con interés creciente a lo largo de la vida.

Lo vemos en la práctica, pero lo asumimos como políticamente incorrecto, en aras de buscar un equilibrio que se rompió —metáfora por delante— cuando Eva, presa de su curiosidad, atrajo la ingenuidad de Adán, quien contaba distraído las especies que por aquel entonces rondaban el Edén.

La coca y los ejes del placer

La lucha encarnizada por la territorialidad —dialéctica de la marcha de las civilizaciones— se ha visto impelida por el tráfico de drogas, tanto que desconcierta la magnitud de tal fenómeno social, que trasciende toda frontera y toda cualidad. Leemos a diario notas acerca de asesinatos cometidos en nombre del narcotráfico, de cantidades inconmensurables decomisadas aquí y allá, de autoridades seducidas por el raudal de dinero, de arrestos de antihéroes, etcétera.

¿Qué hace que una experiencia individual, supuestamente placentera, se articule en una industria criminal, multimillonaria y manipuladora de miles de sujetos atrapados en la adicción masiva?

Primero, una nota sobre la magnitud del problema tal como impera en el mayor centro de consumo del mundo. Se estima desde hace dos décadas que 11% de los ciudadanos estadounidenses mayores de 12 años han probado la cocaína. Más llamativo es que un 35% de los médicos generales admite haber recibido al menos un enfermo con problemas derivados del abuso de estupefacientes.

La cocaína es un alcaloide que constituye el 1% del peso de la hoja de la coca, planta del género *Erythroxylon* que crece en Sudamérica, donde se conoce por su poder analgésico mucho antes de la Conquista. Hasta el siglo XIX, era tradición masticar las hojas para conseguir un efecto sedante, pero en 1860, el botánico Albert Niemann aisló la cocaína en forma de hidrocloruro, soluble en agua, lo que permitió su industrialización y empleo farmacológico.

Las sociedades europeas pronto descubrieron sus propiedades analgésicas y a la vez estimulantes. Con cierta reticencia, se empezó a probar en abscesos dentales, dolores locales y algunas heridas, pero fue Sigmund Freud, entre otros neuropsiquiatras de la época, quien preconizó su efectividad en el tratamiento contra la adicción a la morfina[1].

Los primeros reportes de adicción grave a la cocaína vieron la luz hacia finales de 1870, y a poco se hicieron patentes ciertas formas de dependencia física y psíquica a la droga, dramatizadas por casos de suicidios y alteraciones psicopatológicas, que pusieron un alto a su libre consumo.

Con la síntesis de las anfetaminas hacia 1920, su uso declinó aún más. Cincuenta años después, la cocaína resurgió como una droga popular en Estados Unidos arremetiendo con sus facultades excitantes en la década de la psicodelia. Su distribución masiva resultó de la producción de un preparado que se puede fumar, más barato y accesible en los barrios pobres de los grandes centros industriales: se le bautizó "crack" como onomatopeya por el sonido que produce el alcaloide cristalizado al quemarse. Esta variante induce efectos incluso más rápidos que los derivados de su administración endovenosa (6 a 8 segundos).

La cocaína actúa bloqueando los neurotransmisores transportadores de dopamina (DAT1) y activando el AMP cíclico en centros tales como la amígala (condicionamiento) o el *locus coeruleus* (dependencia alostérica)[2]. Con ello causa excitación neurovascular, taquicardia, inapetencia, euforia y cambios en el comportamiento psicosexual. Tales efectos persisten aproximadamente por una hora y sus residuos se desechan en menos de 24 horas. El estímulo psicológico, que más favorece su consumo, es una sensación inmediata —propia de algunos opioides— comparable al orgasmo, que resulta del agonismo dopaminérgico en circuitos del sistema nervioso autónomo.

Las razones por las que los adictos a la cocaína acuden a los servicios de Urgencias son complicaciones psiquiátricas, vgr. intentos de suicidios, alteraciones cognitivas, disforia por supresión farmacológica, etc.; seguidas de problemas cardiovasculares o neurológicos. Dosis excesivas pueden inducir delirio, ideaciones paranoides y gran agitación. Pero también se han reportado infartos cerebrales y al miocardio, trastornos del ritmo cardiaco, hemorragias pulmonares, neumonitis o asma, y aisladamente se han documentado episodios de muerte súbita que se asocian a susceptibilidad variable a algunos componentes activos o contaminantes de la droga. Desde luego, consumir coca no es inocuo.

Valga la siguiente muestra estadística que alarma: veintiún% de los suicidas en Nueva York muestran rastros de cocaína en el suero, 27% de los adictos al "crack" en Filadelfia tienen VDRL o FTA positivo, y el 40% de las víctimas de homicidio en Atlanta acarrean metabolitos de cocaína en sangre. ¿De dónde deriva este comportamiento errático, autodestructivo que se entrevera tan de cerca con la violencia?

El placer derivado del consumo de sustancias adictivas difiere de otras prácticas socialmente placenteras (conversación, deporte, actividad sexual, etc.) en algo fundamental: desconoce la contingencia y la protección de los otros. Es, en sentido estricto, una gratificación narcisista que apela a la nulidad, donde el sujeto sucumbe a sí mismo, en tanto desmerece todo vínculo cifrado en el afecto y la mutualidad. La adicción materializa el deseo (o mejor aún, el goce) por llenar una oquedad que no tiene fondo, un precipicio en la identidad, una herida abierta que se resiste al cierre y a la cicatrización.

Además, el deterioro físico que resulta del abuso aflora mucho después de la compulsión que lo promueve. Cuando el adicto se percata acaso del impacto de la droga en su cuerpo, los estragos ya están hechos. Su vida de relación quedó atrás, deteriorada o anulada. La intoxicación crónica y la tolerancia lo amordazan, y sus demandas económicas para mantener el consumo se han vuelo imperativas y dueñas de toda voluntad.

La experiencia gozosa se ha liberado de todo yugo —profesional, familiar, de culpa— y adquiere vida propia, a expensas del sujeto que va quedando exangüe.

A diferencia de los *vomitorums* de los antiguos romanos, donde la glotonería podía satisfacerse interminablemente tras opulentos banquetes, no existen medios para limitar o gobernar la demanda física de la cocaína y no hay antídoto aparente que mitigue el daño que horada al individuo.

Quizá hemos aprendido que el placer como necesidad biológica es ingobernable, pero la pregunta es si podremos —especie frágil, indisolublemente ligada al deseo perdido— deslindar ese poderoso elemento de autodestructividad: oscuro embrión, remoto paradigma de la muerte, que nos condiciona.

Bibliografía

Freud, Sigmund (1888). "Über coca. Centralblatt für die ges", *Therapie* 2, pp. 289-314, 1984, trad. al castellano en: <http://www.elortiba.org/freud35.html >.

Sora, Ichiro, M. Scott Hall, Anne M. Andrews, *et al.* (2001). "Molecular Mechanisms Of Cocaine Reward: Combined Dopamine and Serotonin Transporter Knockouts Eliminate Cocaine Place Preference", *PNAS*, vol. 98, num. 9, 5300-5305.

El estigma

Don Luis solía pasearse por los sectores con sus babuchas doradas. En una semana de internamiento, había convocado a los otros pacientes a un club de lectura, partidas de póker a deshoras y era ya el confidente de varias mujeres de los cuartos contiguos. Al principio, su desfachatez irritó a las enfermeras, pero ahora ofrecían acompañarlo cuando salía al patio a fumar y conversaban visiblemente divertidas por sus audacias.

A mí me tuteaba y, pese a mi juventud, yo sentía que desafiaba mi investidura de Jefe de Sector. Más de una vez lo reconvine a guardar silencio o regresar a su cubículo cuando organizaba una de sus célebres tertulias. Pero debo reconocer que, más allá de mi incomodidad, había gestado un cambio de atmósfera entre los enfermos terminales y crónicos.

Su ingreso estuvo matizado por sorpresa y la sensación de que enfrentábamos algo enteramente nuevo.

Masculino de 57 años, soltero, cocinero de altos vuelos en un resort del Caribe, seductor y petulante por sus inflexiones en francés. Con esa carta de presentación ingresó al Sector, presa de tres infecciones simultáneas que lo venían mermando física y emocionalmente. Acerqué una silla a su lado al tiempo que recogía sus babuchas con delicadeza y estiraba el camisón, aquel que ungía democráticamente a todos los enfermos, y que no tardó mucho en atildar.

—¿Por qué nos dan ropas tan feas, doctorcito?

A mis espaldas sentía ya la mirada burlona de los otros tres compañeros de cuarto, esperando mi respuesta.

Eludí la pregunta, me enderecé en el asiento (debo haber fruncido el seño, fingiendo adustez) y le proferí la pregunta obligada:

—¿Cuál es la razón de su ingreso, Sr. Avenant?

Se quedó mirándome como si tratara de descifrar esta pretendida cordialidad.

—Pues que estoy enfermo. ¿Crees que me gusta estar aquí?

El tono despertó la carcajada de los otros enfermos, que no cabían detrás de las cortinas y estaban literalmente encima de mí, siguiendo tan errático careo.

Louis Adolphe Avenant procedía de una familia de inmigrantes alsacianos y se enorgullecía de su estirpe. Pronto aprendí que hablaba fluidamente seis idiomas, que tenía un sentido del humor espléndido y, entre otras aventuras, había cocinado para el Shah de Irán y algunos primeros ministros. Pero no alardeaba, eso era lo inaudito. Lo decía con gracia, de la misma manera que me confesó haber acumulado cincuenta y cinco parejas sexuales en el último año.

—¡Más de una por semana! —exclamé torpemente.

Fui la única vez que Luis me miró con desdén. Eso me enseñó a no agraviarlo y a tratar con respeto sus anécdotas, que fueron muchas e irrepetibles.

Tras un "mundo de estudios" de los que se quejó con sorna, desenmascaramos una tuberculosis ganglionar, linfogranuloma venéreo y hepatitis no-A, no-B, como solíamos designarla en aquellos años previos a la biotecnología molecular.

El asunto no era sólo complicado, sino inusitado. No había referentes en la literatura de tal ardid microbiológico. Encontré, tras largas horas de abandono en la nocturnidad de nuestra exigua biblioteca, algún artículo que destacaba la "linfadenopatía del homosexual", epíteto que de suyo implicaba una discriminación de dudoso alcance (Fainstein, Bolivar, Mavligit *et al.*, 1982; Gottleib, Schroff, Schanker *et al.*, 1981: 1425-1431; Masur, Michelis, Greene, 1981: 1431-1438).

En efecto, mi paciente tenía ganglios inguinales y axilares, pero podían explicarse al menos por dos de sus infecciones activas. Lo canalicé entre sollozos e inicié un esquema cuádruple de antibióticos y antifímicos, cruzando los dedos para que surtiera efecto. Las fiebres vespertinas persistieron todavía por dos semanas. A cualquier residente del siglo XXI, esta última aseveración le resultaría aberrante: debo enfatizar que en aquel entonces las hospitalizaciones se prolongaban más por razones académicas que curativas.

Pese a su evidente deterioro, Luis mantenía su jovialidad e investía mi sector de un optimismo poco habitual. Las muertes en esa época nos resultaron accidentes naturales, desprovistas de la tragedia y el sentido de fracaso que arrastrábamos desde estudiantes y que afligían a otras áreas del hospital. Más de uno de los enfermeros se quejó de sus alardes y admitió sentirse amenazado por esa actitud seductora que irradiaba. Con una capacidad peculiar para el cotilleo, averiguó que mi esposa cursaba el último trimestre de embarazo.

—¿Cómo va el bebé? —preguntaba todas las mañanas a mi paso de visita.

Si bien me avergonzaba esa transgresión de la intimidad, acepté al fin que naufragábamos en la misma nave y que su incurabilidad era nuestro secreto y connivencia. Como el epílogo del *Juego de abalorios* de Hesse, él agonizaba mientras florecía mi pequeño hijo.

Maltrecho y convaleciente, le propuse darlo de alta antes del puente de mayo.

—¿Qué vamos a celebrar, doc? Si los ingleses y argentinos se rompen la madre por un pedazo de tierra flotante.

Acostumbrado a sus bromas, ese dejo de melancolía me desconcertó.

—Volver con tu familia, Luis —repliqué, empleando esa confianza que ahora nos unía.

—Mi familia es ésta —dijo, entornando los ojos húmedos, que trató de disimular frente a los otros jugadores, al propiciar un cambio de naipes—. Desde que caí con fiebre no hay amigos ni parientes ni trabajo... —musitó apenas.

No escuché el resto, se disolvió entre albures y exigencias de los otros jugadores/pacientes.

Se fue de alta bañado en abrazos y besos. Más de un paciente le regaló un libro o le ofreció una nota, doblada minuciosamente entre lágrimas y despedidas.

—Te espero en mi taller de joyería, doc. Cuando quieras...

Pero no me dijo adiós ni agradeció mis reiteradas atenciones y desvelos. Algo había de deuda emocional en ambos cuando nos dimos la espalda.

En ese pequeño estanco del mercado de pulgas, Luis me regaló un collar diseñado por él para mi recién parida mujer. Fue la última vez que nos vimos, yo le extendí un abrazo y él me dio un beso de gratitud en la mejilla, que acepté sin resabios.

Pocas semanas después me enteré que había muerto, cuando despuntaba —en París y Bethesda simultáneamente— la noción de que un nuevo virus, el LAV o HTLV-3 para distinguirlo de sus predecesores, asolaba en penumbra a millones de subsaharianos y a la población homosexual del mundo entero.

Creo que alcanzó a reconocerse como víctima de esa nueva plaga, GRID y luego AIDS, que nos tomó a todos desprevenidos y cargados de prejuicios.

Bibliografía

Fainstein, V., R. Bolivar, G. Mavligit, A. Rios y M. Luna (1982). "Disseminated Infection Due to Mycobacterium Avium-intracellulare in a Homosexual Man with Kaposi's Sarcoma", *J Infect Dis.* 145: 586.

Geis, S. y R.L. Fuller (1985). The Impact of Tte First AIDS Patient on the Hospice Staff", *Hospital J.*, vol. 1, no. 3: 17-36.

Gottleib, M., R. Schroff, H. Schanker *et al.* (1981). "Pneumocystis Carinii Pneumonia and Mucosal Candidiasis in Previously Healthy Homosexual Men", *N Engl J Med*, no. 305: 1425-1431.

Masur, H., M.A. Michelis, J.B. Greene *et al.* (1981). An Outbreak of Community-acquired *Pneumocystis carinii pneumonia*: Initial Manifestation of Cellular Immune Dysfunction", *N Engl J Med*, no. 305: 1431-1438.

Una experiencia hipnagógica

Curiosa la soledad y la sensación de abandono que se vive, al borde de la muerte, en las Unidades de Terapia Intensiva. Hemos desarrollado técnicas para mantener alerta y ubicados en tiempo a los pacientes, las puertas se han abierto con horarios restringidos empero permisivos, y nos comunicamos con más candor en medio de esa tenaz incertidumbre. Pero nada cobija del todo el desamparo que inunda cada minuto, cada hora interminable de quien sucumbe bajo tubos, drenajes y monitores tintineantes.

Aún hinchado por las cicatrices, emaciado y con la mirada anhelante de quien regresa de ultratumba, Julio me relata que "se sintió abandonado"

—Eso ha causado problemas conyugales —añade.

Su esposa me mira desconcertada: ella y yo sabemos que pasó noches sin pegar pestañas en la incomodidad de la sala de espera, esperando por las frugales visitas, indagando con ansiedad su evolución diaria y confraternizando con los otros sufrientes; los pocos que se iban jubilosos a una habitación "normal", o aquellos que perdían la batalla y se esfumaban para siempre en el anonimato.

Pero también resulta comprensible que Julio se hundiera en las horas muertas, aferrado a su pulso y al ritmo de su respiración mecanizada, con la única esperanza de ver por un instante a su esposa. Sin poder hablar, asfixiado por un tubo permanente y limitado a reconocerla entre parpadeos y manipulaciones de extraños. Los cuidados de enfermería se convierten así en la ternura que se añora y las reiteradas muestras de alivio —cuando por fin se ancla en la vigilia— resultan huecas por su intrascendencia.

—No sé si sea usted creyente, doctor, pero tuve una visión que me ayudó a regresar de ese infierno.

Me cuenta que deambulaba entre nubes, la hora incierta, y que percibió a un extraño bajo una túnica blanca que pasó al lado de su lecho y le rozó apenas los dedos tumefactos. En esa desolación, el personaje sonrió y cree que le deparó un guiño. Sintió que levitaba y un inmenso bienestar lo sobrecogió.

—De ahí en adelante, doctor, todo fue recuperación.

Lo dice con brío, una luz ilumina su faz y se le perlan los ojos. Alucinación o experiencia mística, importa poco cómo se interprete.

Julio está de vuelta, con sus atavismos y achaques, haciendo esfuerzos y amoldando su temperamento a una nueva existencia, donde la piel inédita y los balbuceos de su nieta ofrecen ese horizonte que creía perdido.

PS. Mucho se ha escrito al respecto de estos episodios que describen los pacientes al egresar del yugo de los cuidados intensivos,. Para quienes busquen profundizar en el tema, algunas sugerencias:

- <http://www.systemsphilosophy.org/publications/Rousseau_Journal_of_the_Society_for_Psychical_Research_75.1_902_47-49.pdf>.
- <http://pocarisweat.umdl.umich.edu/bitstream/handle/2027.42/41896/134-28-1-38_s00134-001-1168-3.pdf?sequence=1>.
- <http://www.ncbi.nlm.nih.gov/pubmed/10829125>.

Los condenados del tiempo

Here I am, an old man in a dry month,
[...] a dull head among windy spaces.
[...] Thoughts of a dry brain in a dry season.

Pocos años antes de morir, mi abuela incurrió en extravagancias. Se cambiaba de ropa varias veces al día, despertaba a horas imprecisas, apenas comía y pululaba —como un fantasma inquieto— por la casa. Gradualmente la vimos deteriorarse hasta perder su facultades mentales. Dejó de hablar y de comer hasta quedar enclenque, un esqueleto distante y abúlico en su lecho de muerte.

Cuando la pérdida de su control mental se hizo aparente, comprendimos que el déficit cognitivo rebasaba lo senil y que se trataba de una demencia, ese mal progresivo que Alois Alzheimer describió en 1907 como "una enfermedad distintiva de la corteza cerebral".

Tal deterioro ineluctable de la memoria, sacude al 11% de la población mayor de sesenta y cinco años y se ha vinculado a un proceso inflamatorio, y después cicatricial, con depósito característico de microfibrillas de amiloide que hurtan el espacio sensorial y cognitivo del cerebro. Traducido en su expresión clínica, la demencia es "un cataclismo que parece diseñado para poner a prueba el espíritu humano".

A medida que avanzan las lesiones, los impulsos neuronales se apagan, ciertos receptores y neurotransmisores se desconciertan de modo que el daño difuso se manifiesta como una suma dolorosa de pérdidas; al principio sutiles, gradualmente más insidiosas y evidentes. Huecos en la memoria, seguidos de cambios en el talante, desconocimiento de eventos pasados y personas, para acabar con una angustiante restricción del margen de conciencia, iteración, amnesia, apatía total y abandono.

Como si esa regresión al estado mórbido reflejara una pulsión de muerte en episodios, ante la impotencia de familiares y médicos por igual. Aunque las circunstancias individuales varían, no conozco ninguna enfermedad que evoque la impotencia y la resignación de ese modo, porque además de la mengua cognitiva, se adosan temibles complicaciones físicas (tropiezos, infecciones, escaras de decúbito, babeo y ahogos) o trastornos de la vida de relación (incongruencias, irascibilidad, aislamiento).

Los enfermos se vuelven cada vez más dependientes de sus seres queridos: para comunicarse, para vestirse, para controlar sus excretas. La lucidez y encanto de antaño se eclipsan y dejan paso a una denigración personal. Ahora no queda nada; un cuerpo demandante, indiferente, al que habrá que prodigarle cuidados por tiempo indefinido.

La demencia tipo Alzheimer pone a prueba continuamente la tolerancia y la paciencia de la familia, tanto que algunos autores describen la interacción como "el día de 36 horas". Admiten que la muerte se vuelve deseable para los que atestiguan tal desmoronamiento, e invadidos de culpa, quisieran detener a toda costa esta agonía que reverbera, que recuerda a cada momento la propia labilidad.

La preocupación se acentúa más porque hay evidencia de que en la demencia —aun en las formas esporádicas— subyace un componente genético. Se han identificado factores de riesgo independiente con polimorfismos del alelo ε-4 de la apolipoproteína E, además de mutaciones puntuales en los genes APP, PSEN-1 y PSEN-2.

La enfermedad en sí se caracteriza por dos tipos de agregados bioquímicamente distintivos: los péptidos de amiloide β en forma de placas en el parénquima cerebral y una angiopatía congofílica (daño vascular que se tiñe con rojo Congo), aunada a madejas de proteína Tau en las neuronas. Recientemente se ha reportado una variante tardía de Alzheimer en que la proteína TREM2, que se expresa tanto en células de estirpe macrofágica como en microglia y osteoclastos, se ve alterada para remover los detritus inflamatorios del cerebro (<http://www.hindawi.com/journals/ijcb/2013/576383/>). Ello sugiere que un defecto en la inmunidad innata también contribuye al ocaso cognitivo.

De ser así, la inmunosenescencia discurre por las mismas aguas que la inflamación y el acúmulo de impactos metabólicos, sobre todo a la luz de que la hiperlipidemia, el tabaquismo y el sedentarismo se han invocado como variables independientes para desarrollar demencia.

Las autopsias revelan cerebros atróficos, escanciados de neurofibrillas en degeneración, neuronas dispersas y ausencia de señalización convergente de neurotransmisores. Ante tal panorama, las opciones de tratamiento son muy limitadas y se cifran en el uso de bloqueadores enzimáticos y prevención secundaria, que es un eufemismo para decir ominosamente tardía. Pero podemos ofrecer apoyo emocional a la familia y cuidados paliativos para el paciente, mientras va deteriorándose indiferente a su decrepitud y al entorno.

En sociedades más ricas, se dispone de casas de confinamiento o asilos para ancianos con personal calificado para tratar estos graves problemas neurológicos. En ocasiones, la familia los usa para darse un respiro, e interna al enfermo por unas cuantas semanas para recobrar tras ello algo de entusiasmo para seguirlo atendiendo.

La enfermedad cobró relevancia mediática porque uno de los casos del patólogo Jack Kevorkian —quien fue juzgado por procurarle suicidio asistido— era el de una mujer que por voluntad plena decidió quitarse la vida cuando se le diagnosticó Alzheimer, antes que saberse deteriorada y demente. Esta anécdota auspició la respuesta social hacia una enfermedad que se tenía abandonada, como a tantos viejos que mueren solos y sin atención digna.

Otra situación compleja que deriva de este fenómeno es si conviene plantear el diagnóstico a los pacientes cuando aún conservan el juicio y pueden aceptar o rechazar tratamientos experimentales. La noción ha cambiado tanto como la confidencialidad en Medicina y el juicio crítico de la sociedad hacia el poder carismático de los médicos. Hace poco, la célebre entrenadora de basquetbol femenil de la Universidad de Tennessee, Pat Summit, con ocho títulos nacionales, se retiró al conocer que sufría la enfermedad, y en su homenaje —lúcida y emocionada— no mencionó por supuesto que la sentencia de muerte estaba dictada, pero tal espectro rondaba en el aire. Hoy en día la mayoría de nosotros admite que es deseable conocer el diagnóstico, por ominoso y triste que resulte, con tiempo para tomar decisiones y "poner la vida en orden", que equivale a despedirse con decoro y sin dejar cabos sueltos. El día de 36 horas no tiene por qué perpetuarse en años.

Creo, con ingenuidad sedante, que mi abuela sufrió poco. Que su mente —otrora alegre y reemplazada por placas de amiloide—, le escondió la obviedad de su decadencia, tan aparente para quienes la rodeábamos. Nos resignamos por cierto, pero nunca dejamos de prodigarle afecto y cuidados. Hoy, el recuerdo que nos convoca es el de aquellas navidades cuando lucía rozagante y comunicativa, y la vida nos parecía un sendero interminable.

Las fronteras del silencio

Todas las noches, al acostarnos, hacemos un breve recuento de nuestra jornada, planeamos el día siguiente, acaso repasamos los eventos vividos y esperamos respuestas. Hasta el momento en que nos vence el cansancio, un raudal de sonidos nos han rodeado, llamado, confundido y orientado para llenar una hoja más de nuestras vidas. ¿Qué es todo eso? ¿Cómo los escuchamos y los desciframos?

Lo que llamamos sonido, es en realidad un oleaje de moléculas de aire que despierta el movimiento de cualquier objeto en todas direcciones. Se mueve una máquina —teclado, grúa, avión distante—, la delicada voz gutural en una sala de conciertos, el ritmo oscilante de los árboles, el latido de corazones y ciudades. Las partículas en su entorno se disparan y perturban para ser captadas por el cuerno auditivo de nuestras orejas.

Esas ondas sonoras arriban, percuten los tímpanos y los hacen temblar, casi imperceptiblemente, para iniciar la cadena de impactos que se transmite como vibración en los huesecillos del oído medio. Dispuestos en secuencia, el estribo, el martillo y el yunque son los huesos más pequeños de nuestro organismo. Aunque están contenidos en una cavidad más reducida que la cáscara de un pistache, el aire atrapado entre ellos molesta tanto cuando cambia la presión atmosférica y "se tapan los oídos".

Estos huesos presionan al oído interno para impulsar la linfa, un líquido denso que navega moviendo los cilios (una pelusa microscópica) que recubre los conductos semicirculares que tan detalladamente dibujó Leonardo da Vinci. El movimiento ciliar genera señales eléctricas que viajan por terminaciones nerviosas del 8º. par craneal hasta la corteza auditiva. En fracciones de segundos, tales impulsos se articulan en una "imagen sensorial", los sonidos se integran y se traducen en melodías, silbidos, chasquidos, bramidos, o simplemente, ruido. Gracias a este sentido de la anticipación, giramos la cabeza hacia el origen del mensaje casi inadvertidamente y gracias también a este orden de oleaje, navegación y estímulo, mantenemos el equilibrio, aún en sueños.

El sonido viaja a trescientos metros por segundo, mucho más lento que la luz. Por eso, nos enseñan de niños a ubicar la distancia de un relámpago contando los segundos que transcurren desde que los vemos hasta que lo oímos tronar. La magia del sonido está en el espacio, su intensidad, su timbre y su calidad.

Sin duda, el primer murmullo que ubicamos durante el desarrollo fetal, a partir de la semana 18 de vida intrauterina, es el eco de la voz materna envolviendo toda nuestra percepción: sus arrullos, sus cantos y consuelos, dedicados a nuestros precoces movimientos. Toda esta comunicación vital, amparada por el ritmo continuo y sedante de su corazón. Oímos antes el corazón de mamá que el nuestro. Quizá por ello, la imagen del otro y su presencia inconsciente predeterminan el comportamiento humano, tan indispensables como el propio pulso. La soledad y el desamparo se miden por la falta de ese otro, cuando la voz prístina está silenciada o ausente.

El ruido, en cambio, es perturbador. Un estudio psicológico en una primaria de Manhattan demostró que los niños cuyos salones de clase recibían el impacto auditivo del metro pasando junto a la escuela, tenían un retraso considerable en el aprendizaje, comparados con sus compañeros del otro lado del edificio. Al atenuar el estruendo de los trenes, se emparejaron en su lectoescritura y rendimiento escolar (Plack, 2005). Este ejemplo debiera hacernos considerar las condiciones de deterioro ambiental que privan en la ciudad de México. Los ruidos de martillazos, albañilería, de descarga, de paso de automóviles y camiones, no son la mejor música que podemos ofrecerles a nuestros estudiantes. "*Sin el ruido del altavoz, nunca hubiésemos conquistado Europa*" —escribió Hitler en su Manual del Radio Alemán (Badenoch, 2008)—. El ruido somete, desconcierta, aturde el entendimiento.

Entre los 20 y 30 años, los seres humanos oímos el mayor espectro de sonidos que somos capaces. Desde la voz femenina o una nota musical (150 ciclos por segundo) hasta sonidos con frecuencias de onda tan altas como veinte mil ciclos por segundo. A medida que envejecemos, nuestros tímpanos se endurecen y perdemos gradualmente los tonos al extremo: las notas más agudas de una ópera se apagan y las palabras se hacen más lejanas.

Por fortuna, no escuchamos bien a bajas frecuencias; de otro modo los propios sonidos de nuestro cuerpo serían intolerablemente estruendosos. Pero la inteligencia humana ha producido numerosas extensiones de nuestros oídos; los estetoscopios que usamos los médicos (ahora son incluso electrónicos para aguzar más las señales), los sonares de submarinos y barcos que permiten "escuchar" el fondo del mar y transformarlo en imágenes. Ese mismo principio subyace al ultrasonido moderno, capaz de reconstruir nuestras entrañas o al hijo que esperamos, en dimensiones imprecisas empero anheladas.

Al salir de una cámara a prueba de sonido, resulta patente que no existe en realidad lo que denominamos silencio. Constantemente escuchamos los tronidos, susurros y crepitaciones de nuestro cuerpo. Las personas con sordera distinguen sonidos internos y, si son forzados mediante audiometría, pueden percibir intensidades de sonidos muy altas. No obstante, la sordera es un impedimento más grave de lo que imaginamos: el mundo se colapsa, se pierden las dimensiones y la orientación, y el equilibrio debe ceñirse precariamente, en relación con otras coordenadas espaciales.

Epicteto el estoico nos legó el sabio axioma de que los seres humanos tenemos dos oídos y una sola boca, para que aprendamos a oír el doble de lo que hablamos. El cuidado del aparato de la escucha es crucial para la salud, sobre todo en sociedades pobres donde las otitis y parotiditis infantiles son tan frecuentes, y a veces se les desdeña.

En un mensaje enormemente persuasivo, Hellen Keller expresó: "Soy tan ciega como sorda, pero la sordera es un infortunio mucho peor. Significa que se carece del mayor estímulo vital — el sonido de la voz que trae el lenguaje, que despierta los pensamientos y que brinda la compañía intelectual del otro" (Keller & Annie Sullivan, 2011).

A manera de colofón, podríamos agregar que sin ese mensaje verbal, la impronta de nuestra madre resultaría enigmática; y, pese a su mirada atenuante y el solaz de sus caricias, el mundo ajeno habría de sernos traducido paso a paso.

Bibliografía

Badenoch, Alexander (2008). *Voices in Ruins: West German Radio across the 1945 Divide.* Hampshire: Palgrave Macmillan.

Keller, Hellen y Annie Sullivan (2011). *The Story of My Life. With Her Letters (1887-1901) And A Supplementary Account of Her Education, Including Passages from The Reports And Letters of Her Teacher, Anne Mansfield Sullivan.* New York: Nabu Press.

Plack, Christopher J. (2005). *The Sense of Hearing.* New York, Psychology Press.

Cuando hiela en primavera

Las esquelas el periódico y las siniestras estadísticas de los medios nos alertan cotidianamente cómo muere nuestra especie, reemplazada, casi por triplicado, por los que nacen, sin percatarnos de la magnitud de este intercambio. Cerca de 55 millones de personas mueren cada año en el mundo, ignotas en su inmensa mayoría. Sabemos de los decesos cercanos: familiares, amigos y alguna que otra figura célebre. Hablamos de nuestros muertos en voz baja, los velamos y lloramos, los arropamos en flores y atesoramos sus cenizas. Pero la suma global de conciencias, carne y huesos que designamos humanidad, desaparece en la tierra, se convierte en polvo anacrónico, distanciada de los que entretanto sobrevivimos.

En tal sincronía biológica, no obstante, la muerte de un niño es inaceptable. Se pierde una vida que no se ha desarrollado por completo, como un capricho divino que resulta intolerable para los padres y el médico que la ven partir. Nuestra cultura occidentalizada —tan abrumada por el lenguaje televisivo— ha olvidado a enseñarnos a confrontar la muerte. La violencia y el frío despojo de los hospitales tampoco ayudan. Máxime que hemos cedido gradualmente nuestra capacidad de estupor ante tantos crímenes y tantas guerras.

Este distanciamiento de un fenómeno natural, que nuestros ancestros entendían y ritualizaban como parte inherente del ciclo vital, nos impide acompañar al enfermo moribundo en su soledad. Los que quedamos vivos nos retiramos, arrastrando la culpa, para dejar paso al silencio que se esparce en torno de los que van a morir (Elias, 2001).

Circunstancia aún más dolorosa cuando se trata de un menor. El desmembramiento, la caquexia, el lento declive de la energía infantil, son más evidentes en el niño con cáncer. Con frecuencia, el diagnóstico de una neoplasia maligna se percibe como una sentencia de muerte, pese a que las haya muy identificables y curables. A ello sigue una mezcla de sentimientos confusos que pueden derivar en negación, rechazo o ansiedad por omisión ("¿por qué nos cayó esta catástrofe?"). Entretanto no se diriman y se afronten, estos impulsos afectivos pueden interferir con el manejo médico y psicológico del niño enfermo.

Para subvertirlos, los pequeños aprenden rápidamente el nombre de sus medicamentos, las dosis y los ciclos de administración de su quimioterapia. Tal conocimiento les confiere un sentido de destreza y de control frente a la sensación de desamparo que perciben inconscientemente y, en buena medida, desdibujan el temor del fallecimiento.

El aprendizaje infantil del concepto de muerte se da en secuencia, realzado y elaborado por experiencias cercanas. Para su séptimo cumpleaños, casi todos los niños comprenden el significado de la finitud y la escisión corporal. Antes, el temor preeminente es la separación de la madre (o perder su amor, que equivale a lo mismo), y los procesos fúnebres están rodeados más de curiosidad que de emotividad. La idea de "no-ser" irrumpe entre los 5 y 8 años, amenazante, hilando las impresiones rituales, las desapariciones de seres queridos y la irreversibilidad de ciertos sucesos. Estas nociones adquieren un sentido simbólico, que matizará en adelante nuestra perspectiva de la muerte como algo tan ineludible como indeseable. Los padres contribuimos mucho para delinear esta percepción: "*Los niños sanos no tendrán miedo de la vida si sus padres transmiten la integridad para no temerle a la muerte*" (Erik Erikson).

Una de las preocupaciones principales en los niños con cáncer es la distorsión de su imagen corporal por el tratamiento oncológico. Ejemplo típico es la caída de cabello. Esta pérdida se reconoce abruptamente como la consecuencia de una enfermedad grave y enfrenta al niño con la negación a la que se adhería hasta entonces. Aquí es esencial que el pediatra informe de manera oportuna a padres y maestros para evitar que el niño sea visto como un extraño, y que brinde la cercanía afectiva para alentarlo y orientarlo con honestidad.

Dado que el curso del cáncer y su tratamiento pueden tener exacerbaciones durante las que el pequeño se siente muy mal, es preferible evaluar su estado emocional en periodos de recuperación o remisión, cuando se encuentra más optimista y receptivo. Así, se pueden indagar sus sentimientos respecto de su propia imagen y hacia la muerte: que no todos los niños están dispuestos a examinar.

En su inquietante estudio "Los mundos privados de los niños moribundos", Myra Bluebond-Langner demostró que los niños con cáncer pueden adivinar su condición real partiendo de las reacciones de sus padres y médicos (1980). Desde el inicio, somos sujetos especulares. Por tanto, mentirles es absurdo. Pero estar conscientes de su naturaleza inquisitiva y sus dudas acerca de la muerte tampoco significa que debamos abrumarlos con detalles. Como lo hacemos con otros tópicos críticos, las explicaciones acerca de la muerte deben ser elementales, claras y guiadas por lo que el niño entiende y pregunta. Es notable cómo los pequeños derivan de su propia experiencia estrategias de afrontamiento, que van desde la regresión temporal hasta la estructuración racional de sus temores y dolores. Si bien no podemos protegerlos del espectro real de la muerte, el cuidado sensible y afectuoso nunca estará de más.

Recordemos que en la higiénica soledad de los nosocomios, reverberan en duelo los versos de Joan Neet George: "Mis lágrimas, redundantes / cayeron lentas/ como glucosa o sangre/ de una botella./ Y cuando él murió/ estaban secos mis ojos/ y los dioses vistiendo batas blancas/ se alejaban" (Neet-George).

Bibliografía

Bluebond-Langner, Myra (1980). *The Private Worlds of Dying Children.* Princeton University Press.

Elias, Norbert (2001). *The Loneliness of the Dying.* New York: Continuum.

Neet-George, Joan. *Grief poems,* en <http://www.oocities.org/for_grieving_moms/poems.html>.

Grandmother, When Your Child Died

Grandmother, when your child died
hot beside you
in your narrow bed,
His labored breathing kept
you restless
and woke you when it sighed,
and stopped.

You held him through the bitter dawn
and in the morning
dressed him, combed his hair,
your tears welled, but you didn't weep
until at last he lay
among the wild iris in the sod,
his soul gone inexplicably to God. Amen

But grandmother, when my child died
sweet Jesus, he died hard.
A motor beside
his sterile cot
groaned, and hissed, and whirred
while he sang his pain—
low notes and high notes
in slow measures
slipping through the drug-cloud.
My tears, redundant,
dropped slow
like glucose or blood
from a bottle.
And when he died my eyes were dry
and gods wearing white coats turned away (Joan Neet George)

Desmemorias

En aquellos años, la Guardia Civil rastreaba las aulas universitarias en busca de sediciosos. Mientras los comunistas se ocultaban con disimulo, los anarquistas se mofaban de los maestros, que reprimían sus mejores lecciones para acomodarse a un programa que excluyera a Hegel y, por supuesto, dejara en el abismo la obra de Marx, que tanto reclamábamos.

Bebíamos vino barato en los días claros, cabellos al hombro, y fumábamos Ducados o Rex con algún deleite. Alguien entonaba canciones de Serrat o Pí de la Serra, y creíamos que la Revolución podía galvanizarse con un par de ideas ingenuas. Nos sumábamos a las protestas con reparo, dejando a los más ágiles al frente, para eludir a los jeeps grises que emprendían contra la columna de estudiantes sin importar a quien herían o desplazaban. Nunca fue un juego, pero nada parecía doblegar nuestro fervor y convicción. Sabíamos que las calles de Barcelona habrían de abrirse eventualmente al futuro y a la democracia.

Los fines de semana volvíamos a ser niños. Surgía de la nada una excursión a Lloret de Mar —hoy bastión del independentismo— o se organizaba una caminata al Santuario de Montserrat, toda una noche de andar y conquistar senderos. Los ojos, rasgados de inocencia o incredulidad, servían de anzuelo para comunicar lo inefable, buscando el amor como quien da palos de ciego. Eran noviazgos efímeros, salvo en contados casos, que también acabaron en divorcios o decepciones. Bastaba ese apurado ensayo de la sexualidad para sentirse libre y ratificado, como un despuntar del narcisismo con el que todos coqueteábamos.

Dictaban la moda los mocasines de Ca'n Furest (tienda icónica de Paseo de Gracia), los "vaqueros ajustados" y los polos de Lacoste. Cualquier prenda por debajo de ese estándar era vista con desencanto. Pocos podían con tal presupuesto, menos aún quienes pululábamos sujetos al exiguo andamiaje de las becas.

Así, que imitábamos el "look" lo mejor posible para confundirnos y alcanzar los abrazos más codiciados. El mundo era provinciano entonces y el acento latinoamericano se tomaba por exótico, más allá de nuestros encantos o intentos de seducción.

Nadie soñaba aún con comunicaciones inalámbricas y el lenguaje más preciado, aquel que se verificaba en la intimidad y a media luz, era sin objeción el más trascendente. Leíamos todo lo prohibido: Freud, Neruda, Lenin, Allen Ginsberg, William Burroughs y otros tantos con ese anhelo de subvertir la realidad y hacerla más apetecible e ingobernable. Usábamos "macutos" —mientras más gastados, mejor— en oposición militante a los portafolios, que representaban el burocratismo y la asimilación.

Todo este romanticismo se respiraba en acopio de carreras truncas, amigos que se perdían o se ganaban en la brega y los matrimonios forzados, la distancia y la melancolía. Por fin, antes de terminar el año nos reuníamos, recogíamos nuestros desechos personales y pagábamos las cuentas pendientes, para seguir el camino sin mirar atrás.

Entonces aprendimos que los viejos amores son sólo cenizas, que los proyectos se amoldan a la realidad, aplastante e inmisericorde, y que las ambiciones se encogen en la medida de los recursos, no necesariamente financieros.

Visto en perspectiva, apelábamos a un mundo ingenuo, que creía en la inmortalidad y en la justicia, no tanto en la uniformidad, porque ya anticipábamos los desvaríos del bloque socialista y nos cuestionábamos cuanto habría que restarle a todos para simular una distribución equitativa.

Acaso la felicidad seguiría siendo una quimera.

Desde entonces, el mundo se reparó y se resquebrajó incontables veces. El *American way of life* penetró en todas las fronteras disfrazado de hamburguesas, películas o ropa de moda y ante todo, gorras que ostentan emblemas deportivos y otras marcas. Hasta que llegó el tsumani comercial desde Beijing (ciudad que cambió de nombre tantas veces, como Mumbai, San Petersburgo o Ho-Chi-Minh) y demostró que no todo lo que brilla es oro, sino porcelana china.

Murieron profetas y cayeron ídolos, se quebraron muros que separaban hermanos e ideologías, y se levantaron otros que aislaron a otros hermanos y a otras creencias. La independencia fue sobreseída en África por masacres, dictaduras y falsas lealtades. En Oriente Medio surgió el clamor del islamismo (¡qué tanto daño milenario dejaron las Cruzadas!), en voz de organizaciones sectarias y en el silencio de los jóvenes suicidas que se inmolan en mercados o autobuses repletos.

En suma, perdimos la inocencia. La iglesia católica sacó los colmillos y las garras, las iglesias protestantes demostraron su intolerancia, y las mezquitas llamaron a la guerra santa contra enemigos fantasmales y movilizaciones en parajes desérticos repletos de petróleo y sin futuro. Los invasores volvieron a justificar la preeminencia de sus imperios y los pueblos invadidos reconocieron una vez más su agravio y su sed de venganza. Entretanto, las clases medias se comprimieron y los potentados otearon desde sus atalayas, mientras disfrutan de otro tiempo feudal auspiciado por la especulación y la avaricia. Algún tropezón si cabe, pero el neoliberalismo siguió viento en popa.

En lo cotidiano, resurgieron las plagas y contemplamos nuestra natural vulnerabilidad. Descubrimos que no somos perfectos, acaso perfectibles si nos clonamos y no ofendemos a los dioses. En ese tenor, concluyo esta reseña con un artículo publicado en *Nature* (2013) que propone que ciertas taras genéticas pueden repararse *in situ* con brazos armados de RNA (<http://www.nejm.org/doi/full/10.1056/NEJMcibr1313514?query=TOC>).

¡Ah, nuestra peculiar beligerancia! Ese atributo de diferenciación que nos hace tan frágiles como lastimeros. Habrá que apostar que la Humanidad, esa masa amorfa que se carcome y se remienda sin sentido, también cree en la esperanza y en la permanencia de los más aptos o los más deseados.

Prometeo encadenado

Ha sido un fin de año trepidante. El colapso de la economía, la desesperanza de los pueblos y la estulticia de los gobernantes, el desempleo —ese mercado de la ignominia cuya tasa oscila al vaivén de la bolsas del mundo y que dirime tantos destinos, humanos al fin y al cabo—. Y de nuevo el racismo, expresado en la altura de los muros que perpetran las territorialidades.

Acaso convocamos para Navidad algunas bendiciones y regalos, sobre todo en la sonrisa que celebra la inocencia.

Sin motivo, un buen amigo averiguó que su cuerpo no le pertenece. Ahora lo comparte con un tumor maligno. Cuando se vio en el espejo deforme de las radiografías, desplegadas como fragmentos inertes de su alteridad, descubrió al intruso, horadando en silencio sus órganos así expuestos.

Escribo "sin motivo" porque tras escudriñar las metáforas y arquetipos biológicos que le venían a mano, resolvió que es absurdo postular razón alguna por la que ahora ocupa un sitio en la fila de los condenados. La genética no alcanza, por inefable, tanto como las explicaciones metafísicas le resultan autocomplacientes.

"¿Tienes miedo?", le pregunté. Su pausa bastó como respuesta.

Sabe que en adelante, parafraseando a Benedetti, sus primaveras tendrán una esquina rota. Que la delgada frontera que nos separa de los que arrastran su carne herida, ya no es su territorio y podrá enorgullecerse del pasado, pero le temerá al futuro como a un sino indescifrable y traicionero.

Tiene confianza —me dice, convenciéndose a la vez— y me resisto a buscar un dejo de flaqueza en sus palabras. Lo acompañaré hasta donde pueda mi fragilidad y su entereza. No quiero dejarlo solo, pero tampoco sé cómo decirle, sin sonar pusilánime, que no se venza, que escale la montaña.

Quizá es ése el secreto de la condición humana: no iremos más lejos que nuestro límite físico, por mucho que aspiremos o extendamos las alas del deseo.

Como fruto de esta experiencia, en la precaria objetividad del médico enfermo, escribió algunas viñetas que reproduzco aquí, con su anuencia.

I

No salgo de mi estupor. La masa, el cáncer, el enemigo extirpado y yo de alguna manera absuelto, revalidando la vida mientras me rodeo de afecto y sorpresa.

Hace unos días comulgué con la muerte. No porque me impusiera la extensión del tumor y el inconfesable martirio de las metástasis, eso parecía descartado. Nos aferrábamos a esa incertidumbre con tal de no hundirnos en la ciénagas del fin de todo retorno. Más bien, el dolor me enseñó que la agonía es factible con toda la intensidad de los sentidos y que uno muere un poco en el abrazo desgarrador de cualquier enfermedad.

II

Recordé a los mutilados, a los aplastados en los temblores, a los cercenados, a los discapacitados. A esos cuantos sufren viendo la existencia al alcance y sin poder tomarla a puños llenos, como un aceite vaporoso que se escapa entre los dedos.

Entendí la dimensión subjetiva de la fatiga: cómo gravita en la enfermedad y la trastoca en padecimiento, sufrible en lo individual pero sin peso estadístico. Anticipaba el dolor, su permeabilidad diagnóstica, mas no ese valor inmaterial del síntoma, que elude toda apreciación y todo bosquejo. Cae como un fardo y aleja a empellones la recuperación.

III

Antes de acabar el año me rebautizaron: ahora me denomino Furham 2 y mis apellidos TNM me siguen estrechamente el pulso. Significa pervivir sin un riñón pero con carta abierta. Quizá con ello aprenderé a no etiquetar más a paciente alguno.

IV

¿Por quién me tomas, dolor? Enemigo mutable y omnisciente, clamor de vida a golpes, estruendo de mi condición cárnica, abreviada. Me buscas como un reptil súbito que muerde con alevosía si intento liberarme o acaso desplazarme fuera de tu acecho. Te impones a la noche, al descanso o al trajinar del mediodía. ¡Ay dolor, tendremos que complacernos mutuamente!

V

Con sigilo, mi enfermera entra precedida de una oleada de luz, que me espabila. No externo mi malestar, o reprocho la interrupción periódica del sueño que no me deja descansar en plenitud, como supongo que lo exige mi convalecencia. Les agradezco —así lo haré siempre— que esa vocación que hizo célebre una mujer con alas de ruiseñor en plena guerra, siga siendo esta noche el amparo de mi soledad y mis síntomas ululantes.

VI

El aire, ése ha sido otro descubrimiento medular. Enrarecido, viciado, tosido, escaso, maloliente, estancado, inspirado, recuperado...el aire al fin, tan sutilmente imprescindible.

VII

Cuando desperté de la anestesia, la agonía cabalgaba sobre mi. Tuve miedo, un terror indescriptible de estar al borde del precipicio, inerme y sin asideros. Mi amigo, más humano que intensivista (y por ello infinitamente más cercano) respondió a mis súplicas. No era nada, tal vez lo inesperado del dolor en su magnitud, pero ante los hechos nos reafirmamos de este lado del abismo, donde aún cabe la vida con sus acertijos.

VIII

Por mucho que nos apoyemos en Susan Sontag, Anatole Broyard o tantos otros artífices del romanticismo mórbido, no hay enfermedad que dignifique.

Uno cruje, apesta, resopla, trasuda, excreta. La dimensión humana queda postergada. Allá a lo lejos, el horizonte de la recuperación sugiere que hay otro espacio donde el cuerpo volverá a ser nuestro, sin cifras o desavenencias, simplemente el domicilio del alma y su paraje de ingenuidad.

IX

De interés para nuestros pacientes: la inescrutable subjetividad del síntoma. Si despierto abruptamente porque me torcí una rodilla o presioné por descuido una oreja, el dolor migra del sitio original y se apelmaza en ese nuevo órgano que lo reclama, quizá un instante de redención.

¿Es que nuestro yo corporal dispone de una cierta selectividad que permite tolerar lo más arcaico en acopio de señalizar con alarmas lo que reclama atención urgente?

X

Comparto con Dios un nicho privado: Él se abstiene y yo no me ufano. Si todo esto es una oportunidad para tomar el cielo por asalto, haré mi parte. Y puedo creer que andaremos con la mirada puesta en el otro, por si acaso alguno flaquea.

Fumando espero...

Hace cincuenta años, el cirujano general de Estados Unidos, un apelativo que destaca al médico más prominente del país vecino, emitió su primer llamado de atención contra el tabaquismo. Los cárteles del tabaco (merecido epíteto) promovieron mediante publicidad, corruptelas y seducción hollywoodense el consumo elegante, recurrente y desenfadado de este cancerígeno. El efecto fue contundente. En esas cinco décadas han muerto cerca de veinte millones de estadounidenses por el efecto tóxico y aditivo del cigarro. Cifra que se debe multiplicar por mucho en el Tercer Mundo donde la falta de incentivos y la precaria educación han sido el terreno fértil para el consumo de enervantes.

El actual *US Surgeon General* admite que este grave problema de salud pública sigue humeando sin freno. Cada año mueren en Estados Unidos poco menos de medio millón de fumadores o exfumadores como consecuencia de trastornos tan dispares como la diabetes, enfermedad coronaria, enfisema o neoplasias de diversa estirpe.

En nuestra generación, herederos de los desplantes de Laureen Bacall y Humphrey Bogart, al menos un familiar o un amigo han sucumbido a los estragos del pitillo.

Nuestras reuniones sociales estuvieron empañadas por el humo y ese olor penetrante que enrarecía el aliento y la ropa por días, además de los ubicuos ceniceros, hasta que caímos en cuenta de que se trataba de un suicidio administrado en cámara lenta. Cierto, influyeron las campañas antitabaco, la reducción del embate publicitario en los medios, la proscripción en espacios públicos; pero también la muerte de propios y extraños que nos abrieron los ojos y nos cerraron los bronquios.

Aún así, la proporción de fumadores sigue rayando una quinta parte de la población, con una oleada de adictos renovándose en las filas de los adolescentes que anhelan probar el mundo Marlboro o los simpáticos camellos cada año.

La identificación, desde luego, es la influencia más determinante: si en casa se fuma y bebe con desparpajo, los hijos aprenderán por afinidad que tales ingredientes son necesarios para la socialización. En un ambiente escolar o laboral donde la rivalidad y el valor del éxito se alían a la ostentación o el riesgo, fumar es un imperativo kantiano.

No perdamos de vista que se trata de un producto tóxico, cuya combustión genera millones de partículas que envenenan los epitelios. Su vinculación con ciertos carcinomas de boca, esófago, páncreas, pulmón, riñón, vejiga y mama es incontrovertible, además de que se le asocia con neoplasias de tejidos tan distantes como el colon o el pene.

Fumar entraña un riesgo de muerte, no hay duda. Al margen del potencial adictivo que impone la nicotina, la fuerza de los monopolios del tabaco en Virginia, Chiapas, Nairobi o Shangai es el motor del consumo en todos los ámbitos. Ese gesto frívolo de sacar el pitillo con las uñas a la invitación del otro, o golpearlo contra la mesa para compactar las hebras; ese primer jalón que atrae la flama y enciende mágicamente la punta, inaugurando la bocanada de humo que refresca y alienta la adicción. Imágenes tan familiares para quien ha compartido el vicio, indiferente a la profusión de oxidantes que destruyen su integridad.

"*Nadie experimenta en cabeza ajena*" reza el dicho, pero no se requiere morir todos los días para aceptar que la alternativa es vivir. Aunque nuestra cultura esté impregnada de escenas donde el tabaco es el protagonista, esperar fumando ya no es una opción que augure mucho futuro.

La promesa incumplida

¡Qué invierno tan pesado! Rosaura mira atenta a Flavio, que deglute con dificultad el pan y sonríe con automatismo, la mirada perdida en un horizonte ignoto.

Los cuidados son insuficientes: esa escara que no cierra, la neumonía que lo diezmó al grado de desnutrirlo y, ahora, con un esfuerzo que parece inhumano, se recupera en el pórtico, aterido bajo un endeble rayo de sol.

Cuelga el teléfono, repite en un eco mental las palabras de consuelo a su hija, que los visita dos veces al año desde que se mudó a Alemania: "Tu padre va mejor, Inés, pero no hay remedio".

Hace mucho dejó de llorar y carece de sentido recordar cuándo enjugó las últimas lágrimas. Abriga una cierta complacencia frente al deterioro, la historia y la intimidad perdidas. Pero es ella sola quien recuerda: Flavio la mira y sonríe, un bosquejo apenas en su silencio y su demencia.

Cada dos jueves, viene el chofer y lo levanta de la silla, que ha adoptado su forma y su sombra como si fuera un molde del hombre ausente que dejó la vitalidad en otro tiempo. Lo sube al auto y él pasea atisbando sin retener ninguna imagen. El trayecto tantas veces recorrido carece de emoción o significado. Rosaura insiste: "Mira la jacaranda, cómo florece en esos tonos lilas tan bonitos. ¡Cómo nos gustaba caminar bajo ese techo de colores!" y limpia una vez más la baba que se desprende de las comisuras de su boca siempre abierta.

Llegados a la clínica, Flavio se ha quedado dormido. Lo bajan y colocan en la silla de ruedas como un bulto amorfo y silente. El médico repite la letanía: cuidados, anticolinérgico e hipolipemiante a sus horas, dieta blanda, horarios fijos...en fin. Rosaura asiente y ahoga su desesperanza. Ya incorporada para abrir la puerta de salida, pregunta qué hay de las nuevas terapias biológicas que le mencionó su hija.

En efecto, dos artículos publicados esta semana exploran la utilidad de los anticuerpos monoclonales antiamiloide en enfermos con Alzheimer. La premisa es que si las placas de tal proteína cicatricial representan el estigma de esa forma devastadora de demencia, algo sucederá si se inhibe su acumulación. Los estudios en cuestión, fase 3 de aplicación de Solanezumab (éste en 1040 pacientes comparados contra placebo) y de Bapineuzumab (en 1121 portadores del alelo Apoε4) no mostraron beneficio clínico en los parámetros de funcionalidad o eficacia analizados (<http://www.nejm.org/doi/full/10.1056/

NEJMoa1304839?query=TOC>; <http://www.nejm.org/doi/full/10.1056/NEJMoa1312889?query=TOC>.

La investigación en Medicina, como en tantos otros empeños humanos, discurre bajo el supuesto de que aquello que consideramos patognomónico debe ser la clave para buscar remedios específicos o mecanismos inferenciales.

Estos ensayos probaron que si bien la modificación en el volumen del cerebro y la relación de proteína fosofotau en líquido cefalorraquídeo pueden servir de marcadores para monitorear respuesta a fármacos experimentales, siempre existirá una distancia entre el concepto y el resultado. A eso llamamos experimentar, y gracias a la ingenuidad que subyace a nuestro afán por torcer el hado natural en acopio de la salud, zarpamos en penumbra cada vez que hacemos investigación clínica, tratando de desoír el canto de las sirenas.

Uno de estos días, guiados por la intuición y el denuedo, derrotaremos a los lestrigones y veremos la luz en esta enfermedad que nos roba el entendimiento.

La vida en otro lado

Cuando llegamos, el pueblo nos escudriñó con recelo. Tres jóvenes de pelo revuelto y vestidos con descuido, invadiendo la tranquilidad de ese rincón rural de las Baleares.

Reconocimos desde luego nuestra extravagancia y con ella, la imposibilidad de encontrar trabajo mientras no mostráramos un aspecto más cándido. Pedro tomó la iniciativa: "*Vamos donde el barbero, más vale*". Nos vio entrar con incredulidad. Ante la solicitud franca y sin ambigüedades, decidió rasurarse el bigote en respuesta a nuestro gesto solidario. Pronto, no sin cierta reticencia, nos hicimos asiduos al bar, donde bebíamos aguanieve de crema entre los parroquianos, que alternaban carajillos con largas bocanadas de humo e interminables análisis del fútbol local. Sa Pobla entonces no tendría más de quince mil habitantes y todos merodeaban a los recién llegados, que hacían artesanías y cortaban leña en Ca'n Axartell, una vieja finca a la vera de la montaña.

La primavera se desperezó en tonos rosas y blancos de aquellos almendros que cubrían entonces buena parte de la isla. Aún las cadenas hoteleras no habían contaminado esas agrestes playas del Mediterráneo y uno se podía bañar —literalmente, con jabón y estropajo— lejos de cualquier oleada de turistas. En medio de tales fragancias y precariedades, decidimos visitar a la tía Eulalia, una vieja lóbrega que se mantenía ajena al tiempo en un enclave casi medieval llamado María de la Salud. Nos miró con desdén y tras ofrecernos un poco de pan y sobrasada, nos mandó de vuelta a buscar trabajo en Inca o Muro, donde alguien más se hiciera cargo de nuestras tristezas. Andábamos de una punta a otra en esos trenes de trajín cadencioso del que subíamos y bajábamos retando la velocidad de nuestras piernas. Nada parecía enturbiar tan asombroso despertar al mundo.

Pocos meses después se retirarían las últimas tropas de Vietnam y nos preguntábamos que habría sido de nuestra amistad y del destino. Los apóstoles —porque se llamaban Pablo, Juan y Pedro; por ventura uno castellano, otro catalán y el tercero mallorquín— se pelearon a muerte y nunca más supe de ellos, salvo algún rumor de que el primero filosofaba en París mientras el segundo caía y se rescataba de las drogas, mientras Pedro seguía buscando un padre en los páramos de Menorca, con aquellos árboles torcidos por el viento y su propia voz ahogada en llanto.

Ese mismo año, Franco murió un veinte de Noviembre, aniversario de la Revolución en otras latitudes, y dejó abiertas incontables heridas que el pueblo español sigue curando con remordimiento y desatino. El Ferrol dejó de ser bastión del caudillo y en el Valle de los Caídos se levantó la indignación y la suspicacia.

Arrastrando la melancolía de volver a un mundo incierto, se abrió la Facultad de Medicina y el anhelo por escarbar los surcos de un México llagado de pobreza y desigualdad. Los que trabajamos en los barrancos que flanquean esos cinturones de miseria de Latinoamérica sabemos con qué escepticismo nos reciben sus habitantes, cansados de promesas incumplidas y expoliación perpetua. Otrora defendimos una ideología que hoy se viste de fracturas y codicia, cuando debió traducirse en crecimiento y reparación. Hicimos huelgas, caímos presos por protestar lo indigno, y edificamos castillos democráticos en rincones del campo donde el candor y la miseria se entrelazan.

No fuimos lo suficientemente tenaces o el fracaso nos cambió y nos restituyó el cinismo. ¡Ah! Pero somos creyentes de tal desvarío socialista, donde los hombres y mujeres del mundo repartirán sus bienes y mitigarán su avaricia, donde el odio dejará de ser la moneda de cambio y el poder estará accesible a los más aptos. Una pulsión romántica nos mantiene vivos y observamos la corrupción como una excepción y no como la norma, pese a las constantes muestras de usura que matizan toda realidad.

"*Yo pisaré las calles nuevamente…*" cantaba el trovador cubano. Tales sendas se abrieron y cerraron, pero no con barrotes y candados sino con algo cercano al desconsuelo, que nos deja acaso la obligación de rechazar el racismo, la injusticia o el oprobio donde aparezca como ortiga social.

La disparidad continúa, obviando los desvelos y los gritos en el mar. Una muestra que desabotona cualquier camisa se ve en el siguiente vínculo, que señala cómo, en el país más rico del mundo, mientras los adolescentes adinerados cuidan su cuerpo, los discriminados, aquellos de piel oscura o simplemente los desclasados, engullen su frustración en calorías vacías.

"El tiempo no retoña" es una máxima incuestionable. Pero al menos podemos emplear la experiencia para combatir aquello que hace la vida miserable a muchos de nuestros congéneres. De otra suerte, ¿para qué juramos primero no hacer daño?

El síndrome de no estar

Camino al trabajo, prefiero tomar el autobús antes que caer en el flujo de la avenida. El ruido incesante de los coches no me deja escuchar la música de mi teléfono móvil. He comprado unos audífonos que destacan el emblema de mi equipo favorito y, pese a que no ajustan bien, traen con nostalgia el sonido nítido de aquel LP que atesorábamos en la adolescencia.

Tantos años y tantos inventos. En mi entorno, las caras anodinas de otros transeúntes pasan sin decirme nada, sus vidas tan insignificantes como la mía. Todos eluden la mirada y se recargan en las pantallas titilantes de sus *smartphones*. ¡Qué gracioso! Ahora los celulares son los "listos". Hemos abdicado de nuestra capacidad reflexiva e introyectiva para desvariar en una nube de señales efímeras que nos abstrae de todo contacto. No hay sonrisas, no hay saludos, rostros neutros que pasan y se desfasan sin trascendencia alguna.

Bajo la escasa lluvia de esta mañana fría, me protejo esperando el autobús. Atino a vislumbrar en la acera de enfrente a una chica que no para de hablar por su celular y gesticula rabiosamente ajena a todos cuantos pasan a su lado. Parece una historia de amor que se desarticula. Por momentos, aprieta los labios y mira sin mirar a la distancia. Se le ha descorrido el maquillaje en largos ríos de lágrimas y su belleza se realza con cada ademán y giro sobre sí misma. Nadie parece notar su predicamento y sufro con ella esta soledad en la que vamos quedando anclados a nuestros teléfonos inertes, que apenas nos acarician.

Por fin llega mi transporte. Entre los cristales empapados y la marea de pantallas que me estorban al vaivén del vehículo que arranca, la dejo atrás: ella en su mundo sórdido de desencantos, yo en mis indagaciones que no comparto, porque aquí todos somos igual de extraños.

La música se interrumpe un poco en mis auriculares, que sujeto con apremio para evitar un hurto ante mi descuido. Ahora que lo pienso, no vi el color de sus ojos, omití el visaje de sus manos crispadas, acaso el cabello revuelto que afloraba sobre la gabardina, pero no sabré nunca si perdió los estribos o ganó un aplazamiento de ese amor al que le reclamaba su falta de reciprocidad, o era una voz distante, simplemente, que moría.

Con la profusión de mensajes, interrupciones y distracciones que abundan en nuestras vidas, las escenas como la descrita marcan la cotidianidad. Pasamos entre fantasmas, que vemos hundirse en las aguas densas de sus llamadas perdidas, sus arrebatos y la inconstancia de sus historias, que nunca conoceremos. Marcados por el calendario, el reloj o la siguiente cita, nadie se detiene, nadie hace contacto; la realidad yace en esa nebulosa de impresiones momentáneas que no dejan huella alguna.

No sorprende voltear en cualquier restaurante para descubrir parejas que con el guiso frío y la copa de vino a mal tomar delante, hablan por sus teléfonos móviles sin brindar y sin brindarse ese mínimo espacio de intimidad que se supone que convocaron al citarse. ¿Llegará el día en que los seres humanos renunciemos a tocarnos —por pulcritud o por fobia— y dejemos de escucharnos en favor de una voz metálica y lejana? Quizá entonces otra voz análoga nos dicte la orden siguiente, mientras la vida pasa y derramamos toda la magia del presente en la aridez de esa desolación y de esa abulia.

Apretemos el botón entonces, sirvamos como esclavos a la marea tecnológica que nos ahoga, ¿por qué esperar, si todo está a la mano? ¿por qué soñar si los escenarios están armados y pensados para nuestro deleite?

Dejemos que el deseo sucumba y, así, la lluvia tibia de una mañana y la rabia de una mujer enamorada dejarán también de resultarnos familiares y podremos no estar para nadie, menos aún para nosotros mismos.

"No puedo relajarme"

Con el descubrimiento del inconsciente, la Humanidad encontró una justificación relativa a sus actos e impulsos. Dado que sólo gobernamos la punta del iceberg, somos sujetos de deseos y pasiones que nos inducen a actuar más allá de los límites permitidos por la ley o el decoro. Bajo tal premisa, el afán civilizatorio (es decir, superyoico) parece una imposición diseñada para ser violada a la primera oportunidad. Los excesos, las adicciones, la violencia o la transgresión son connaturales a nuestra especie y sólo ese arduo proceso de controlar las pulsiones parece necesario si queremos obtener las gratificaciones que trae la vida en sociedad. Reservamos para la intimidad nuestra insensatez y ahí, solos en la oscuridad —coludidos con otros que se resisten a la represión—, fumamos, bebemos, seducimos al más próximo o perdemos la compostura, para ganarla de nuevo cuando el falso *self* nos lo exige.

Desde hace unos cuantas décadas nos desconciertan los síndromes, que en ausencia de datos duros para establecer un correlato anatómico, mantenemos como paradigmas del trastorno de una función o un estado de ánimo. Los apologistas de las definiciones, criterios o manuales se topan con estos padecimientos y pretenden articularlos para beneficio de los afectados, creando quimeras más que entidades nosológicas que pueden compararse o medirse. El resto de los mortales vemos con cierto agrado que esas nomenclaturas concuerdan con nuestros malestares y así, ungidos por el estandarte clínico, ya no somos extraños o monstruosos, sino enfermos como cualquier otro. Y con ello nos restituyen la condición de anormales, pero dignos.

Para quienes todavía no les ha quedado ningún saco, me refiero a síndromes tales como la fatiga crónica, colon espástico, piernas inquietas, fibromialgia, vaginismo o PGAD (síndrome de excitación genital persistente). En la mayoría de estos padecimientos —porque ciertamente se sufren— no hay cambios moleculares, fisiológicos u orgánicos discernibles. El paciente acude en un lamento ante su doctor, ansioso por ser escuchado y entendido; no sólo atendido, lo que generalmente es insuficiente para darle cabida a la profusión y mutabilidad de los síntomas.

A principios de año, Oralia acudió a mi oficina presa de una angustia que la devoraba. Su narración, entrecortada por lágrimas y quejas, remeda la de una tragedia infantil, tras el hurto de un juguete o la pérdida de una seguridad que se sabe inapelable. "No puedo relajarme", insiste. "De noche mis piernas se agitan y siento todos los músculos en tensión o movimiento". Ha recibido distintas dosis de antidepresivos y anticonvulsivantes sin ofrecerle una explicación coherente acerca de las causas o los mecanismos que subyacen a este trastorno. Pero ella afirma, muy ufana, que ya recaló en varias páginas de Internet que comulgan con su predicamento y se ve reflejada en ellas: "Síndrome de las piernas inquietas", me dice, levantando las cejas en un alarde de convicción y certeza.

No me deja escapatoria alguna sino modular mi historia clínica al compás de su apremio. Todos los demás antecedentes de pronto han perdido trascendencia. Ya no importa si su padre la maltrataba y dejó la escuela varias veces por incapacidad para encajar con sus pares. Por supuesto, las numerosas fobias que —en entrevistas subsecuentes— hemos develado, ante tal muro diagnóstico son flores marchitas. Pero Oralia me ha enseñado sin quererlo a ser paciente, a esperar que detrás de ese epíteto altisonante con el que debutó hace unas semanas hay una mujer que sufre su inadecuación y su desvelo, que llora por desconocer la verdad de su historia y su significado.

Esta mañana, un estudio controlado, doble ciego y avalado por un brazo con placebo, compara la eficacia de pregabalina contra pramipexole en pacientes con el mentado "*restless leg syndrome*". <http://www.nejm.org/doi/full/10.1056/NEJMoa1303646>.

Los autores concluyen, con razón, que la pregabalina ofrece un beneficio sostenido por espacio de un año a dosis terapéuticas (300 mg por día) seguramente gracias a su efecto sedante y antineurítico.

Pese a ello y sin desmerecer que las intervenciones farmacológicas a veces son más adyuvantes que efectivas, me inclino a pensar (como Oralia, merced a su transferencia) que la alianza terapéutica donde un individuo escucha, contiene, interpreta y devuelve el mensaje con nuevos significantes, es el legado del primer acto de amor, que a todos nos alivió en otro tiempo.

Veo, veo

El significado que imponemos a los objetos de uso cotidiano (por ejemplo, el poder que por identificación se le deposita al coche que conducimos) y el valor que impone una marca sobre otra, gobiernan nuestra conducta social. La moda, los deportes y los medios producen redes de significación articuladas por reglas, códigos y una lógica interna que expande el valor de cambio por un índice que el filósofo francés Jean Baudrillard (1929-2007) designó valor de signo. Propuso que la transición histórica entre capitalismo de mercado y capitalismo monopólico requería de un fortalecimiento del manejo de la demanda, y que al reducir los costos de producción en favor de mejores técnicas de publicidad y consumo, se crearon bienes de prestigio con un valor agregado, que son anhelados por los consumidores con gran avidez.

Los iPods, iPads, iPhones y otros tantos *gadgets*, pero también las bolsas, joyas y ropa de una cierta marca que son inalcanzables si se carece de un ingreso sólido, se han transformado sutilmente en símbolos de clase y elementos de diferenciación social.

La promoción, empaque, despliegue y toque sexual que se le adjudica a tales bienes de consumo ha sobrepasado su valor mercantil para hacerlos imprescindibles si "uno quiere ser parte del grupo". Desde luego, ya no compramos sólo por utilidad o reposición, sino por inercia con la moda, por identificación con el entorno social al que aspiramos o por distinguirnos entre nuestros pares. Despertar envidia o admiración tiene mucho más sentido que simplemente uniformarse.

Nos deslumbran la silueta o los atributos de esos íconos de la farándula que nunca se dignarán a atisbarnos desde el Olimpo, pero que imponen los estándares de grasa, ropa o accesorios que codiciamos. Nuestro espejo, que no ceja en deformarnos todas las mañanas, querría que nos acercáramos como Ícaro a esos soles refulgentes que nos dirán qué pedir, qué desear, qué esperar de la vida.

En pos de un símbolo que se adecúe a la sexualidad en expansión que la despierta, Ciara alcanza su celular en el buró antes de desperezarse del todo. Tiene doce mensajes producto de tres chats a los que es asidua. Desdeña los dos primeros —"amigas del sol" y "de compritas"— para centrarse con deleite en el tercero: "no me mires". Una ráfaga de excitación le abre los ojos y los poros. Desliza el pulgar por las fotografías y la desnudez insinuada de Samantha y Alan le convocan un suspiro profundo. Ella está de espaldas, pero el espejo del tocador de su cuarto permite entrever los senos apretados por las manos, mientras sonríe impúdicamente ante su propia cámara. Alan por el contrario, yace completamente desnudo bajo una tenue sábana de lino que proyecta sus formas con la luz vespertina. El mensaje que le antecede es inquietante: "nadie más te espera como yo".

Se levanta de un golpe y se arranca el pijama cerciorándose de que nadie escuche tras la puerta. La casa está en silencio a esta temprana hora y prepara el escenario para tomarse una foto sensual en el quicio de la ventana. Se unta aceite en el torso y sonríe divertida, la cámara digital hará el resto.

La comunicación mediante mensajes, fotografías instantáneas y llamadas furtivas ha crecido exponencialmente entre los adolescentes a medida que el uso de teléfonos móviles se convirtió en una necesidad (de los padres por seguridad, de los hijos por acceder al mundo social) y un símbolo de arribismo.

Se sabe que el "sexting" (envío de mensajes o imágenes sexualmente explícitas) ocurre de forma creciente en este grupo de edad y sirve de preámbulo para muchos encuentros sexuales como una iniciación tímida en respuesta a la pulsión genital. Esta profusión sin control de pasiones, en quienes se caracterizan por la impulsividad y la rebeldía ante cualquier límite, ha despertado inquietud porque se considera que vulnera y expone a los adolescentes, sobre todo en una época donde la pederastia y la perversión acechan desde frentes menos ingenuos en la nebulosa virtual.

Un estudio publicado en línea por la revista *Pediatrics* advierte que uno de cada cuatro o cinco adolescentes admite haber enviado mensajes o fotos sexualmente explícitas por su móvil (<http://pediatrics.aappublications.org/content/133/2/e276.full.pdf>).

En Estados Unidos, esta conducta es más frecuente entre mujeres y muchachos de origen latino, y se acompaña con un riesgo relativo de incurrir en sexo oral o penetración vaginal a edades más precoces.

Al margen de restricciones morales o de prejuicios, una chica que se expone visualmente ante sus pares con toda candidez y arrebato, es más frágil y corre el peligro de ser lastimada emocional y físicamente antes que aceptada y querida. Me parece que es tarea de todos —padres, maestros, profesionales de la salud— entender que el fenómeno no es nuevo, pero es flagrante, y se sirve de la precocidad sexual para dejar a la deriva a muchos jóvenes que se pierden en destellos no siempre gratificantes.

De aves, puercos y estornudos

Ahora que vamos emergiendo de otro brote de influenza, que causó más alarma que casos graves y que nos recordó que de nada sirve tocar puertas cuando se cierran y lo que vale es anticiparse con precaución, recojo una noticia de interés general.

Se estima que la pandemia de influenza al final de la Primera Guerra Mundial causó entre 50 y 100 millones de muertes en el mundo. Europa, ya de sí diezmada por el conflicto bélico que se dirimió entre trincheras de lodo y proezas aéreas, sufrió una pérdida de casi la cuarta parte de su población.

En esos meses fríos, plagados de hambre y de virus, murió el pintor Egon Schiele y su hermosa esposa/modelo Edith, el poeta Guillaume Apollinaire, la esposa del presidente Cleveland, el compositor Sir Hubert Parry, la reina de Tonga, Anaseini Takipò y un sinfín de anónimos que consumió la fiebre y la tos.

Se sabe que el virus emergió de aves domésticas de Norteamérica y no por la mezcla de cepas humanas y porcinas, como se había ratificado a partir de la epidemia de 2009.

Un estudio publicado en *Nature* reconstruye el origen del virus A de influenza y rastrea su evolución a través de diferentes vectores animales en los siglos XIX y XX (<http://www.nature.com/nature/journal/vaop/ncurrent/full/nature13016.html>).

Los investigadores, del Departamento de Biología Evolutiva en la Universidad de Arizona, analizaron más de ochenta mil secuencias genómicas del virus A aisladas de humanos, caballos, cerdos, pájaros y murciélagos y construyeron un árbol genealógico que establece que el responsable de tantos decesos procedía de las aves. Un estudio de 2005 ya había sugerido esta hipótesis, pero se vio refutada en 2009 cuando otros autores propusieron variantes humanas y porcinas circularon una década antes de que apareciera en Europa tras la Gran Guerra (Smith *et al.*, 2009a: 1122-1126; Smith, *et al.* 2009b: 11709-11712).

Los científicos usan "relojes moleculares" como modelos evolutivos para armar el rompecabezas de las mutaciones que sufren los microbios a lo largo del tiempo. Tales modelos se basan en la noción de que los cambios genéticos se acumulan para sugieren a un ritmo predecible, como el segundero de un reloj. Algunos modelos asumen que las tasas de evolución molecular son uniformes, pero hay suficiente evidencia de que el virus de influenza modifica sus genes a tasas distintas dependiendo del hospedero, v.gr. más rápidos en aves que en caballos. El modelo propuesto en este último trabajo acomoda la genealogía del virus a las tasas evolutivas propias de cada especie.

El mismo análisis reveló que un ancestro común a todos los virus aviarios es la cepa H7N7 que asoló a los caballos y las mulas de Norteamérica en 1872. Este brote panzoótico empezó en Toronto y se diseminó rápidamente en el invierno hacia el sur. La gente se alarmó al grado que las calles de Washington y Filadelfia se mostraban desiertas, con cadáveres de caballos arrastrados por el fango.

Si bien esto no nos exime del miedo y la obligación de vacunarnos, acaso nos enseña que no todos los cerdos vuelan (véanse los vínculos recomendados abajo) y que no todas las aves traen suaves trinos al despuntar la primavera.

"Cuando los cerdos vuelan" es un Αδύνατον, es decir, una figuración imposible. Para los interesados, los siguientes vínculos:

Filológico <http://revistas.ucm.es/index.php/CFCL/article/viewFile/CFCL1010120077A/15144>.

Filosófico <http://dspace.unav.es/dspace/bitstream/10171/410/5/2.%20CAPACIDAD%20E%20INCAPACIDAD,%20AMALIA%20QUEVEDO.pdf>;

Smith, G. J. D. *et al.* (2009a) Origins and evolutionary genomics of the 2009 swine-origin H1N1 influenza A epidemic. *Nature* 459, 1122-1126 (2009)

Smith, G. J. D. *et al.* (2009b) Dating the emergence of pandemic influenza viruses. *Proc. Natl Acad. Sci. USA* 106, 11709-11712.

La vida, ese incorpóreo discurrir

Hace algunas semanas, un paciente que renacía tras la extirpación de un cáncer me comentó cómo descubrió su cuerpo, sus grietas y relieves, sus carencias y suficiencias, su lastre y su integridad de un solo golpe.

Por su formación académica, había teorizado repetidamente acerca de la fragmentación del cuerpo y su ensamblaje imaginario durante el desarrollo. Me explicaba que ese estadio del espejo —nuestro lugar común, destacó— es una instancia metafórica donde aprendemos a conocer nuestra corporeidad a imagen y semejanza de los otros, fundamentalmente la madre.

En su trabajo seminal, el pediatra y psicoanalista Donald Winnicott (1976) destacó ese papel totalizador y formativo al que alude mi paciente. Hace referencia a la integración madurativa, a la vivencia de ser contenido y presentado al mundo de las relaciones, que se traduce en una experiencia legítima que preserva su omnipotencia en aras de incorporar al semejante, a quien provee afecto y amparo. Para Winnicott, el rostro de la madre ejemplifica este espejo metonímico que precede al lenguaje.

La idea fue tomada del trabajo original de Jacques Lacan (1949) quien postuló que cuando nos vemos reflejados en un espejo, asumimos una imagen, una manera de representarnos. Pero dado que antes de los 18 meses de edad carecemos de lenguaje y no hemos anexado aún las apariencias que la sociedad nos depara —por vía de sucesivas identificaciones—, es aquella imagen primigenia la que confiere una experiencia única de integración.

Ese yo ideal vertido a partir del espejo es una fantasía, afirma Lacan. Nuestro ser verdadero, si tal ente puede concebirse, existe en los eslabones ausentes de nuestros afectos, y acaso hace emergencias furtivas en las sendas del inconsciente, vgr. en los lapsus, loas actos fallidos, los sueños o las fracturas de nuestro discurso mental o hablado.

Así, la ironía del desarrollo humano es que aspiramos a un yo que está roto de origen, incapaz de satisfacer nuestros deseos en el orden racional. Por ello estamos trágicamente destinados a obtener gratificación de los otros, en un vano intento de plenitud. El concepto es análogo a la noción nietzcheana del altruismo, que advierte que se trata de una pretensión para ejercer poder sobre nuestro semejantes. El sujeto que habla, en fin, está anclado en una imagen existencial que se construye a partir de la otredad y no de lo propio.

En este punto lo detengo: —¿Me quiere decir que no somos sino fragmentos de nuestros ancestros y nuestros ideales?

Su silencio me desarma. Un vacío peculiar se apodera de mí, mientras asiente y baja la vista. Volteo a los estantes de mis libros, mi estetoscopio —que yace como una cimitarra exangüe sobre mi escritorio—, una bata blanca que no oculta lo roído de los codos. Transcurren unos minutos que parecen días, mientras cavilo en esta condición de ser quien cura y deshoja las margaritas del sufrimiento.

Su mal, presuntamente erradicado, nos hace frente y nos desnuda. No quiero mentirle, pero me gustaría que alguien a contramano me ofreciera consuelo si me llegase la hora, aunque sólo sirviera para estirar la ilusión y la confianza.

Su cara, que espera un alarde estadístico o una versión de la certidumbre, me resulta ahora extrañamente familiar. La pantalla de mi ordenador se ha quedado muda y tampoco encuentro las palabras que denoten que sé más de lo que él percibe.

¿Se va a morir? —me pregunto en silencio.

Le propongo una salida tangencial. Nos veremos en cuatro semanas, sus estudios serán nuestros testigos inapelables. Y sólo por el placer de distinguir las hojas que caen en el caudal de este río mirado desde sus dos orillas, nos despedimos sin estrechar las manos, que se confunden en el espejo.

Bibliografía

Lacan, J. (1949). "The Mirror Stage as Formative Function of the I as Revealed in Psycoanalythic Experience", en *Écrits, A Selection*, trad. de Alan Sheridan, en <http://www.sholetteseminars.com/wp-content/uploads/2011/08/LacanMirrorPhase..pdf>.

Winnicott, D. (1976)."Mirror-role of Mother and Family in Child Develpopment, en <http://web.mit.edu/allanmc/www/winnicott2.pdf>.

Añorando a mamá

Para Kraus, con afecto

En este lecho de hospital, el recuerdo de su madre se agudiza. Alguna vez le cantó en su idioma natal y ella supone que la facilidad con la que se comunica ahora con estas enfermeras, toscas y exactas en su trato, también puede agradecérsele aunque no la escuche. Quizá el dolor se va mitigando poco a poco, mientras pasa las manos en una tímida caricia sobre su vientre.

Está sola en este cuarto en penumbra y apenas define el ronrroneo de los autos a la distancia. Ha sido un día intenso de visitas, que no pudo rechazar por cortesía o pereza, qué más da. El suero cae en silenciosas gotas que penetran, también calladas, en su vena rubicunda e inerte. No hay paz en este sitio —medita—, pero al menos se sienta acogida por la higiene y el esmero. Pese a su divorcio, no faltan los amigos, aunque a veces sospecha que se conducen más por lástima que solidaridad. Carmen es su confidente, pero hoy tiene que cuidar a los niños; otra desterrada de la leyenda conyugal.

Acude nítido a la memoria aquel ritual donde ella, sentada en una silla bajita, la observa mientras se acicala para el trabajo. El toque preciso de labial, la elección del rubor y ante todo, sus guiños desde el espejo, en divertida complicidad. Después, la aúpa dulcemente y, colgando de su regazo, la peina sin prisa, con largas pinceladas que son mimos.

Estrenar un vestido bajo su mirada aprobatoria era debutar en el mundo, ufana y sin competencia.

¿Cuántas veces el alivio se invocaba tan sólo verla entrar con el jarabe flanqueado por el te y la magdalena humeantes?

Eso le queda de ella: sensualidad, un semblante difuso, su perfume en oleadas y la disposición de vivir, que no ceja.

Sabemos que el legado materno, que precede a la impronta de sentimientos e identificaciones, discurre por la placenta en forma de anticuerpos. Tanto es el mensaje prístino de inmunidad, que estamos protegidos de incontables infecciones hasta que las vacunas nos refuerzan la memoria linfocitaria. Aparte del epifenómeno, no se había descrito que ese influjo de defensas modulara también la microbiota intestinal al grado de proveer un pertrecho molecular hasta la vida adulta. Un estudio publicado recientemente en PNAS demuestra que la transferencia pasiva de anticuerpos confiere un microambiente protector más allá de la lactancia, y tanto el tejido linfoide como los gérmenes que nos parasitan se benefician de esa primera infusión (<http://www.pnas.org/content/111/8/3074.full.pdf+html>).

Podría decirse que el mensaje de mamá perdura. Metáfora o transfusión, su cuerpo en el nuestro es dote y algo de destino.

La soledad es mala compañera

A su regreso de Carlsbad en aquel verano, había conquistado con sus delicadas cadencias a los aristócratas de Europa. Sus composiciones, que hacían gala de destreza y armonía —sello personal— resonarían a partir de ahora en los jardines reales y se imitarían en numerosas salas de concierto en vuelo a la posteridad.

Su hija Dorotea lo recibió desencajada: durante su ausencia había muerto mamá. "Sufrió poco", alcanzó a decirle entre sollozos. De un golpe, cayó abatido en un sillón del vestíbulo, sin poder llorar.

Esa noche se concentró en los arpegios sublimes del preludio de su suite de Cello # 2, inspirado por "La Sultane" de Couperin y tal vez en identificación con el duelo que suscitara esa obra. En las jornadas aciagas que siguieron, ideó como epitafio la Partita en Re menor, también para un instrumento solo (en este caso violín), notas que replican esa melancolía que lo embargaba. Tenía treinta y cinco años, cuatro hijos huérfanos y una exigua reputación como organista (dado que fue hasta el llamado "renacimineto de Bach" auspiciado por Felix Mendelssohn en 1829 que se reconoció su legado como compositor).

Este ejemplo lírico nos permite ilustrar la tragedia que se cierne sobre un hombre cuando enviuda. Quizá porque la maternidad es de suyo inmortalidad conspicua, las mujeres saben refugiarse en la soledad como una aliada que protege y acoge. Los hombres tendemos —de ahí la fractura edípica— a sucumbir al abandono y no hay espejo que remede la imagen perdida ni interlocutor que suplante la falta de una escucha sensible y complaciente.

En estos derroteros y en reminiscencia de María Bárbara, la primera esposa de Johan Sebastian Bach, habrá que reconocer las causas de los accidentes cerebrovasculares (AVC) en mujeres, muchas de ellas harto prevenibles.

Hipertensión arterial

- En embarazadas con hipertensión, se recomienda aspirina a dosis bajas desde las semana doce.
- Es imperativo tratar la hipertensión durante la gestación (labetalol, nifedipina, metildopa).

- Los inhibidores de renina, ARBs y betabloqueadores no deben emplearse durante el embarazo, pero pueden retomarse después del parto una vez evaluada la función glomerular.
- El riesgo de preclampsia posparto es alto en pacientes con hipertensión previa.
- Las mujeres con toxemia gravídica mantienen un riesgo de desarrollar AVC hasta treinta años después del parto, por lo que deben contralarse otros factores de riesgo cardiovascular (tabaquismo, hiperlipidemia).
- Trombofilia.
- Ante la sospecha de trombosis deben hacerse estudios completos (TP, TPT, proteínas C y S, deficiencia de antitrombina, síndrome antifosfolípidos, mutación G20210A de protrombina, factor V de Leiden, además de un perfil bioquímico exhaustivo)
- Descartar siempre infección, uso de anticonceptivos orales o padecimientos inflamatorios subyacentes.
- Lo ideal es mantener anticoagulación por 6 a 12 meses con antagonistas de la vitamina K (con INR de 2.5 a 3)
- Es deseable considerar anticoagulación indefinida en quienes recurran o hagan tromboembolismo venoso al suspender el tratamiento, o mejor aún, en quines tienen riesgo severo de trombofilia (homocigozia para factores hereditarios o títulos altos de anticuerpos)
- Pérdida fetal recurrente.
- Toda mujer con trombofilia o AVC previo debe recibir heparina de bajo peso molecular (LMWH) durante el embarazo.
- Debe estimarse el riesgo/beneficio de usar LMWH en mujeres con abortos repetidos y datos sugerentes de trombofilia en la familia. (<http://pmj.bmj.com/content/84/991/238.full.pdf+html>).

La historia ha preferido dejar en la penumbra esa muerte repentina de María Bárbara Bach pero, inmortalizada en la *Chacona* y *el Preludio de la suite #2 de Cello*, acompaña en la soledad de sus cavilaciones a aquellos que velan por la salud de otras mujeres heridas en la actualidad (<http://www.youtube.com/watch?v=zUHcRzK-gb0>).

Otrora...not so long ago

Corren tiempos que desconciertan. Antiguos imperios, con aquella adicción por el despotismo, se anexan penínsulas y restringen libertades. Pese al alarde de tecnología, esa que permite ubicar al presunto terrorista bajo una palmera en Medio Oriente, se pierden aviones y se agoniza de hambre en buena parte del mundo. En mi contrición, apelo al lirismo de Bach (https://www.youtube.com/watch?v=ycF8OtRjYlE), al fervor centenario de los Schweitzer o los Mandela (http://www.schweitzer.org/2012/en/work-and-life/biography-long) y al desenfado de las Pussy Riot de todos los tiempos.

Nuestra generación envejece. Como decía un amigo ante el espejo de sus hijos, que se despiden de la adolescencia: "*Nos acercamos peligrosamente a la añoranza por los setentas*". No podemos decir que tomamos las calles o que detuvimos el atropello del capitalismo. El amor libre o la volatilidad afectiva que profesamos resultó un ensayo de sexualidad en efusión que no pudo disfrazar la monogamia y el amor edípico, aunque ciertamente impugnó la represión que se tenía por inamovible. Formamos familias, denostamos de las religiones pero acabamos por abrigar alguna forma de espiritualidad, tan inevitable como el cinismo y el dinero. Crecimos en una atmósfera donde las amputaciones salvaban vidas y los fisiólogos tenían la última palabra acerca de los vericuetos del cuerpo. La biología molecular era cosa del primer mundo y el maleficio de la biología seguiría siendo cosa del tercer mundo.

Freud, Fromm o Jung fueron referentes de lo inconsciente o lo inconsistente, tan aleatorios como próximos, a falta de otro aplomo en el romanticismo que se desvanecía. El triunfo del Viet Minh impugnó el maniqueísmo de la Guerra Fría, que habría de sedimentarse con los añicos del muro de Berlín. Pero quedaron algunos restos flotantes en el Caribe y en los Balcanes, que se ahogaron en la violencia o el exilio.

La idea de una red virtual y de una pantalla parlante pertenecía sólo a los desvaríos de Ian Fleming o Philip K. Dick. Nadie osaba imaginar entonces una computadora en casa o un teléfono inteligente.

Discurríamos entre ideologías con el temor de vernos contaminados o polarizados, sospecho que más por humanismo que por pusilanimidad, ataviados a la usanza de la pequeña burguesía sedienta de intelectualidad.

Hubieron no obstante sensibles pérdidas. Lo que en la jerga militar se denomina *casualties of war*. Lamento ante todo a quienes claudicaron en las drogas o el alcohol: compañeros de armas que se anegaron hasta el quiebre psicótico o dejaron su creatividad en las trincheras.

Luego tuvimos que admitir que lo único admisible era la educación superior. Como rezaba aquel grafitti en la Primavera de París: *La culture es l'inversion de la vie.*

Nos separamos. Los más aventureros o consecuentes optaron por el arte y la economía, con ello han plasmado el mundo de voluntad a expensas del sacrificio. Otros, que no supimos destronar los atavismos, encontramos una veta en el dolor de otros y nos hicimos trashumantes de la enfermedad.

No me quejo. En el horizonte del arte de sanar concurren la necesidad y la pulsión de vida, un ejercicio que inexorablemente ayuda por el acto de escuchar y destejer la madeja del sufrimiento. Malestar del que nunca estaremos exentos...y nos queda la guerra.

PD. Para beneplácito de quienes nos añejamos a despecho, un artículo publicado en *Mayo Clinic Proceedings* este mes reivindica el consumo moderado de alcohol para mantener sano el corazón. Me temo que es la compañía y el humor que exuda una buena mesa, y no sólo el repunte metabólico que insisten en prodigar (<http://www.mayoclinicproceedings.org/article/S0025-6196(13)01002-1/fulltext>).

Podremos perder la entereza, pero no la serenidad. Ternura o pasión, he ahí el dilema.

Devorar por amor

Vio sus ojos tristes y se acercó a mimarla. Eran las diez de la noche y se negaba a comer, presa de una parálisis emocional que evocaba el rechazo de todas sus amigas. "La gorda" había pasado de ser la interlocutora simpática y ocurrente para convertirse en la solterona que estorba. El teléfono dejó de repicar meses atrás.

En los días de la universidad era la primera invitada. Bebía y comía a granel, y con ese mismo desenfado divertía a sus camaradas. Nunca le incomodó ser el bufón del grupo, porque a cambio recibía la constancia y los convites. Evitaba con sigilo las actividades deportivas, pero llevaba la cuenta de todas las proezas de sus compañeros con milimétrica exactitud. Era el referente, se decía.

Pero entonces empezaron a aparecer los novios, los bailes y las reuniones de pareja. Ella arremangó su sexualidad del mismo modo que engullía a oscuras las sobras de la cena. Las golosinas y el fulgor parpadeante de la televisión pasaron a ser sus compañeras, que abarcaban las horas y el silencio.

Su madre la conminaba a la mesa, le insistía que saliera de su ostracismo y que acaso la acompañara como antaño al mercado o a comprar ropa.

—Arréglate —le decía— no tardan en llamarte.

Y en efecto, fue dama de honor en algunas de esas bodas. La modista hizo malabares con el vestido para disimular su corpulencia. Ella hizo lo propio para disfrazarse entre las otras y quedar plasmada en fotos circunspectas e itinerantes que nunca más quiso ver.

Ahora el tiempo perdido y su madre quedan aquí, arropándola en su soledad, justificando todos sus esfuerzos vanos por bajar de peso y retornar al mundo, que ya no la espera.

Los espejos desaparecieron hace años de su vida. "Las básculas son instrumentos de tortura" —solía bromear—. Hasta que la parodia resultó una revelación y no hubo cómo ocultarlo de sí misma.

Arrastra esa culpa y esa vergüenza que no cejan, que la persiguen cada vez que apetece un bocado de más o rehusa ir al trabajo. Frente a su madre come con discreción: esos ojos clavados de forma perenne en cada plato y en su masticación, lenta y resuelta. Usa la misma ropa interior de hace años, que lava, blanquea y cose a hurtadillas; para no acercarse a una tienda de lencería entre miradas de sorna y bochornos. Las páginas de internet que ensalzan la rubicundez le parecen sediciosas y en todo caso insulsas, quizá porque revelan algo que no es posible desfigurar.

Hace unos días leyó que existe la posibilidad de una cirugía que la devuelva al espacio social. Frente a mí, acompañada de su madre que la cobija con sus mimos y su adiposidad, pregunta si esta alternativa le restituirá el afecto.

La cirugía bariátrica no está exenta de riesgos, pero en casos de obesidad mórbida ofrece un beneficio que las dietas —porque se oponen a la matriz misma de la voracidad afectiva— no pueden remediar. No debe sorprendernos que un estudio publicado en línea esta mañana en el *New England Journal of Medicine* proponga un beneficio adicional en quienes no mejoran con dieta únicamente. El estudio analiza los resultados a tres años de 150 pacientes con obesidad (dos terceras partes son mujeres) que se sometieron a gastrectomía en banda o a derivación Roux-en-Y y con ello controlaron mucho mejor su alimentación para perder peso (<http://www.nejm.org/doi/pdf/10.1056/NEJMoa1401329>).

Si bien habrá que esperar los resultados a mayor plazo, partiendo de que es un padecimiento que trasciende la vida, este análisis ofrece un incentivo para quienes, en ese afán por retener aquello que se les escapa cuando debuta la sexualidad, prefieren atragantarse y flotar antes que sumergirse en el deseo.

Retrato de un genocida

Valerie Bemeriki mira a la cámara con mueca de indiferencia. Es una rea calva, que podría ser indistintamente hombre o mujer y, con esos pequeños ojos que se hunden en el rostro rubicundo, pretende expiar su culpa. Hace veinte años, presa de una euforia rabiosa, clamaba por la radio de las Mil Colinas (después denominada "radio del odio"): "¡Hay que cortar los árboles más altos!". Esa arenga de abominación fue el banderín de salida para que los machetes de la etnia Hutu, indignados por el asesinato del Presidente Juvenal Habyarimana, masacraran durante tres meses a la minoría Tutsi, que se podía identificar por su ligera estatura.

El genocidio de Rwanda duró escasamente trece semanas, pero fue devastador: más de un millón de muertos, la inmensa mayoría tutsis y algunos hutus moderados que los intentaron proteger; medio millón de mujeres violadas; poblaciones enteras diezmadas mientras el tiempo se detenía, y todos esos cuerpos arrojados a los caminos, bosques o ríos sin el menor reparo.

Las potencias extranjeras, incluida la ONU, dieron la espalda tan pronto despuntó la masacre. Los soldados abandonaron sus puestos, los cónsules abordaron sus aviones y los jerarcas se cruzaron de manos mientras la sangre de niños, mujeres y hombres inocentes teñía todos los arroyos y surcos de aquel país, abandonado a la bestialidad.

Por si tal afrenta fuera poco, un ejército de expatriados tutsis formaron el Frente Patriótico Ruandés y volvieron por sus fueros. En el verano de 1994 acribillaron a más de cien mil hutus como represalia indiscriminada, mientras las cortes internacionales se tapaban la boca o se sonrojaban de impotencia.

Los médicos sin fronteras, acostumbrados a la pobreza pero no a la barbarie, trataron de frenar algunos crímenes, en tan pequeña escala que acabaron pagando con su vida o con el exilio. Pasarían dieciséis años antes que una comisión independiente declarara que el misil que derribó el avión del presidente ruandés, esa noche del 6 de abril, fue disparado por extremistas hutus que incitaban a la guerra civil y al exterminio de los "árboles espigados".

El calor es sofocante en la prisión de Kigali, donde Valerie insiste en el perdón y ensalza la política de reconciliación que abriga su actual gobierno. El reportero, impávido, reúne la información y se despide, sin preguntar cuanto años más se alargará su condena.

Como otros tantos instigadores —Goebbels en la Alemania nazi, Radovan Karadžić en la masacre de los Balcanes, etc.— esta mujer dictó sentencia sin reparar en los actos de lesa humanidad que siguieron a su proclama. Ahora parece arrepentida, aunque cuelguen tras de sí las sombras de millones de seres humanos que nunca podrán vivir la pacificación.

Quienes estamos en la inopia y atisbamos las guerras desde las pantallas o las páginas terrosas de los diarios, no osamos imaginar qué sería de pronto que una voz —espectro de las radiodifusoras— incitara a nuestra muerte. Que acto seguido, de forma súbita, entraran a nuestra casa hordas de salvajes poseídos por el odio, blandiendo machetes o navajas, para aniquilarnos sin piedad. Para millones de seres humanos esta escena no ha sido una pesadilla o un documental, sino el recuerdo de una pérdida irreparable, cuando se cubrió de noche todo lo que amaban.

Por eso y muchos más relatos como éste, no podemos olvidar —pese a los años o siglos que transcurran— que nuestro núcleo de desprecio, aquel que nos separa para individuarnos y que a la vez nos distingue como únicos e indispensables, es capaz de matar en nombre de lo abominable.

Recordar es dar testimonio.

Morir sin haber amado

En la cuenca del Río Mincio, donde los mosquitos campean en verano, alguna vez el Papa León I "el grande" se atrevió a desafiar a las huestes de los Hunos. El flagelo de Dios venía de destruir Milán y Pavia, arrasando sin piedad a sus habitantes y haciendo gala de la furia que había derramado en Macedonia y a su paso por Tracia y Germania. La leyenda cuenta que León I hizo acopio de humildad y suplicó a Atila que se retirara dejando en paz a quienes otrora se habían ostentado como los conquistadores del mundo. Lo desconcertante es que este hombre, quien había desafiado a todos los ejércitos, se detuviera ante el anciano venerable como si, a decir del historiador (Paolo el Diácono, *Historia Romana*), los apóstoles Pedro y Pablo que flanqueaban al Papa hubiesen incitado mesura en el bárbaro. Pero hay indicios de que Atila ya estaba avisado de que sus hombres de vanguardia habían caído presa de una fiebre repentina que los diezmaba día con día.

Es posible que el osado guerrero haya flaqueado frente a esta noticia, más por temor a que una maldición se ciñera sobre sus tropas que por conocimiento de causa. Pocas semanas después, en su noche de bodas, caía abatido por una epistaxis incontrolable, cuya causa nunca se ha discernido. Se especuló acerca de un sangrado por várices esofágicas, pero Priscio —quien conociera de primera mano al bárbaro— aduce en sus memorias que Atila era acaso un bebedor moderado. Más recientemente, el historiador Michael Babcock sugiere que Atila fue asesinado en su noche de bodas por Gudrun, celosa de los encantos de Ildico, su joven amante, pero sus fuentes son cuestionables (Babcock, 2005).

Hace pocos años, el Dr. Bill Nelems de la Universidad de British Columbia se enteró de que algunos paleoinmunólogos habían descubierto un yacimiento de esqueletos infantiles que, bajo la versatilidad de la reacción de polimerasa en cadena, se identificó que murieron de paludismo justo en los márgenes del Río Po en el siglo V, en fechas que coinciden con la invasión bárbara [450 d.C., ver mapa (Sallares, Bouwman y Anderung, 2004: 311-328)]. Esta coincidencia le permitió suponer que Atila, estoico como se presume que fue ante el dolor o la enfermedad, contrajo malaria en aquella embestida frustrada.

Como colofón, el Dr. Nelems propone que Atila murió por efecto de una trombocitopenia inducida por *Plasmodium vivax* dado que no hay evidencia paleopatológica de dengue o E. Coli enterotoxigénica que ayude en el diagnóstico diferencial. Como sabemos, la trombocitopenia se ha descrito desde 1983 como una manifestación grave del paludismo (Kelton *et al.*, 1983: 832-836), con frecuencia causante de una hemorragia nasal de difícil control (y presumiblemente fatal en la antigüedad). Por último, un estudio reciente indica que la trombocitopenia en estos pacientes es secundaria a fagocitosis de plaquetas mediada por activación celular (Coelho *et al.* , 2013).

Puede parecer un hecho curioso, pero la historia de los hombres está ligada al fracaso y al éxito por mediación de los microbios que nos envuelven y predestinan, mucho más de lo que cabría suponer.

Bibliografía

Babcock, Michael (2005). *The Night Attila Died: Solving The Murder of Attila The Hun.* Berkley Hardcover, en <http://ancienthistory.about.com/od/attilathehun/a/AttilaMurder.htm>.

Coelho, H.C.C., S.C.P. Lopes, J.P.D. Pimentel *et al.* (2013). "Thrombocytopenia in Plasmodium Vivax Infection Is Related to Platelet Phagocytosis", *PLOS ONE*, vol. 8, no. 5: e63410, en <http://www.plosone.org/article/fetchObject.action?uri=info%3Adoi%2F10.1371%2Fjournal.pone.0063410&representation=PDF>.

Kelton J.G., J. Keystone, J. Moore *et al.* (1983). "Immune-Mediated Thormbocytopenia Of Malaria". *J Clin Invest*, no. 71: 832-836, en <http://www.ncbi.nlm.nih.gov/pmc/articles/PMC436939/pdf/jcinvest00153-0056.pdf>.

Paolo el Diácono. *Historia Romana.* Documentada entre 766 y 771 DC.

Sallares, R., A. Bouwman, C. Anderung (2004). "The Spread of Malaria in Antiquity: New Approaches to Old Problems", *Med Hist*, vol. 3, no. 48: 311-328, en <http://www.ncbi.nlm.nih.gov/pmc/articles/PMC547919/pdf/medhis4803-311.pdf>.

Prevenir no es tan difícil

Al ingresar a su habitación, la fetidez nos descolocó. Los internos se miraron entre sí y la enfermera apuró su trabajo de limpieza. Esperamos afuera. Era la segunda ocasión que Doña Eulalia ingresaba por diarrea.

—Una víctima más del abuso de antibióticos —señalé en voz tenue—. Los ojos expectantes se centraron en mis gestos. La mujer se perdía en el horizonte cuando entramos. La cama y la bata inmaculadas, su enfermera como soldado orgulloso de pasar revista. Levanté la carpeta metálica, que dejó caer algunos papeles por exceso. Un joven estudiante se apresuró a recogerlos y ofrecerlos en orden. Bajo el mismo sigilo, revisé el examen solicitado la víspera.

—*Positivo para IgG de toxina A de C. difficile* —dije sin emoción. Algunos entre mi séquito susurraron, otros más apuntaron con denuedo.

Volteó por fin de su abstracción. Nos conocimos meses atrás, cuando las complicaciones de su cáncer de mama la trajeron conmigo, más por desasosiego y duelo que por signos físicos del deterioro que ahora la vencía. Su mirada gris lo dijo todo: impotencia, rabia (contra mí, contra todo dios) y turbación. Me apresuré a explicar que sus factores de riesgo se conjugaban para repetir esta infección, pese al tratamiento adecuado. Mi cortejo dejó de existir para tal intimidad.

—Es usted mayor, Eulalia, tiene cáncer y con ello ha estado hospitalizada más tiempo del que ambos quisiéramos. Además, ha contraído un bicho resistente al Metronidazol. Sí, aquel fármaco que le causaba tanta náusea y que prometí no darle más. El daño en sus riñones tampoco ayuda, así que tendremos que intentar un nuevo medicamento, apenas aprobado en Estados Unidos para tratar casos como el suyo.

Lo último fue un golpe bajo, admito; y sólo entonces caí en cuenta de que me rodeaba una comitiva. Desde la perspectiva del Tercer Mundo, "lo hecho en Roma está bien hecho".

Una vez que se desarrolló la antibioticoterapia a mediados del siglo pasado, las reacciones secundarias en el tracto gastrointestinal han sido motivo de preocupación y gastos excesivos. Diversos mecanismos se han descrito para explicar la diarrea inducida por antimicrobianos, pero la causa más alarmante es la infección por *Clostridium difficile* (Kelly, Pothoulakis y LaMont, 1994: 257-262). En la última década , esta infección se ha multiplicado al 400%, ante todo por el abuso de fluoroquinolonas y cefalosporinas, y también facilitada por pacientes de alto riesgo (mayores de 65 años, debilitados, con neoplasias malignas o con insuficiencia renal). La infección por *C. difficile* (iCd) es hoy la tercera más frecuente de las infecciones intrahospitalarias, sólo superada por las urosepsis asociadas a cateterismo vesical o por las infecciones de herida quirúrgica (Shaughnessy *et al.*, 2011: 201-206).

La iCd se contrae mediante la ingestión de esporas por vectores contaminados: otros pacientes, alimentos, material o personal hospitalario. Como son resistentes al ácido estomacal, las esporas migran al intestino donde germinan en forma vegetativa y producen las exotoxinas A y B que las distinguen. Su germinación es controlada por la microbiota intestinal normal, de modo que al penetrar un antibiótico de amplio espectro que derriba tal barrera, la bacteria prolifera sin control. El problema radica en que la iCd se ha convertido en una nueva epidemia, incluso con casos contraídos fuera del ámbito hospitalario (Freeman, Bauer, Baines *et al.*, 2010: 529-549).

La tasa de infección actual es de 12.8 por cada mil hospitalizaciones en adultos (cifra que casi se ha triplicado desde 2001) con una mortalidad superior al 12% en pacientes mayores de 65 años (Steiner, Barrett y Terrel, 2012). Sabemos que los casos de iCd adquiridos en la comunidad constituyen actualmente la cuarta parte de la incidencia, estimada en 20 a 30 casos por 100,000 habitantes (Lessa, Gould, McDonald, 2012: S65-S70).

Las guías de tratamiento proponen metronidazol por vía oral para casos leves a moderados, vancomicina para infecciones más graves y una combinación de vancomicina y metronidazol IV cuando se complica con ileo o megacolon tóxico (Cohen, *et al.*: 431-455). Pero se ha detectado una cepa hipervirulenta denominada BI/NAP1/027 que es resistente al tratamiento convencional con estos dos antibióticos.

El problema radica en que las recurrencias son del orden de 35% y pueden aumentar hasta 65% cuando se suman elementos adversos (véase tabla 1).

TABLA 1. FACTORES DE RIESGO PARA RECURRENCIA DE ICD

Inmunidad celular alterada
Edad avanzada
Respuesta inadecuada a la antitoxina
Puerperio
Leucopenia
Enfermedad debilitante
Hospitalización prolongada
Coinfección
Quimioterapia
Insuficiencia renal
Disbiosis (flora colónica alterada)
1.Terapia antimicrobiana concomitante

2. Episodio previo de iCd
3. Tratamiento con metronidazol
C. Gravedad del cuadro inicial
1. más de tres evacuaciones
2.Admisión hospitalaria por iCd
3. Proteína C reactiva elevada, leucocitosis
D. Otros factores
Uso crónico de inhibidores de bomba Na-K, antiácidos o bloqueadores H2.

Fuente. Eyre et al. 2012: S77-S87.

Recientemente, el trasplante de microbiota intestinal ha resultado en beneficio relativo (curación de 81% contra 31% de vancomicina en un ensayo abierto) y tanto la FDA como la EMA han aprobado un nuevo macrólido, Fidaxomicina, con efecto bactericida, que tiene una tasa de absorción baja y actúa contra cepas resistentes de *C. difficile* al suprimir la RNA polimerasa microbiana, con un espectro limitado y sin perjuicio de enterobacterias o levaduras que pueblan normalmente el colon (Biedenbach, Ross, Putnam y Jones, 2010: 2273-2275).

Nada de esto transpira por supuesto frente a Eulalia, quien me deposita —sin acuse de recibo— nuevamente su confianza.

Le extiendo un saludo y una sonrisa discreta, mientras me alejo con mi séquito a cuestas. Ambos somos testigos de esta contumacia por amparar la vida, aunque resulte difícil sostenerla.

Bibliografía

Biedenbach, D., J. Ross, S. Putnam y R. Jones (2010). "In Vitro Activity of Fidaxomicin (OPT-80) Tested Against Contemporary Clinical Isolates Of Staphylococcus Spp. and Enterococcus Spp", *Antimicrob Agents Chemother*, no. 54: 2273-2275.

Cohen, S., D. Gerding, S. Johnson, C. Kelly, V. Loo, L. McDonald *et al.* (2010). Clinical Practice Guidelines For *Clostridium Difficile* Infection in Adults: 2010 Update by the Society for Healthcare Epidemiology of America (SHEA) and the Infectious Diseases Society of America (IDSA)", *Infect Control Hosp Epidemiol*, no. 31: 431-455.

Eyre, D., A. Walker, D. Wyllie, K. Dingle, D. Griffiths, J. Finney, *et al.* (2012). Predictors of First Recurrence of *Clostridium Difficile* Infection: Implications For Initial Management", *Clin Infect Dis*, no. 55 (Suppl. 2): S77-S87.

Freeman J., M. Bauer, S. Baines *et al.* (2010). "The Changinguing Epidemiology of *Clostridium Difficile* Infections", *Clin Microbiol Rev*, no. 23: 529-549.

Kelly C., C. Pothoulakis y J. LaMont (1994). "*Clostridium difficile* Colitis", *N Eng J Med*, no. 330: 257-262.

Lessa, F., C. Gould y L. McDonald (2012). "Current Status of *Clostridium difficile* Infection Epidemiology", *Clin Infect Dis*, no. 55 (Suppl. 2): S65-S70.

Shaughnessy M., R. Micelli, D. Depestel *et al.* (2011). "Evaluation Of Hospital Room Assigment and Acquisition of *Clostridium difficile* Infection", *Infect Control Hosp Epidemiol*, no. 32: 201-206.

Steiner, C., M. Barret y L. Terrel, L. (2012), "HCUP Projections: *Clostridium difficile* hospitalizations 2011 to 2012. 2012", *HCUP Projections Report #* 2012-01. US Agency for Health-care Research and Quality, en <http://www.hcup-us.ahqr.gov/reports/statbriefs/sb145> (12/11/2012).

Ser o no ser...diferente

La controversia suscitada por las declaraciones ofensivas de un dueño del equipo de basquetbol (un sujeto de nombre argentario, magnate de Los Angeles Clippers) trae a colación el asunto de las diferencias y su repercusión política.

No pretendo que esta noticia, que encabeza los diarios deportivos de nuestros vecinos, atraiga la atención de quienes sufrimos los estragos de la economía o seguimos algo más edificante que una pelota a rayas. Pero nos concierne.

El asunto surgió porque el octagenario, cuyo color de rabo es fácil de inferir, inició en 2010 un desequilibrado romance con María Vanessa Pérez, mexicana de origen y cazafortunas de oficio. Como muchos inmigrantes, la idea de conquistar el sueño americano vino acomodado en este caso por cirugía cosmética y coqueteos con los jugadores de basquetbol profesional, afectos a otras formas voluptuosas que no caben en canastas. María Vanessa podrá pecar de otros defectos, pero no de malos bigotes.

El romance inició en Florida, asiento de indocumentados, donde el Sr. Sterling decidió convertir a la joven debutante en promotora deportiva, imaginemos que debido a sus cualidades de persuasión y seducción. Desde entonces, se le ha visto incontables ocasiones en primera fila al lado de su protector, desplegando sensualidad mientras el equipo —formado casi exclusivamente por atletas de raza negra— conquistaba triunfos hasta alcanzar los playoffs en varias temporadas recientes.

A María, que se cambió hace poco el *nom de guerre* por V. Stiviano (imaginemos que por denostar de sus raíces), le sigue resultando grata la intimidad con los jugadores. Aquí vale recordar que la vida media de una *"groupie"* es relativamente corta, auxiliada por cirugías e implantes, pero destinada al abandono si antes no sucede el milagro de la ascensión matrimonial.

Un conflicto de amantes en ese país donde el ocio hace noticias, se transformó por mediación de TMZ en una primicia de ocho columnas. En la grabación se escucha al mentado señor reclamando a la joven sus desplantes con egregios gladiadores de origen afroamericano y a ella aludir con arrogancia (y por supuesto, conocimiento de causa) a su discriminación racial.

Las razones por la que una conversación privada ganó acceso a la prensa son motivo de especulación, y presumo que también de muchos dólares en acuerdos judiciales.

El presidente Obama se sintió aludido. Con toda razón, cerca del 15% de los estadounidenses (ciudadanos de raza negra) se ofendieron; además de todos aquellos que en la vena de lo políticamente correcto, discriminan en privado. Pero el asunto volvió a mostrar que la diferencia —de raza, de credo, de ingresos— es inherente a la naturaleza humana y que, pese al afán civilizatorio de las sociedades, el odio mana de todas las fuentes, desde la lactancia.

Este personaje, de suyo repugnante, ha discriminado toda su vida. Y no por acostarse de tanto en cuanto con una mexicana trocada en deidad menor, ha dejado de hacerlo. El odio, antes que el amor, define nuestra manera de ver y reconocer a los otros.

La situación ha levantado muchos agravios en un país que apenas hace 70 años no permitía que los negros y los latinos ocuparan asientos delanteros o entraran por las mismas puertas que los ciudadanos de raza blanca. Ello sin tocar de fondo el tema de la esclavitud.

En Latinoamérica las diferencias sociales y raciales persisten y se resisten al cambio. Podremos elogiar a Benito Juárez o a Tupac Amaru, pero en muchos hoteles del mundo actual les negarían la entrada. Quizá valga la pena revisar quienes somos y hasta donde vemos en los extraños rasgos que nos definen: el rechazo, la banalidad del mal o la repugnancia, por muy civilizados que seamos en apariencia.

P.d. Let's give this guy his scarlet letter and then watch as Magic Johnson buys the Clippers, an event that could potentially be the greatest middle finger of recent memory.

Bajo la piel

En la penumbra de la sala de Terapia Intensiva, el silencio se interrumpe sólo con el parpadeo de los monitores y el murmullo de los ventiladores. Son las tres AM y la muerte pasa visita.

El médico de guardia cabecea frente a la última nota y una taza de café frío. Nadie osa interrumpir la brevedad de su sopor. Las enfermeras se mueven con sigilo y revisan a sus pacientes, alguna se distrae con su propia pantalla titilante.

La mujer del cubículo siete es un bulto amorfo. Ingresó hace unos días presa de una infección pulmonar, con criterios APACHE IV y Glasgow desfavorables, aquellos desgloses de signos vitales que configuran lo ominoso.

Como en tantos otros pacientes en estado crítico, la discusión —tras resolver la falla multiorgánica— se centrará en torno al mejor momento para extubarla. Quienes confían en su experiencia, esperarán que la presión positiva sea mínima, que la vigilia se tolere sin ansiedad y, por supuesto, que se hayan esfumado los fantasmas que están noche gravitan por los pasillos.

Otros serán más desconfiados. La inseguridad y las horas de vuelo van de la mano. Buscarán el consenso de los demás, cotejarán una y otra vez el aplomo de la familia (la intensidad de las miradas, la empatía y el agotamiento) y, por fin, cuando brille el sol y todas las condiciones parezcan impecables, se arrojarán sobre el tubo de plástico como para extraer una daga y, si la valentía los asiste, saldrán victorioso de la afrenta.

Pero esta noche la atmósfera es sombría. La doctora en turno intentó lo que parecía obvio y el paciente cayó en paro cardiorrespiratorio. Por fortuna, no les ganó la jactancia y lo intubaron a tiempo. Pero la culpa y la vergüenza flotan en el aire turbio de la UTI, ominosas como los malos parámetros de ingreso.

En efecto, la decisión oportuna de extubar a un paciente es determinante para la eficiencia y la calidad del cuidado intensivo. Mientras más temprano se logre, menor el desgaste muscular, se reducen los riesgos de infección oportunista y el daño endotraqueal y alveolar se minimizan.

Un grupo multidisciplinario de Ottawa acaba de publicar en Critical Care un estudio que analiza la variabilidad de las respuestas ventilatoria y cardiaca como factores que predicen la oportunidad de extubación en estos enfermos.

Tradicionalmente los elementos de juicio para extubación incluyen frecuencia respiratoria, volumen circulante, índice de respiración superficial (llamado índice de Tobin), presión de flujo inicial (100 ms), presión parcial de oxígeno, presiones máximas de inspiración y espiración, así como fuerza de la tos. Con la introducción de modelos de complejidad, se estima que la variabilidad de la frecuencia respiratoria y cardiaca, como indicadores de autonomía, pueden contribuir a valorar un sistema bajo estrés, donde la menor variabilidad sugiere pobre adaptación al entorno. Mediante el análisis de estos parámetros, es posible calcular el periodo óptimo para llevar al paciente a un ensayo espontáneo de respiración (SBT, por sus siglas en inglés) y, en cualquier momento —sin esperar que brillen todos los momios— extubarlo con menor riesgo.

Este estudio, denominado WAVE (*Weaning and variability evaluation*) mostró que en 427 pacientes, sólo el 11.7% fracasó en el intento de extubación y que la variabilidad respiratoria fue el mejor predictor para conseguirlo. (<http://ccforum.com/content/pdf/cc13822.pdf>).

Si estos resultados pueden confirmarse y reproducirse en otros centros, tendremos una nueva herramienta para liberar a los enfermos críticos del yugo vital que los mantiene presos.

Las tribulaciones de los jóvenes

Escucho su falta de entusiasmo, sin distanciarme un instante de su mirada acuosa. La queja constante, el dolor de vivir, y me pregunto en silencio si tenemos respuesta alguna para esta marejada de afectos que lo ahogan, que nos ahogan.

Acude a mí porque, dice: "Te tengo confianza". No sé bien a qué se refiere. He sido médico de la familia por años y es la primera vez que me revela su honda insatisfacción, su pena por la incertidumbre de crecer, la enigmática relación con su padre, que huye sin detenerse al ver que su hijo sufre.

"Lo he intentado dos veces —me confiesa—, pero tuve miedo de tomar las pastillas y me induje el vómito. Nadie se enteró, usted y mi novia son las únicas personas a quienes les he dicho.

Me mueve el impulso de aludir a lo absurdo que es quitarse la vida —Camus mediante—, a filosofar al respecto de los horizontes que se le ofrecen; pero me detengo por respeto y vergüenza. Ayer lo cortó la novia y llora sin consuelo. Nada que yo pueda contrastar abatirá su desazón y su tristeza. Suena mi teléfono, que no contesto pese a la insistencia. Estoy aquí para él y nadie más, esta tarde soy la única luz que brilla en el camino.

Confiamos en que el suicidio es prevenible. Es la tercera causa de muerte en adolescentes en países desarrollados, vinculado en el 90% de los casos a depresión o abuso de alcohol y drogas. En Estados Unidos se calcula que uno de cada 15 adolescentes atenta contra su vida y que existen señales de alarma que anuncian un asomo hacia el precipicio:

Menciones o alusiones a la muerte (no lo obvio, sino lo sutil):

- Pérdidas significativas (generalmente noviazgos, grupos de amigos, familiares o actividades que dejan de disfrutarse)
- Cambios de personalidad (hacia lo sombrío y el aislamiento)
- Cambios en comportamiento (apatía, anhedonia, tristeza, reclusión o rechazo a socializar)
- Impulsividad (sobre todo si es una rasgo acentuado o reciente)
- Temor a perder el control (confesado entre dientes o a sus pares)
- Baja autoestima (queja constante, autodevaluación)
- Poca esperanza en el futuro o falta de incentivos

Pese a lo evidente de estos indicadores, la experiencia demuestra que ni los padres, ni los maestros, y acaso algún amigo cercano lo detectan, hasta que ya es demasiado tarde.

En 1931, el Director de la Clínica Tavistock de Londres, Dr. Crichton-Miller, escribía:

> Suicide is man's great retreat from life. He has recourse to it when he feels no longer able to endure suffering in the present or pain in the future. It is therefore a failure of adaptation and constitutes a final regression from reality. The motives underlying suicidal acts are numerous and complex. It is impossible to ascertain them with any degree of certainty unless we are intimately acquainted with the patient's psychic life.

Es cierto. Sin conocer la vida íntima de un paciente es aventurado suponer que conocemos sus motivaciones para arrancarse la vida. Podremos intuir qué falta, pero no de qué manera y profundidad es el hueco. Lo relevante es que cuando el sujeto busca ayuda, se trata de estar ahí. Dejar las distracciones, detenerse, escuchar con aplomo y sin ofrecer respuestas indulgentes o preconcebidas.

El sufrimiento afectivo, como insinuaba Goethe en "Las penas del joven Werther" merece un respuesta del lector, pero no la rebuscada o la condenatoria —menos aún la frase lapidaria (¡!)—. Quien pende del abismo quiere tiempo y contención, no más de lo mismo.

Somos extraños, incluso ante el espejo, y si tenemos un pequeño espacio para reconciliarnos con la vida, más vale que sea lo suficientemente estrecho y cómodo para albergar al otro.

http://psychologybenefits.org/2013/09/23/prevent-teen-suicide/

Un tesoro escondido

Para la maestra Carmen Uribe,
con gratitud.

Las tardes heladas de la campiña resultaron propicias para terminar su regalo. Atareado como estaba por las exigencias del príncipe, se dio tiempo para seleccionar los acordes e impregnarlos de virtuosismo.

Tenía en mente a su ahijado cuando entró al recinto con la partitura. Había dedicado largas horas del invierno a precisar la forma y elegir con cuidado los ritornellos. El primero se modulaba en la tónica como una sonata para dar paso al solista, anticipando la destreza del intérprete. Su amigo podría alardear ante la corte y reconocerse sobre el dominante pero no urgido por él, al grado de aprovechar este movimiento para introducir sus recursos melódicos.

Mientras caminaba esa mañana plomiza a orillas del Wulka, repetía en silencio el tema que aflora en el ritornello 3 y el siguiente solo, como el despuntar de la primavera: una y otra vez el esfuerzo de los elementos por desperezarse del frío, del dominante.

Había decidido que sólo escribiría algunos conciertos y se volcaría en las obras sinfónicas, no tanto por cumplir con Esterházy sino por gravitar en el estruendo que le ofrecía la Naturaleza. La música lo despertaba con una pasión que había que plasmar sin demora.

Este invierno le había dictado su destino. Gradualmente se alejaría de los convencionalismos que imponía Mozart para ocupar su propio pedestal en la Historia. A punto de cumplir treinta años se sentía solo, falto de una musa que lo estimulara y acompañara en sus desvelos. Delante estaba el traslado a Esterháza, que Nikolaus apuraba en construir tras la muerte de su hermano y su ascensión al trono. Con ello, la promesa de ejercer de Kapellmeister en el centro del Imperio; otro Versalles, pero tan lejos de Viena como la arrogancia de sus compositores.

Weigl lo recibió arropado en un abrigo de piel, convaleciente de un resfriado. Se disculpó por su apariencia descuidada y le ofreció té con un gesto dócil, que revelaba su soltura como instrumentista. El compositor apartó la taza con delicadeza y le ofreció la carpeta, destacando la dedicatoria. Joseph Wiegl, el único cellista en la pequeña orquesta de la corte húngara, era un hombre de pocas palabras. Con la mirada enrarecida por la emoción, recorrió las primeras páginas sin aliento. Se había perdido en el horizonte de esas notas delineadas como un prodigio. Podía imaginar cada arpeggio con la fuerza que vertía el compositor, la impetuosa entrada en Do mayor, la intrincada tonalidad y sobre todo, el solo del segundo movimiento que aludía exclusivamente a él; una muestra de amistad sin reparos.

—Me conmueves, Franz —dijo al fin, la voz entrecortada—. Esperas mucho de mi.

Coincidieron en su llegada a Eisenstadt, y desde entonces habían trabado una estrecha complicidad, de espaldas a la petulancia de los otros músicos, que adulaban al príncipe frívolamente. Del subalterno de Gregor Werner no se pretendían lisonjas, pero su lealtad estaba a prueba en cada creación, así como dirigir la orquesta para deleite de sus patronos. Su contrato, sellado un año atrás, era lapidario: se esperaba que al servicio de la familia Esterházy "se conduzca de manera ejemplar, absteniéndose de cualquier familiaridad y de toda vulgaridad al comer, beber o conversar. Sin dispensar con el respeto asignado, y actuar con rectitud e influir en sus subordinados para preservar tal armonía...".

Pese al denuedo que ambos invirtieron en el proyecto, y tras muchas veladas de refinamiento y ensayo, el concierto no se tocó más de tres veces en el Schloss, asfixiado por el amplio repertorio de la orquesta real, que se resistía a destacar un solista por encima del resto.

Dos siglos después, hurgando en la arrumbada biblioteca del Museo Nacional de Praga, el musicólogo Oldřich Pulvert se topó de lleno con el preciado tesoro, desempolvado entre las obras que le correspondía catalogar. El concierto para Cello en Do (Hob. VIIb: 1) de Haydn se considera galante en el mejor estilo del clasicismo, pues combina un discreto balance de temas al tiempo que comunica arrebatos líricos y virtuosismo en la interpretación. Si quedó enterrado para la posteridad es porque responde a la metáfora de que Mozart trascendió allí donde Haydn no rindió tantos frutos, y sus conciertos para piano, clarinete y trompeta descollaron en su madurez, cuando era reconocido en toda Europa por su bagaje sinfónico.

Señalado como uno de los grandes descubrimientos del siglo XX, este primer concierto, otrora opacado por el Concierto en Re, y oculto en el polvo del olvido, vio la luz apenas hace cincuenta años. Quizá esperó a que la sociedad, exaltada por la magia de Casals, Rostropovich y Jacqueline Du Pré, y con una escucha más dedicada tras la vasta embriaguez del romanticismo, supiera apreciar su ímpetu y su galanura.

Posdata. Hasta ese fortuito hallazgo en 1961, la única noción que se tenía del célebre concierto para Cello databa de una recopilación que Haydn hizo en 1765 para probar al príncipe Nikolaus que hacía su trabajo con diligencia. De naturaleza frágil, el compositor sufrió diversos padecimientos a lo largo de su vida, ante todo una poliposis nasal que le incomodaba mucho durante los cambios de estación. El recuento de su muerte, cuando las tropas napoleónicas entraban a Viena, sugiere que padeció de enfermedad microvascular cerebral e insuficiencia cardiaca. Había recibido un homenaje precedido de la presentación de su oratorio "La Creación" al que asistió en silla de ruedas, acompañado de Beethoven, Salieri y otros destacados compositores. Murió cuando languidecía la primavera de 1809, ignoto del destino de su concierto para Cello en Do.

https://www.youtube.com/watch?v=eU5KdY_04kU

La torre de Babel

Se queja de vivir en una ciudad tan contaminada, del desamparo y la inseguridad, de la escasa empatía que ha percibido en los médicos, del costo de los estudios endoscópicos y reiteradamente, de continuar con esta tos que le arrebata el sueño.

Es una mujer tensa, que hurga de tanto en cuanto en su bolso o reordena los exámenes que ha desplegado sobre mi escritorio, sin esperar objeción alguna. Tras despotricar de la segunda gastroscopía que a su juicio lastimó sus cuerdas vocales y sólo incrementó la ronquera, guarda al fin silencio y me observa detenidamente.

Ante mí en secuencia hay una serie radiológica, una manometría esofágica, las fotos de sus repetidas endoscopías, con un CD riguroso para cada evento y —¿por qué no?— una tomografía de tórax, con una detallada interpretación que termina subrayando el "normal para su edad".

Es difícil atinar en este punto si nadie la ha escuchado toser o si ella ha dejado de escuchar en retaliación a sus interlocutores. Me deja la impresión de que quienes la han atendido (sin atención, desde luego) pasaron por alto su queja principal (el motivo de consulta) y se perdieron en el marasmo de los exámenes que se sentían obligados a prescribir (hipótesis de nulidad) para acallarla. Parece un diálogo de sordos, como se suele decir, pero ellos al menos intentan leer los labios.

En la parábola bíblica lo que destaca es el engreimiento de los hombres por acercarse al cielo, una afrenta común en la mitología que remite a la contrición y a la obediencia.

<http://www.biblegateway.com/passage/?search=Genesis+11:1-9>.

En el trabajo terapéutico, el sometimiento exige el pago de una deuda y promueve una responsabilidad que excede los límites del quehacer clínico. Si algo hemos aprendido de la era tecnológica, donde la información está al alcance de todos —deformada o petulante, pero de cualquier forma accesible— es que nadie detenta la verdad absoluta. Los médicos hemos recibido un muy merecido baño de humildad y los pacientes se han apoderado de sus cuerpos y sus destinos, de los que nunca debieron renunciar en aras de una saber inexacto y apenas cobijado en las adiciones estadísticas. Lo que denominamos verdad científica es acaso el cúmulo de evidencias refutadas y replicadas por la experiencia, en distintas latitudes y bajo la mayor objetividad de la que disponemos como especie inquieta y dada a las generalizaciones.

Pero el caso individual, que de sobra tomamos como ejemplo o excepción, no tiene paralelo y reviste una perspectiva única de la vida y de la muerte. Aprendemos de los pacientes, suelen ser el mejor texto de que se dispone. Con frecuencia, contradicen los dogmas y las expectativas que derivamos de la información, cada día más exigua por precisa, por muchas revistas y opciones en línea que se consulten.

La diferencia en la paciente que nos ocupa no es que faltara el estudio de eosinófilos en esputo, que trajo por fin el diagnóstico de NAEB (bronquitis eosinofílica no asmática), descrito hace 25 años pero ignorado tanto como otros síntomas, bajo el lastre de los estudios paraclínicos. Su padre había muerto de asma cuando era una niña pequeña y más que la carga genética o la "normalidad" encubierta, el lenguaje oculto en su historia, el idioma no descifrado, era el miedo a morir que esta tos le convocaba.

Presumo que se fue medianamente satisfecha, como quien derrota a un gigante con aspas de molino; quizá pudimos detener la rueda de la fatalidad por un momento, para sabernos útiles y atónitos.

PD. Para los lectores deseosos de saber que entraña una tos que no se supo traducir, les incluyo este vínculo ilustrativo: <http://journal.publications.chestnet.org/data/Journals/CHEST/22039/116S.pdf>.

"Mi bebé tiene reflujo"

Es un signo de los tiempos: la ansiedad de las madres que reverbera con cada vómito o reacción cutánea, que crece al ritmo de los cólicos o bajo el peso de la letargia del lactante. Los pediatras pierden la cabeza, los ensayos y errores se suceden, mientras el pequeño llora y fragmenta la noche en trozos.

En buena medida, la inmadurez del sistema nervioso autónomo y la precariedad con la que se va poblando de microbiota el intestino, hacen del bebé un sujeto frágil y propenso a las alteraciones inmunológicas. Como barrera protectora ineficiente, su pared intestinal aún no tiene la versatilidad ni los recursos de una mucosa adulta, además de que la inmunidad innata es sólo una trinchera para delimitar lo propio de lo extraño. Ante tal desamparo, la leche y el cobijo materno son su primera línea de defensas. Por eso se ha insistido tanto en la importancia de esta diada (mamá-bebé: pecho-impronta) en la protección del espacio interior respecto del entorno y sus inevitables agresiones.

Además del consabido (y sobrediagnosticado) reflujo gastroesofágico, un tema que nos ocupa, que suscita muchas dudas y pérdidas de tiempo —y de cabeza— son las alergias tempranas. Por supuesto, la mayoría de los casos de hipersensibilidad vienen tras la ablactación (es decir, la introducción de otros alimentos distintos de la leche materna). Pero, ¿qué pasa cuando el bebé alimentado al pecho materno muestra signos de intolerancia alimenticia?

Este tipo de rechazo, estrechamente vinculado al entorno afectivo que se yergue entre madre e hijo, parece derivado de las macromoléculas que se absorben en el intestino del bebé cuando traga la leche de mamá. En efecto, se han detectado componentes de leche de vaca, huevo, trigo y cacahuates en la leche materna. La metáfora del rechazo no escapa a estas reflexiones de carácter biológico.

La dermatitis atópica es la manifestación más común durante la lactancia, ocasionalmente asociada a intolerancia alimenticia. Las reacciones de hipersensibilidad inmediata (como la urticaria o la anafilaxia) se han documentado en relación a la leche materna, pero son más esporádicas que las molestias gastrointestinales. Éstas incluyen cólicos e inflamación del colon y algunas manifestaciones bien descritas como la esofagitis eosinofílica con gastroenteritis (ESOES) o el síndrome de enterocolitis inducida por proteínas alimentarias (EPA!) [las abreviaturas son para recordarlas fácilmente].

La exposición a leche de vaca pueden producir síntomas agudos (de minutos a dos horas después de tragarla) tales como urticaria, congestión nasal, vómito y hasta anafilaxia; pero no es excepcional observar signos tardíos como diarrea con sangre o vómito recurrente. La congestión nasal como síntoma aislado es una manifestación común de la alergia alimenticia, ante todo por clara de huevo, trigo o leche de vaca.

La proctocolitis alérgica se presenta antes de los seis meses de edad (típicamente entre dos y ocho semanas de nacido) con evacuaciones diarreicas, teñidas de sangre y moco en bebés alimentados al seño materno o con fórmula, que por otro lado parecen sanos. La diarrea franca es rara, pero puede causar sangrado rectal que se confunde con fisuras anales. La leche de vaca o de soya pueden generar este síndrome, y conviene eliminar los alimentos sospechosos en la dieta de mamá. Cerca del 60% de los lactantes con sangrado rectal tienen EPA! y deben diferenciarse de enterocolitis virales (Norovirus, enterovirus, Rotavirus) si persisten después de tres días de suspenderse el ofensor.

En contraste, la ESOES se caracteriza por inflamación recurrente de esófago, acompañada de síntomas de reflujo pero sin respuesta a los tratamientos convencionales. Otros datos incluyen rechazo al amamantamiento, vómito, irritabilidad y disfagia (dolor al tragar). Algunos niños pueden impactarse, mostrarse nauseosos o con dolor abdominal repetido que parece inexplicable en un lactante de pecho.

Por último, la EPA! es un trastorno digestivo por hipersensibilidad (mediada por IgE) habitualmente provocada por leche de vaca o soya, pero también por ingestión de arroz, avena o vegetales en bebés menores de tres meses. Se presenta con vómito agresivo, en proyectil, de forma aguda, antes de tres horas de ingerir el alergeno en cuestión. Puede conducir rápidamente a letargia, deshidratación y en casos extremos, hasta choque hipovolémico. La diarrea puede aparecer unas horas después de ingerir estos alimentos.

¿Cómo se diagnostican estos padecimientos?

A diferencia del reflujo gastroesofágico o la inexperiencia de la madre, que suponen un poco de olfato clínico y otro tanto de ensayo y error, las alergias alimenticias requieren una detallada historia familiar (investigando alergias o trastornos autoinmunes), pruebas cutáneas y exámenes serológicos. Los estudios de intolerancia alimenticia (VeriTest o similares) son sugerentes pero no diagnósticos y pueden dar falsos positivos, sobre todo en dermatitis atópica. Algunos casos pueden requerir de endoscopía con toma de biopsia para detectar eosinofilia. Un método simple de diagnóstico es el reto de alergenos, que consiste sencillamente en eliminar los alimentos más conocidos (leche de vaca, trigo, avena, frutos secos y soya) en la dieta materna por dos a cuatro semanas y, en caso de reducirse las molestias digestivas, introducirlos de nuevo para despertar la sintomatología. Si esta prueba de desafío (*challenge test*) es evidente, la conducta a seguir es restringir los alérgenos en tanto se mantenga la lactancia. Ello dará seguridad a la madre y redundará en comodidad en su labor nutricia.

Huelga decir que la prueba debe hacerse bajo supervisión médica, de preferencia en el hospital, a fin de mantener una vigilancia de seis horas, especialmente si se sospecha EPA!

No todos los lactantes reaccionan a las trazas de comida materna en la leche, y la secreción mamaria de proteínas potencialmente alergénicas es bastante errática. Pero si existe la sospecha de que la fuente de alergia es la lactancia, se recomienda hacer esos cambios en la dieta de mamá antes que intentar fórmulas o sustitutos orgánicos.

Si la madre deja de tomar leche de vaca, requerirá suplementos de calcio así como vitaminas A y D, pues la leche materna es deficiente en estos oligoelementos. Las alternativas para bebés alérgicos a leche de vaca que han dejado el pecho materno, son las fórmulas hipoalergénicas (con base de aminoácidos) que toleran hasta un 90%, dado que las fórmulas parcialmente hidrolizadas no previenen las alergias.

Pese a los mejores esfuerzos por evitar comidas de riesgo, los accidentes pueden ocurrir. Las reacciones anafilácticas pueden tratarse con autoinyectores de epinefrina y un plan de emergencia disponible en casa. La dosis recomendada es de 0.01 mg/kilogramo de peso en niños (comparada con 0.3 a 0.5 mg en adultos) que pueden repetirse cada 5 a 20 minutos mientras se acude a una sala de emergencias pediátricas. Este es un medicamento riesgoso y sólo se usa en situaciones de anafilaxia grave con riesgo de muerte. Existe en presentaciones de 0.15 mg o 0.3 mg de epinefrina en autoinyectores de marca EpiPen, Adernalick o Auvi-Q. Pero el pediatra u el alergólogo deben determinar la cantidad, oportunidad y seguridad de su uso en caso de reacciones alérgicas. La dosis baja se recomienda en niños de 10 a 25 Kg de peso (22 a 50 libras) y la dosis de 0.3 mg en quienes pesan más de 25 Kg (55 libras).Por supuesto, deben ponderarse los riesgos contra el beneficio potencial de usar un autoinyector en casa.

Cómo ablactar al lactante alérgico

Existe poca evidencia científica de que retrasar la introducción de alimentos sólidos previene alergias. La lactancia materna o las fórmulas hipoalergénicas se recomiendan hasta los 4 a 6 meses de edad. En ese momento, pueden intentarse cereales o vegetales y algunas frutas (manzana amarilla, pera, plátano) , pero siempre considerar que el bebé con EPA! está menos preparado desde el punto de vista digestivo. En este última caso, es mejorar esperar hasta que cumpla seis meses de edad. Si se toleran estos primeros alimentos, después de cuatro a seis meses, pueden probarse granos, legumbres, pollo y pescado de manera gradual. Dejando para después del año de edad la carne, el huevo y las mezclas de alimentos naturales. Nuevamente, los bebés con EPA! pueden ser alérgicos a una multitud de componentes proteicos y en ellos es preferible evitar granos, pollo y huevo hasta cerca de los dos años de edad, bajo consejo del alergólogo.

Lo determinante es que no existe una sensibilización mediada por anticuerpos IgE, porque este fenómeno determina el riesgo y la dificultad para reintroducir alimentos, tales como leche de vaca, huevo, leguminosas o soya, que tiene mayor potencial alergénico.

Las alternativas de leche (basadas en granos o soya) generalmente no tienen el mismo valor nutricional que la leche entera de vaca o las fórmulas vitaminadas. Existen en el mercado bebidas de avena enriquecidas, que aportan calcio y vitamina D, pero no son suficientes en proteínas o grasas. Lo mismo pasa con las leche de arroz o grano, cuyo contenido proteico es pobre. Las leches de otros mamíferos (cabra o borrego) no son necesariamente mejores ni menos riesgosas.

La mayoría de los niños con alergia a leche de vaca logran tolerarla gradualmente después de los siete años de edad, y sólo aquellos con niveles de IgE específica mayores de 50 kUI/L o con historia de anaflilaxia deben programarse más lentamente y a dosis más esporádicas hasta su aceptación. El eczema atópica también cede hacia la edad escolar, pero pueden evidenciarse recurrencias con detonantes no específicos, tales como los cambios de clima, las separaciones emocionales o las presiones académicas.

Cuando un bebé rechaza la leche materna, nos dice algo de lo extraño que está penetrando su ser, desamparado, dependiente y obligado a la existencia, bajo un signo de improbabilidad.

La alergias son fenómenos inmunológicos, su fisiopatogenia no está a discusión. Pero ante el drama que sacude de angustia a la madre, habrá que escuchar qué falta, qué extrañeza se suscita en este encuentro, tan vital para cualquier ser humano, y a la vez tan enigmático.

Mensajes prácticos

- Las reacciones alérgicas a comida son raras, pero pueden presentarse desde la lactancia al pecho materno.
- Incluyen reacciones de hipersensibilidad inmediata (como ronchas o urticaria) o fenómenos tardíos, como dermatitis eccematosa, proctocolitis, ESOES y EPA!
- El eczema atópico es común en la infancia y sólo en un tercio de los casos puede relacionarse a alimentos.
- El diagnóstico de alergia a comida se basa en la historia médica, y las pruebas en sangre o piel sólo son necesarias cuando hay duda en la causa. En algunos casos, el reto con los alimentos sospechosos puede ser útil.
- Es fundamental eliminar la comida ofensora, ofrecer alternativas, y emplear antihistamínicos bajo supervisión del alergólogo.
- La leche de vaca es responsable de la mayor parte de las alergias en bebés alimentados al seno materno.

- El pronóstico de estos padecimientos es favorable, si se tratan con cuidado y mesura. Introducir alimentos antes de tiempo es un error habitual.

Bibliografía

Arvola, T., T. Ruuska, J. Keranen, H. Hyoty, S. Salminen y E. Isolauri E. (2006). "Rectal Bleeding in Infancy: Clinical, Allergological, and Microbiological Examination", *Pediatrics*, no. 117: e760-e768.

Boyce, J.A., A. Assa'ad, A.W. Burks *et al.* (2010). "NIAID-Sponsored Expert Panel. Guidelines for the Diagnosis and Management of Food Allergy in The United States: Summary of The NIAID-Sponsored Expert Panel Report", *J Allergy Clin Immunol*, no. 126: 1105-1118.

Gerrard, J.W. (1979). "Allergy in Breast Fed Babies to Ingredients in Breast Milk", *Ann Allergy*, no. 42: 69-72.

Jarvinen, K.M. y A. Nowak-Wegrzyn "Food Protein-induced Enterocolitis Syndrome (FPIES): Current Management Strategies and Review of the Literature". *J Allergy Clin Immunol Pract*, no. 1: 317-322.

Lake, A.M. (2000). "Food-induced Eosinophilic Proctocolitis", *J Pediatr Gastroenterol Nutr*, no. 30 Suppl: S58-S60.

Monti, G., L. Marinaro, V. Libanore, A. Peltran, M.C. Muratore, L. Silvestro (2006). "Anaphylaxis Due to Fish Hypersensitivity in an Exclusively Breastfed Infant", *Acta Paediatr*, no. 95: 1514-1515.

Nowak-Wegrzyn, A., H.A. Sampson, R.A. Wood, S.H. Sicherer (2003). "Food Protein-induced Enterocolitis Syndrome Caused by Solid Food Proteins", *Pediatrics*, 111(4 Pt 1): 829-835.

Ohtsuka, Y., K. Jimbo, E. Inage *et al.*, (2012). "Microarray Analysis of Mucosal Biopsy Specimens in Neonates with Rectal Bleeding: is it Really an Allergic Disease?", *J Allergy Clin Immunol*, no. 129: 1676-1678.

Papadopoulou, A., S. Koletzko, R. Heuschkelet al (2014), "ESPGHAN Eosinophilic Esophagitis Working Group and the Gastroenterology Committee. Management Guidelines of Eosinophilic Esophagitis in Childhood", *J Pediatr Gastroenterol Nutr.*, no. 58: 107-118.

Sampson, H.A. y C.C. McCaskill (1985). "Food Hypersensitivity and Atopic Dermatitis: Evaluation of 113 patients", *J Pediatr.*, no. 107: 669-675.

Sicherer, S.H y F.E. Simons (2007). "Section on Allergy and Immunology, American Academy of Pediatrics. Self-injectable Epinephrine for First-aid Management of Anaphylaxis", *Pediatrics.*, no. 119: 638-646.

Simons, F.E. (2007). "Anaphylaxis in Infants: Can Recognition and Management Be Improved?", *J Allergy Clin Immunol.*, no. 120: 537-540.

Sorva, R., S. Makinen-Kiljunen, K. Juntunen-Backman (1994). "Beta-Lactoglobulin Secretion in Human Milk Varies Widely After Cow's Milk

Ingestion In Mothers Of Infants With Cow's Milk Allergy", *J Allergy Clin Immunol.*, no. 93: 787-792.

Tan, J., D. Campbell, S. Mehr (2012). "Food Protein-induced Enterocolitis Syndrome in an Exclusively Breast-fed Infant—an Uncommon Entity", *J Allergy Clin Immunol*, no. 129: 873, author reply 873-874.

Troncone, R., A. Scarcella, A. Donatiello, P. Cannataro y A. Tarabuso, S. Auricchio (1987). "Passage of Gliadin into Human Breast Milk", *Acta Paediatr Scand*, no. 76: 453-456.

Vadas, P., Y. Wai, W. Burks y B. Perelman (2001). "Detection of Peanut Allergens in Breast Milk Of Lactating Women", *JAMA*, no. 285: 1746-1748.

Ahora sí

Expuestos ante el mundo por nuestra incapacidad para inculcar el respeto a los niños, ahora sí hacemos actos de contrición. Tras la advertencia de la OCDE, diversas autoridades educativas promueven una política que prevenga el abuso de pares ("Bullying"), un término que es más frecuente que el porcentaje de reprobados en las escuelas primarias de México.

Pareciera que nuestros escolares han sido imbuidos de un espíritu agresivo. ¿Qué estará pasando en los colegios (se afirma que en su mayoría son privados) para que esos angelitos se transformen incomprensiblemente en depredadores?

La pregunta no es retórica, porque los hogares de este país —ahogado en la espiral de violencia de cualquier comunidad— apuntalan su inocencia frente a la incompetencia de las escuelas. La santa madre SEP se ha hecho con la culpa social y asegura que destinará presupuestos para aplacar tan diabólica epidemia.

Las imágenes no están exentas de dramatismo. Niños golpeados con lujo de serie televisiva; niñas ultrajadas como en cualquier secuestro de los que suelen reproducir los periódicos; vándalos que esconden los puños; mentiras y decepciones. Pero ante todo, padres atónitos por lo que no ven en sus propias casas.

La violencia no es gratuita. Los niños, como todo ser humano, se identifican con los rasgos de carácter que ven reiterados en sus figuras de referencia. "¡No te dejes! ¡Tú golpea antes!". Son dictums y aprobaciones en especie. Las nalgadas, bofetadas e insultos son a su vez afirmaciones de conducta que se validan y se hacen extensivas en otros ámbitos.

"¿Si no me escuchan, por qué tendría yo que hacerlo con mis compañeros o maestros?", podría decir cualquier estudiante cansado de la distracción e indiferencia que transpira en casa.

Los amigos se vuelven cómplices y los débiles, presas accesibles. En una cultura de lo individual y lo efímero, que privilegia la acumulación de recursos por encima de la solidaridad, es necio sorprenderse de que los niños antepongan el poder al respeto.

Ensuciar las aceras, irrumpir en el orden o pasarse un semáforo en rojo, escupir, arrojar colillas o estropear áreas públicas, sobornar, evadir... Ejemplos a diario de cómo aprendemos y enseñamos a darle la espalda a las leyes y transgredir los límites de la convivencia. Hablando de semáforos, qué sintomático es que la luz amarilla (ámbar, sentenciaban los olvidados reglamentos de tránsito) sea sólo una extensión de la vía libre y no una advertencia para detenerse.

Como factor añadido, la pobre respuesta a la escalada de agresiones, la sorda complicidad con la corrupción que acarrean políticos de cualquier signo y la convalidación de los excesos de los gobernantes, que se arrogan el derecho a robar, marcan los destinos de los ciudadanos, desde que nacen hasta que logran asombrarse. Todos sabemos que los hijos de las oligarquías irrumpen en los "antros" rodeados de guardaespaldas haciendo alarde de un poder prestado que nadie objeta.

Y ¿nos preguntamos de dónde surge el tan traído bullying?

Lo hemos prohijado: todos sin excepción. En silencio o en represalia, objetando de la educación pero sin exigir a cambio que en nuestro microcosmos se lea más, se escuche con atención, se hable y reflexione antes de golpear, se alcancen consensos antes que castigos.

La incomprensión y la violencia son reflejo de un afecto primitivo, que se queja con berrinches y manotazos porque no recibe lo que aduce merecer. Es equivalente al llanto del bebé que descubre con odio y animadversión que es distinto, y que le ha sido sustraída la satisfacción plena y gratuita. Así como el lactante, que advierte al diferenciarse que el pecho no está ahí para su privilegio, sino que pertenece a otro y tendrá que esforzarse y esperar —maniatado por el deseo— a que llegue y lo sacie.

Un niño que lastima o se atreve a vejar a un semejante, con frecuencia ante la aprobación de otros que comparten su sadismo, repite una historia que ha visto escenificada en su marco de referencia, en contubernio o impasibilidad, aunque se omita.

Antes que esperar que los ministerios de educación levanten el cetro para repartir sanciones y predicar en el desierto, hagamos conciencia en la cocina y las recámaras de nuestro hogares: saquemos la basura, dejemos a un lado las pantallas que nos distraen de toda emoción, y restituyamos el espacio al interés mutuo. Ante todo, revisemos qué tanto de nuestra violencia cotidiana se filtra en las mochilas cuando despedimos a los hijos cada mañana.

Adaptarse y crecer

El recuerdo de esas alocuciones que despertaron su curiosidad como estudiante de Medicina no cesan de asombrarlo. Aquella mañana, el profesor se veía poco entusiasta, en contraste con otros días donde el tema lo apasionaba y la hora de clase se iba sin sentirlo. Hoy se pregunta si la discusión acerca del cáncer le tocó alguna fibra personal, si en casa alguien sufría un diagnóstico ominoso o su impotencia estaba detrás de lo incurable, más cercano de los que sus alumnos entonces podrían inferir.

El gesto fue —según recuerda— un tanto descalificador, porque él había visto morir a su abuela con un cáncer gástrico, el llanto opaco de su padre ante el féretro y ese negro resplandor que enlutaba la vida con desconcierto. Un cementerio siempre tendrá tal sombra enigmática, donde yacen los ancestros, venerados o repudiados, polvo del polvo que no será fértil jamás. Una vez que cayó la última pala de tierra seca y en silencio dieron todos la espalda a la tumba, volteó anclado de la mano de su madre, mientras se alejaba, quizá entendiendo por primera ocasión el sentido de la melancolía.

Ahora el maestro repetía: "No es que el cáncer sea una enfermedad mortal, lo que pasa es que no le alcanza el cuerpo".

Esa versión económica y boba nunca le convenció. La admiración que otrora por tales sentencias se fue diluyendo a medida que aprendía mecanismos fisiopatológicos y disipaba sus propias dudas sobre la complejidad humana.

Años más tarde, un querido maestro sufrió una astrocitoma, como si una maldición cayera en reproche por su inteligencia: Ícaro y Apolo en versión fatalista. Y después, con el tiempo, él mismo fue sacudido por una neoplasia maligna, a la que atribuyó —bajo el sesgo punitivo que deja la educación religiosa— un castigo por su tabaquismo y sus desaciertos. Como si las moléculas se ordenaran para cobrar el diezmo.

Miró a través del neblumo espeso de esa tarde y estableció las conexiones simbólicas de su carrera académica, los hilos rotos de la familia, y sus éxitos, efímeros como todo lo que alimenta el ego. Una enfermera entró sin anunciarse a la habitación y se disculpó por rescatarlo de sus delirios. Con tacto firme pero suavizado por su voz casi maternal, se dejó tomar la presión y la temperatura, sonriendo. La siguiente dosis de quimioterapia vendría enseguida, pensó. Otro pequeño tropiezo en la inmensidad del éter, donde crecer es adaptarse o morir.

Hace unos días, leí con interés que la revista *Cell* publicó la aguda observación de que las células neoplásicas se adaptan a las condiciones de bajo aporte sanguíneo, bloqueando los mecanismos antitumorales del hospedero. Este proceso puede ser incluso más eficiente que la angiogénesis, porque supone la secreción de serpinas, moléculas que inhiben la plasmina y los ligandos de Fas destinados a matar por apoptosis al cáncer. El modelo fue implementado en el microambiente neuronal, donde se presume que la neoangiogénesis no es tan selectiva y las metástasis, a diferencia de los tumores primarios, se ven obligadas a recurrir a procesos de adaptación celular para garantizar su sobrevida.

Además de mostrarnos que tenemos que ser más creativos para frenar el crecimiento de ciertos tipos de cáncer, este ejemplo nos habla de la metáfora inevitable de la vida, obligada a vencer desde su ingenuidad a la pulsión de muerte.

Les adjunto el artículo y la reciente editorial en *New England Journal of Medicine*:

<http://www.cell.com/cell/abstract/S0092-8674(14)00092-0>.

<http://www.nejm.org/doi/full/10.1056/NEJMcibr1402407?query=neurology-neurosurgery>.

Nada es inocuo

Sentados en una habitación bajo luz tenue, la música no es estridente pero opaca la conversación. Gonzalo ha encendido el segundo porro y se miran entre sonrisas, exhibiendo la estupidez a que los somete el enervante. Fulguran los ojos entreabiertos y farfullan con bocas pegajosas acerca del fin de curso. El aire se enrarece cada vez más y la voz sepulcral de Plant se ahoga entre los acordes que flamean contra el tiempo, el requinto de Jimmy Page.

Álvaro se regocija de las segundas vueltas. "Un año perdido", dice, entre risotadas bobas.

Joaquín lo mira sin emoción y se sume en un pesar que no se acalla. Hace un año internaron a su hermano mayor en una clínica de rehabilitación, tan sórdida que dejó de visitarlo hace meses.

Era un chico lleno de inquietudes, con un brillante futuro —solían decir— por su afición y destreza con las matemáticas. De la fruición por la hierba pasó a las anfetaminas y después al ácido lisérgico. Una mañana despertó profiriendo aullidos desde su cuarto, y apenas alcanzaron a detenerlo cuando saltaba por la ventana, asegurando que los perros de Tíndalos lo perseguían como al personaje de Lovecraft.

Su paranoia alcanzó en pocas horas proporciones de escándalo. La familia nunca se recuperó de esa fractura y su padre vive ahora en otra ciudad; manda algún dinero exiguo que no alcanza para comer y mucho menos para pagar la clínica. Han tenido que empeñar los autos, las joyas y las escasas obras de arte que parecían valiosas. Entre lágrimas, se pregunta donde comenzó este declive.

Ante el auge que ha despertado el consumo lícito de mariguana en diversos estados de la Unión Americana, en los países del Benelux y ahora en Uruguay, me sumo al mensaje de cautela emitido por la Dra. Nora Volkow, directora del Instituto Nacional del Abuso de Drogas en Bethesda. El consumo aparentemente controlado de estupefacientes puede aliviar la tensión creada por las redes de narcotráfico en países de paso o de cultivo, pero no reducirá el índice de adicciones ni atenuará los efectos psicosociales que derivan de su dispendio.

Como bien señalan los autores del artículo en cuestión, el problema es que la mariguana no es inocua y su daño a la salud (fundamentalmente mental y emocional) está bien documentado. Más aún, los adolescentes que se ven compelidos a usarla para integrarse al grupo y no verse excluidos son los de mayor riesgo por su volatilidad y falta de predicción. El paso "casi natural" es experimentar con drogas más estimulantes, tal como se busca transgredir los límites y aventurarse en nuevos retos.

Es iluso suponer que se puede "controlar" el consumo con base en reglamentos permisivos o elegantes. La adicción NO es resultado solamente de disponer de una droga, sino es el producto agregado de la angustia no resuelta y de la ausencia de perspectivas (laborales o emocionales). Por cierto, un mal endémico en las sociedades urbanas de nuestro tiempo.

Si la mariguana ha ayudado a pacientes terminales, bajo quimioterapia o con epilepsia y esclerosis múltiple, no ha sido porque se disponga de plantíos en todos los espacios disponibles, sino porque se ha implementado en el marco de un cuidado médico, supervisado y acreditado científicamente.

Nada es más ajeno a la naturaleza humana que la regulación, somos animales de deseo y necesidad. Si abrimos la caja de Pandora, habrá que aprender cómo exorcizamos a nuestros propios demonios y cómo, para quien quiere experimentar con su cuerpo o con su mente, deben haber razones y no pocos obstáculos.

Redención

Los tres se miran, advierten que han sudado durante más de noventa minutos y apenas se han movido de sus lugares. El parpadeo de la televisión los libera de la hipnosis y Braulio se atreve a comentar que nos salvamos. Los elogios para el portero se suceden. Las condiciones adversas, el equipo anfitrión y, no obstante, salieron intactos de esta afrenta. Sobre la mesa yacen los recipientes vacíos de "chatarra", como suelen bromear; al fin y al cabo son mecánicos.

Están visiblemente alcoholizados. A ambos lados de la mesa, flanquean los ceniceros rebosantes de colillas. Restos de comida apelmazados bajo sus zapatos manchan el piso con grasa y aceite. Efrén no puede sostenerse en pie y se derrumba estrepitosamente sobre el sillón de caucho, las botellas de ron vuelan en pedazos. Más acá de la sorpresa, los compañeros se percatan que un hilo de sangre mana de su boca inerte. No hay tiempo para llevarlo al hospital, coinciden en silencio. Torpemente, Felipe intenta maniobras de resucitación, pero sólo consigue hacer vomitar al hombre que agoniza. Un hedor tibio invade el ambiente, mientras se escuchan los gritos de auxilio y cae la tarde, entre nubarrones de desaliento.

Cuando llega por fin la ambulancia, no hay nada que hacer. Efrén, cargando a cuestas su diabetes y su hipertensión, afirmaba siempre que el alcohol le impedía tener un infarto, como su padre y su abuelo, hombres de campo y bebedores ocasionales. La mujer lo abandonó años atrás, incapaz de contender con su alcoholismo y su indolencia. "Tal vez lo mató la soledad —dice Braulio, con voz grave—. Al menos no vio perder a la selección.

El asunto del consumo de vino para atenuar el riesgo cardiovascular se ha visto ratificado por los resultados parciales del estudio Advance, recientemente publicados en *Diabetes Care*. Los autores de este protocolo internacional han observado que la ingesta moderada (menos de siete copas de vino por semana) parece reflejarse en un mejor control de la hipertensión y la diabetes en pacientes de buen nivel cultural.

Cabe señalar esta premisa, porque los participantes —y que terminan— los estudios multicéntricos de esta índole, suelen ser pacientes bastante apegados a los lineamientos del protocolo, estables en su enfermedad y seguimiento, además de conscientes de los beneficios potenciales implicados en su "buen comportamiento"; es decir, distan mucho de semejarse a nuestro personaje, cuyo abuso de carbohidratos y licor lo convierten en un potencial candidato para riesgo coronario desde el inicio del partido.

Puede ser que los dioses nos vean con buenos ojos ahora que estamos de plácemes y celebraciones, pero nada garantiza que nuestras arterias (cerebrales o cardiacas) sepan de qué se trata cuando las inunda en una marejada la euforia, el colesterol y la adrenalina.

Aquí la referencia al estudio señalado, motivo de más de un entrecejo fruncido.

Blomster, J.I., S. Zoungas, J. Chalmers *et al.* (2014). "The Relationship between Alcohol Consumption and Vascular Complications and Mortality in Individuals with Type 2 Diabetes", *Diabetes Care*, no. 37: 1353-1359.

Acuérdate de Acapulco

Como se desprende de la Teogonía de Hesíodo, la titán Mnemosyne hizo el amor durante nueve noches con Zeus, procreando a las musas que los hombres veneran en su quehacer artístico. En el mito órfico, también Mnemosyne figura como la garante de aquellos que al reencarnar retenían la memoria de su vida previa, a diferencia de quienes bebían del río Lethe y olvidaban todo cuanto habían experimentado y presenciado.

Los recuerdos forman la estructura afectiva del sujeto, al grado que el deterioro cognitivo deja a quien lo padece a merced del instante, con exiguas ataduras emocionales, sin vigencia y sin futuro, presa de un pasado deshilachado y evanescente.

En ese tenor, Freud postuló que la percepción y la memoria son dos polos del aparato psíquico, ungidos por el afecto, que los matiza al tiempo que los mantiene distantes. En aquella disquisición (Carta 52 del 6 de diciembre de 1896), propuso que nuestra mente está organizada mediante un proceso de estratificación, donde los residuos de nuestros recuerdos son re-transcritos a la luz de nuevas circunstancias, desde la conciencia hasta la vaguedad del universo inconsciente. Pero que en buena medida, los recuerdos que solemos denominar traumáticos se mantienen excluidos de la recapitulación merced a un mecanismo de represión, que puede ser disuelto selectivamente con el trabajo de análisis, siempre y cuando se establezca un vínculo (transferencia de afectos) que permita su reedición sintomática.

Por anacrónico que parezca el método, la premisa sigue vigente: no hay recuerdo accesible sin el anzuelo del afecto, no hay conciencia de las lesiones emocionales sin un nuevo amanecer, que disipe la niebla de la represión en pos de una reflexión —a veces súbita, y con frecuencia inexplicable— en el marco de una relación terapéutica, ceñida por la intimidad y la paciencia. Afecto al fin.

Cuando Eufrosina mira por la ventana se ausenta aún más, ha perdido la alegría que tenía impresa en su nombre. La encefalitis herpética le arrestó la memoria y reconoce apenas a sus interlocutores por los labios, que contempla absorta mientras se mueven y no descifra. Las palabras han dejado de tener resonancia en su conciencia. A veces ríe a borbotones y uno espera que regrese de su letargo emocional, pero nada sucede; observa sus manos y vuelve a su rincón al margen del mundo y de las horas.

En línea con este caso desafortunado, que demuestra la fragilidad de nuestra vida interior, un concepto que nos intriga es la llamada memoria inmunológica. ¿Dónde recae?, ¿cómo se renueva?, ¿qué instrumentos la seleccionan?

Todos sabemos que una infección o su equivalente atenuado, una vacuna, inducen la generación de anticuerpos que a su vez previenen otra embestida del virus porque lo neutralizan a tiempo. Tan conspicuo es este mecanismo, que se ha establecido como norma de salud pública la inmunización para todos los niños, además de los refuerzos en poblaciones de riesgo (embarazadas, adultos mayores, viajeros, etc.). Nadie objetaría que esta política de salud ha salvado vidas, tanto como ha permitido erradicar epidemias y es la norma que promueve una generación sana. Más aún, es de las pocas estrategias en Medicina que han resultado costo-efectivas sin discusión.

Desde el marco teórico, nos seguimos preguntando dónde radica tal virtud que hace que el repertorio celular sea tan preciso y eficiente. Dado que los anticuerpos son instrumentados por células plasmáticas, diferenciadas en secuencia de linfocitos activados, esa función tiene que asentarse en una población que migra y se replica en compartimentos de selección clonal.

Si bien esta noción es muy aceptada, la demostración experimental de que existen células estratificadas para cumplir su misión de memoria, no se había publicado con claridad hasta hace unos días. La idea prevaleciente es que los linfocitos T de memoria (positivos para los marcadores CD4, CD25 y CD69), presuntamente activados, están listos desde la médula ósea para incorporarse al torrente sanguíneo y facultar la respuesta inmune ante un nuevo embate infeccioso.

Sin embargo, diversos investigadores de Berlín acaban de mostrar que en realidad tales células T de memoria se encuentran en reposo (fase G_0 del ciclo celular) pero que están sensiblemente enriquecidas para reaccionar contra los patógenas que suscitaron su replicación original. Esto demuestra que la versatilidad de nuestra memoria inmunológica radica en la selección clonal, no sólo en el potencial de activación de las células implicadas en la respuesta inmune.

La metáfora que deriva de este minucioso estudio es que guardamos en nuestro bagaje de recuerdos aquello que capitaliza lo mejor de nuestras capacidades, sea para diferenciarnos del microcosmos que nos rodea o bien para definir nuestra identidad. Nacemos endebles, nos encontramos como náufragos y, ¡ay María Bonita!, recordamos para vivir.

Decepción

Un golpe de realidad, la frustración se digiere con amargura. Impotencia, tan cerca y tan lejos. La historia de un pueblo que se aferra a una recién adquirida esperanza y la ve desvanecerse frente a la persistencia y la adversidad. Un legado que recala entre la noche triste y la caída de Tenochtitlán.

Es de noche y a la luz tenue de una vela, Eusebio se quita la camiseta teñida de otros tonos de verde, merced a las manchas de guacamole y cerveza.

Ha viajado tres horas en autobuses atiborrados de caras largas. Está de nuevo hambriento e iracundo. Es la doceava ocasión en la semana que se va la luz y para colmo, olvidó pagar el gas con la fiebre futbolera. Una lluvia incómoda repica en el tejado de lámina y le impide conciliar el sueño. Querría pegarle a alguien, desquitar su rabia, pero el barrio duerme y sólo aúllan los perros.

Bajo el fregadero agrietado, entre trapos y cacharros, distingue un envase de refresco y olfatea su contenido. Presa del desamparo, duda antes de ingerir el aguarrás.

En su letargo tóxico, sueña que todo es triunfo y garantía. Los amigos acuden a mesas repletas de viandas y celebran con música estridente sin reparar en el tiempo o el despilfarro. No hay orden, la ley ha dejado paso a la parranda y todos se abrazan henchidos por el gozo o la reparación. Un sol cálido se yergue sobre el alboroto y comparten a manos llenas el licor y el deseo.

El resplandor de la sala de Urgencias y un certero dolor en el pecho lo despiertan. En ausencia de familiares o responsables, alguien que no lo dio por muerto lo trajo en vilo, benefactor anónimo.

Más allá de su tragedia, amaneció lloviendo. Los vecinos se sacuden el desencanto, la morosidad y las gotas de lluvia en marcha a la realidad. Algunos optan por desdeñar el último anhelo, otros rememoran cada detalle de la derrota, mientras edifican, sirven, enseñan, pintan o taladran.

Afuera del cubículo donde yace Eusebio, un camillero le muestra su pantalla móvil a un compañero. La escena muestra a un personaje uniformado que sostiene una copa ante un desértico monumento a la independencia. Al pie del montaje, dice: ¿Dónde están todos? Me salí cinco minutos antes.

—Siempre nos quedamos a cinco minutos —dice el segundo.

—No exageres —replica con desdén el otro—, vinimos a trabajar. Lleva a ése al quirófano.

Se alejan. Nadie le dice que va a pasar o cuándo. Es otra vez un niño indefenso, maltrecho; resentido del mundo y en espera de lo que no habrá de suceder.

El tacto y el manoseo

Llega a mi atención una discusión eslabonada de forma virtual por colegas estadounidenses. El título ya sugiere mucho respecto de la práctica de una Medicina de corte fóbico y defensivo: *Is hugging patients appropriate?*

Recordemos que la cultura de nuestros vecinos del Norte, tan sujeta a una moral maniquea, ha conducido a un distanciamiento profesional que a veces es recomendable pero que en ocasiones se tiñe de frío y desafecto.

La enseñanza tradicional de la Medicina no invita a dirimir estos tópicos porque se considera que son poco académicos o bien porque se estima que cada estudiante es libre de actuar con sus pacientes en su mejor interés. ¡Como si ungirse del carisma hipocrático invalidara la sexualidad!

Desde luego, todo encuentro clínico establece contacto físico. Comenzando por el saludo, que suscita un roce y una asertividad inmediatos, hasta el examen físico, cuyo eje sustancial es poner en juego las destrezas del médico para desentrañar los signos que integran el padecimiento del enfermo. Si bien la mirada, el intercambio de ideas y la recolección de datos patológicos o incidentales da lugar a una intimidad y una evaluación preconsciente de deseos y expectativas, es el contacto corporal en la privacidad de la sala de exploración lo que reviste más cuidado y mayor veleidad de los sentidos.

El paciente se desnuda —o por lo menos se deshace de su vestimenta habitual y se expone— ante la mirada, la escucha y la palpación del médico. En esa instancia, es un ser completamente vulnerable (y recíprocamente dispuesto) a los dedos y ojos de su examinador. Uno puede remontarse con la imaginación a situaciones de mucha fragilidad, cuando no había manera de responder a las caricias, pero tampoco a los gritos o los golpes de un adulto. De tal magnitud es la atadura y la indefensión a la que se somete un paciente.

En otras palabras, el enfermo está a merced del buen o mal juicio de su médico. Y aunque parezca una apostasía, es también sujeto inadvertido de sus deseos. Si por cualquier razón el doctor se imagina seducido, atraído o insinuado a un acercamiento con tintes eróticos (y aquí entiéndase por erotismo toda vida de relación urdida por el deseo amoroso), puede trasponer esa tenue línea que lo separa del principio de beneficencia y la satisfacción de sus necesidades afectivas.

La consulta se define en términos operativos. A saber, *a*) el paciente tiene un malestar; *b*) elige —si está en sus posibilidades— al especialista que mejor responde a este problema de salud; *c*) se dispone a pagar; y *d*) a cambio de eso, espera una atención esmerada tendiente a la resolución del mal que le aqueja.

Este esquema es verdadero para cualquier forma de atención clínica, psicoterapéutica o quirúrgica. Sus variantes (es decir, los terceros pagadores, las mutualidades, la seguridad social, etc.) sólo delinean configuraciones más o menos arbitrarias del ejercicio de la asistencia, pero no escapan a tales premisas elementales del quehacer por el bienestar humano.

Si el médico se ciñe a esta estructura, verá que el paciente no está ahí por sus atractivos personales o su capacidad de seducción, si bien puede inferir que ha depositado (transferido) en él virtudes que quizá escapan a la realidad. *No sé que haría sin usted*, *¡Qué manos tiene, doctor!*, *Me urgía verlo* son frases habituales en el territorio clínico, pero no implican una declaración de amor en el sentido lato, sino una expresión de desamparo frente a un individuo a quien se le asignan capacidades sobrehumanas para la cura.

En el psicoanálisis, estas demandas afectivas, con mayor o menor énfasis histérico, se producen todos los días y son, exquisitamente, el material con que se trabaja para subrayar (interpretar) al paciente sus deseos y la necesidad que tiene de gratificarlos, al precio que sea. Por eso el trabajo analítico no puede ser reducido o confinado a ciertos desenlaces, porque se fundamenta en la relación transferencial que el paciente, desde la penumbra de su neurosis, hace del analista, *quien se abstiene* y con ello auxilia al paciente para resignificar la perversión o angustia que concita su deseo sexual.

Pero el quehacer médico no pasa por ahí, desafortunadamente. Se presume que por el solo hecho de desmembrar cadáveres, ejercitar los sentidos y vestirse de blanco, los practicantes de Medicina se tornan inmunes a los "placeres de la carne" y que pueden sublimar sus instintos para depositarlos en la vida familiar o académica.

No tenemos estadísticas confiables, mucho menos en un país donde los abusos sexuales se ocultan por vergüenza o falta de responsabilidad legal. Pero es un hecho innegable que en muchas consultas se han transgredido los marcos éticos que presuponen el cuidado y el esmero por proteger la fragilidad de los pacientes. La mayoría de los casos implican mujeres jóvenes en manos de médicos del sexo opuesto, que exceden sus habilidades de palpación y terminan en caricias. Que tal abuso de confianza pueda reciprocarse o al menos percibirse con ambigua gratitud, no invalida el hecho de que es una violación del juramento hipocrático y una flagrante infracción de la ética más elemental de la atención al prójimo.

Lo monstruoso es que no haya castigos ni provisiones acordes a esta transgresión de la intimidad. Que pasen desapercibidos, salvo para la víctima; otros tantos crímenes impunes.

Ante la pregunta de si es permisible abrazar a un paciente, conviene recordar que el cariño es una forma de atención humana, tan deseable como una buena prescripción o una cirugía sin complicaciones. Pero saludar con cordialidad, despedirse con un beso o tocar con ternura son artificios del quehacer clínico, no su hechura fundamental. Lo esencial en el cuidado de un enfermo es proporcionarle una salida a su padecimiento, digna, tan expedita como sea posible; y si eso no está al alcance, brindarle la mejor atención y garantizarle el menor sufrimiento. Todo lo demás, amor o gratitud, es accesorio.

PD. Les incluyo aquí el vínculo de la discusión aludida.

<http://www.medscape.com/viewarticle/827267?nlid=60303_763&src=wnl_edit_medp_imed&spon=18>.

De vuelta

Ahora que todos los mitos fracasaron y ganó el esfuerzo, podemos volver los ojos a la verdad. La franja de Gaza bombardeada sin descanso, mientras la derecha israelí clama su derecho a masacrar en nombre del expansionismo. Sarkozy y Berlusconi imputados, en tanto los tiranos de cartón de Latinoamérica se mofan de toda justicia y se retiran con cuentas abusivas en Suiza o las Caimanes. Muerta Nadine Gordimer, la libertad en la literatura llora y la venera. Fallecido Charlie Haden, el jazz dejará de tener —al menos por ahora— ese toque de melancolía que emanaba de su contrabajo, en contraste con Charles Mingus o Ron Carter. España y el Reino des-Unido dan cuenta de sus diferencias, entre proclamas de secesión y ambivalente adhesión a una Europa que siempre los ha mirado con recelo. Y más acá, en tierra de nadie, seguimos esperando que la riqueza se reparta de esas cuantas manos que la amasan desde cualquier conquista.

Al menos, una noticia reveladora. Dos estudios sugieren que las placas de amiloide que caracterizan la enfermedad de Alzheimer pueden ser detectadas en fase temprana mediante pigmentos (en especial, la curcumina, que le da su tinte al curry) en los nervios ópticos de pacientes con deterioro cognitivo. Los hallazgos preliminares fueron presentados en la Conferencia Internacional sobre Alzheimer en Copenhagen. La premisa es que tal detección oportuna puede ofrecer medidas de soporte neurológico y tal vez, en algún futuro incierto, tratamientos que frenen el despeñe al olvido.

Debe ser la nubosidad recurrente, pero el mundo parece triste, no sólo en Buenos Aires.

El pedregoso rumbo de las vitaminas y el riesgo cardiovascular

En la década de los treinta, no bien sanadas las heridas de la Primera Guerra Mundial, los científicos europeos y norteamericanos se despacharon a investigar el papel de los suplementos vitamínicos en la nutrición humana (Welsh, Davis, Shaw, 1992: 6-11; Applegate, Grivetti, 1997: 8695-8735). Los descubrimientos pioneros del escorbuto (The Discovery of Ascorbic Acid), el raquitismo, la anemia perniciosa y la anemia macrocítica (Hoffbrand, Weir, 2001: 579-589) dieron pie a esta frenética búsqueda del superhombre.

Las dosis, mecanismos bioquímicos y enclaves moleculares responsables de tales efectos benéficos han sido motivo de incontables publicaciones a lo largo de estos ochenta años, pero la idea motriz sigue siendo la misma: encontrar fuentes de vigor, rejuvenecimiento y prevención integral de enfermedades que puedan aislarse de la Naturaleza (Jian-Ming, Lin, Qizhi, Chen, 2010: 840-860).

Junto con la euforia de los antioxidantes, ciertos indicios de prevención —que ameritan discriminarse del simple cambio de estilo de vid— se han encontrado incidentalmente en diversos productos, derivados de fuentes vegetales o animales, con mucho sesgo positivista y poco apego a los lineamientos de Popper (Popper,1959).

Así, por ejemplo, la idea de que los ácidos grasos Omega-3 y Omega-6, fundamentalmente ácidos eicosapentanoico (EPA) y docosahexanoico (DHA) extraídos dle aceite de bacalao, tienen propiedades específicas en la prevención de procesos cardiometabólicos, ha sido reiterado con algunas evidencias epidemiológicas, pero ante todo ha devenido en culto popular (Kris-Etherton, Harris, Appel, 2002: 2747-2757; American Diabetes Association, 2014: s14-s80).

Sin embargo, nada se compara a un ajuste de prioridades, que conjugue ejercicio regular, supresión del tabaquismo o alcoholismo, reducción de grasas y carbohidratos en la dieta, moderación con los cárnicos y una vida menos sedentaria, productiva y en lo posible, creativa y estimulante.

Visto así, a pocos seres humanos se les ofrece tan halagüeña alternativa y quizá debemos ser económicos ahí donde la urgencia de un ingreso, la insalubridad del entorno o la escasa disponibilidad de alimentos dictan sentencia (National Institute of Healt, 2011; Müller, Krawinckel, 2005).

En ese tenor, la insistencia en modificar los márgenes de hiperlipidemia, avalada en gran medida por la voracidad de la industria farmacéutica, ha observado marcados tropiezos. El último de ellos, motivo de este reporte, es la evidencia de que el colesterol de alta densidad (HDL) no es determinante para el riesgo coronario, y que los intentos de modificarlo con niacina a un costo prohibitivo —dado que se requiere laropiprant para evitar los bochornos que induce esta vitamina— han sido como mínimo erráticos.

La vitamina B3 o ácido nicotínico es un nutriente esencial que aumenta el colesterol HDL por sus efectos en apolipoproteína A1 o el transportador cassette que liga ATP, y con ello aumenta el transporte reversible de los ésteres de colesterol. Dado su efecto neto en la reducción de LDL y aumento del HDL se prefiguró que atenuaría el riesgo cardiovascular en individuos de mediana edad.

Dos estudios recientes, que incluyeron más de 25 mil sujetos, demostraron que pese a la elevación porcentual de HDL en condiciones óptimas de dieta y punto de partida, la disminución de eventos coronarios (isquemia o infarto del miocardio) no fue significativa a cuatro años de empleo sostenido. En cambio, los efectos secundarios fueron notablemente incómodos para quienes consumieron la fórmula de niacina-laropiprant. Incluso se reportaron casos con fibrilación auricular atribuibles a estos fármacos.

En virtud de tales hallazgos, es pertinente señalar que no todo lo que brilla es metal precioso y que la modificación del colesterol HDL no basta para mitigar el riesgo coronario.

De nuevo la dieta, mantenerse activo, usar estatinas o secuestradores de sales biliares en quienes son intolerantes, así como preparaciones de aceite de pescado, son los únicos recursos con que contamos para evitar morir de una descarga al corazón. Salvo que, viviendo en las llanuras de Latinoamérica o bajo el sol inclemente de la tundra africana, un accidente más violento, en la precariedad de la vida, nos tome por asalto.

Bibliografía

American Diabetes Association (2014). "Standards of Medical Care in Diabetes", *Diabetes Care* 37, no. supplementary 1 (enero): S14-S80.

Applegate, Elizabeth A. y Louis E. Grivetti (1997). "The Search for the Competitive Edge: A History of Dietary Fads and Supplements", *The Journal of Nutrition,* vol. 127, no. 1 (mayo): 8695-8735, en <http://jn.nutrition.org/content/127/5/869S.full.pdf>.

Bazinet, Richard P. y Michael W.A. Chu, (2014). "Omega-6 Polyunsaturated Fatty Acids: Is A Broad Colesterol-Lowering Health Claim Appropriate?", *Canadian Medical Assocation Journal,* vol. 186, no. 6 (noviembre): 434-439.

Hoffbrand A. V. y D. G. Weir (2001). "The History of Folic Acid", *British Journal of Haematology,* vol. 113, no. 3 (junio): 579-589.

Jian-Ming Lü, Peter H. Lin, Qizhi Yao y Changyi Chen (2010). "Chemical and Molecular Mechanisms of Antioxidants", *Journal of Cellular and Molecular Medicine*, vol. 14, no. 4 (abril): 840-860, en <http://www.ncbi.nlm.nih.gov/pmc/articles/PMC2927345/pdf/nihms227586.pdf>.

Kris-Etherton P.M., W.S. Harris, L.J. Appel (2002). "Fish consumption, fish oil, Omega-3 fatty acids, and cardiovascular disease", *Circulation*, vol. 106, no. 21 (noviembre): 2747-2757.

Mozaffarian, Dariush y Jason H.Y. Wu (2011). "Omega-3 Fatty Acids and Cardiovascular Disease. Effects on Risk Factors, Molecular Pathways, and Clincial Events", *Journal of the American Collage of Cardiology*, vol. 58, no. 20 (noviembre): 2047-2067.

Müller, Olaf and Michael Krawinckel (2005). "Malnutrition and Health in Developing Countries", *Canadian Medical Association Journal*, vol. 173, no. 3: 279-286, en <http://www.ncbi.nlm.nih.gov/pmc/articles/PMC1180662/pdf/20050802s00038p279.pdf>.

National Institute of Healt (2011). "Global Health and Aging", *National Institute of Health*, no. 11 (octubre), en <http://www.nia.nih.gov/sites/default/files/global_health_and_aging.pdf>

Popper, Karl (1959). *The Logic of Scientific Discovery*. New York: Basic Books.

s.A., The Discovery of Ascorbic Acid, en <http://www.acs.org/content/acs/en/education/whatischemistry/landmarks/szentgyorgyi.html>

The HPS2-THRIVE Collaborative Group (2014). "Effects of Extended-release Niacin with Laropiprant in High-risk Patients", *The New England Journal of Medicine*, vol. 37, num. 3: 203-212, en <http://www.nejm.org/doi/pdf/10.1056/NEJMoa1300955>.

Welsh Susan, Davis Carole y Shaw Anne (1992). "A Brief History of Food Guides in the United States", *Nutrition Today*, vol. 27, num. 6, (noviembre-diciembre): 6-11.

Cuando las vacas vuelan

Anoche soñé con la casa donde crecí. Por inaudito que parezca, la ciudad era segura y silenciosa (no toda, desde luego. Pero el barullo se confinaba al centro y las grandes avenidas). La barda que circundaba mi jardín apenas cubría los hombros de mi padre y saltarla era un reto cotidiano, como escapar de una prisión accesible por todos sus flancos.

Solíamos ir a pie las tardes de verano a comprar mazapanes con chocolate en una pequeña mercería en el barrio, bajo el sobrentendido de que nuestros confines acababan justo ahí, en la orilla próxima de los arroyos que lo separaban del mundo. Nunca pregunté por qué, era un límite tácito y bastaba.

La dueña nos atendía afablemente (otra perplejidad de nuestro tiempo) y recibía las monedas atesoradas con sudor que completaban el precio requerido entre todos. Alguna vez nos regaló una pieza de más y nos sentimos conquistadores del lenguaje de las ofertas.

En una ciudad como esta, los barrios de suyo eran bastante extendidos, e imperceptiblemente se fueron haciendo ajenos y amorfos con los años. Entonces cabían tres equipos de futbol —cada uno limitado a su calle, territorio inviolable— y con esa rivalidad disputábamos la primacía. Éramos acaso cinco jugadores titulares, los mayores; mientras al borde de la acera esperaban las reservas, nuestros hermanos y hermanas, que llegaban a participar cuando el triunfo se daba por sentado. Nadie se ofreció a uniformarnos, así que el mejor arreglo era portar camisetas o suéteres del color más próximo a nuestro emblema. El obsequio de cumpleaños o Navidad por excelencia era un balón, que sirviera de aportación y orgullo del equipo.

Cada rincón, cada terreno abandonado era nuestro, por acuerdo y fantasía, donde escondíamos las reliquias de nuestras andanzas (una vieja placa de auto, trofeos desechados, lámparas en desuso).

Conocimos la violencia en las disputas territoriales, nada más. No se hablaba de secuestros o tráfico de drogas, y prevalecía la ingenuidad sobre cualquier tragedia que no fuera relevante a nuestra inmediatez o al barrio. La televisión —en blanco y negro, vetada antes de las cinco de la tarde— era la única fuente de noticias, más allá de las anécdotas que hurtábamos de las conversaciones de los adultos. Así que la carrera por el espacio o los magnicidios y las arengas contra la segregación racial que emanaban del Imperio eran más familiares que los derroteros de la política nacional.

El toque de queda ocurría al anochecer y nos despedíamos con las rodillas rotas o las camisas manchadas de gaseosa y polvo del último minuto, disputado con rabia hasta caer rendidos. No había abrazos ni desconsuelo; una batalla más que marcaba nuestra resolución y nos remendaba en la camaradería.

Tras mudarme en la adolescencia, esos sueños y proezas se quedaron pululando por aquellas calles, imagino que de noche, cuando el ruido cesa y los niños duermen y divagan.

Las plagas contemporáneas

La emergencia del Ébola y su diseminación, dudosamente contenida, remite a la peste bubónica y la tuberculosis. En aquellos entonces, la Humanidad carecía de una noción microbiológica y a cambio anteponía el castigo divino como explicación para tal amenaza inefable. Con la tuberculosis, pese al hallazgo seminal de Robert Koch, la insalubridad y la pobreza fueron (y en muchos rincones del mundo lo son aún) el vehículo para su contagio.

Esta plaga actual, que ya ha tenido varias oleadas en la penumbra del África más depauperada, no tiene cura. Se trata de un virus de la familia *Filoviridae* descubierto en 1976 y que penetra los tejidos a través de heridas por contacto directo con secreciones o fluidos corporales del paciente infectado. El periodo de incubación es habitualmente de 8 días (rango de 2 a 21 días) y el subtipo más agresivo es el Zaire, cuyo vector es el murciélago de la fruta. Tras una fatiga intensa, fiebres altas y cefalea universal, se instalan los vómitos y la diarrea aguda, un rápido embate de deshidratación y el enfermo muere por coagulopatía por consumo y falla multiorgánica ante la mirada impotente de quienes lo rodean y se aprestan a huir. A tal grado, que el ejército de Sierra Leona custodia las clínicas que albergan a los infectados para que no se escapen y diseminen la plaga.

Varios misioneros han sido trasladados en aviones con equipo de aislamiento a hospitales del Primer Mundo para probar drogas experimentales o antisueros, en vista de que no hay fármacos que limiten la replicación de este azote.

La reciente evidencia de un pasajero que abordó un avión en Liberia rumbo a Lagos y que murió cinco días después de su llegada a Nigeria, puso de relieve la facilidad con la que esta epidemia puede acceder a cualquier país, por distante o alertado que se encuentre.

La mortalidad tras el contagio oscila entre el 53% y el 90%, según lo debilitado o desnutrido que se encuentre el paciente. Quienes sobreviven a la infección las primeras dos semanas tienen de suyo un mejor pronóstico. En ciertas zonas de África Occidental, donde las fuentes de proteínas escasean, los nativos comen antílope, murciélago o puercoespines (junto con ciertos primates, vectores naturales del Ébola), y con ello contraen la enfermedad. Pero a últimas fechas son los médicos y enfermeras los que han caído abatidos, lo que indica que la carga viral en las secreciones de sus pacientes es exorbitante. Por lo pronto, la esterilización, aislamiento e incineración de cadáveres es el único método de prevención con que se cuenta, de vuelta a la Edad Media.

La vacuna está en desarrollo en Bethesda, usando como vector Adenovirus y cifrada en la inserción de genes antigénicos del virus Ébola, pero aún dista de probarse su efectividad. Un compuesto experimental, el BCX4430 se reportó de forma preliminar este pasado abril (*Nature* 2014; 508: 402-17 de dieciocho macacos en los que se probó, y que se presume que será empleado en los misioneros y doctores infectados bajo monitoreo estricto antes de lanzarlo al vuelo.

En suma, sigamos atentos esta historia, que refleja una vez más nuestra vulnerable estructura, la desigualdad que nos caracteriza como especie y nuestra fragilidad frente a la rabia de los dioses.

Remontar lo imposible

Hace unos meses, el mundo de la farándula recibió el impacto de que un actor —admirado por su histrionismo— se había colgado en su casa de California. Su familia enfrentó a los medios, ávidos de sensacionalismo, para decretar que sufría de depresión; más tarde para señalar que le habían adjudicado un diagnóstico de Parkinson incipiente, y ante todo para disipar dudas sobre sus presuntas adicciones.

Sus admiradores tendieron flores en distintos rincones del mundo, pintaron su cara en paredes y afiches, volvieron a estrenar sus películas icónicas, y la red se llenó de episodios de la serie que lo lanzó al estrellato hace cuarenta años, disfrazado de un equívoco extraterrestre.

Podemos imaginar los pasos que llevaron a este hombre en la soledad de sus rumiaciones a elegir el método que lo libró de su angustia existencial. No dejó una nota, como suelen urdir las tramas de Hollywood; simplemente se ahorcó.

Cuando leí por primera vez "El mito de Sísifo" (Madrid: Alianza Editorial,) me sorprendió la noción de que nuestro destino se decanta entre la trascendencia de lo absurdo y lo efímero de cualquier derrotero. Somos en efecto producto del accidente y del deseo, y morimos del mismo modo, maltrechos y anhelantes. Contemplamos la vida —ese esfuerzo pulsional— como una carga que habremos de levantar repetidamente, como Sísifo, héroes caducos frente a los dioses, impasibles ante nuestro trajinar.

Quizá nos ha tocado el suicidio de cerca. Un compañero de juventud que se inmoló por desencanto, algún otro que quiso demostrar con ello su osadía hasta trasponer todos los límites; tal vez algún enfermo terminal, que solicitó asistencia y la obtuvo, reticente hasta los últimos tragos.

Mucho se ha escrito desde la perspectiva filosófica acerca del suicidio. Recomiendo en particular dos ensayos magistrales. De Diana Cohen Agrest: Por mano propia. Estudio sobre las prácticas suicidas (Fondo de Cultura Económica, 2007) y de Thomas Stephen Szasz: Fatal freedom. The ethics and politics of suicide (Syracuse University Press, 2002).

La connotación moral que se le adscribe al suicidio es generalmente reprobatoria, pues con ello intenta denunciar no sólo el pretendido derecho de los otros —mortales o divinos— sobre la propia vida, tanto como la futilidad que conlleva tal acto de renuncia. Pareciera que dar la espalda con carácter definitivo es inaceptable para los que se quedan y en su lugar habría que encontrar una justificación que supere toda ambivalencia.

La definición de un proceso intencional para causarse daño puede aplicarse al adicto, a quien corre riesgos que rebasan sus capacidades, quien se adentra en la jungla o escala montañas con poca preparación e incluso a quien fuma pese a las campañas para denunciar la toxicidad del tabaquismo. Pero de ninguna forma equivale a un homicidio por mano propia; en todo caso es un acto extremo que recala en el abismo de la melancolía o la psicosis, que deja una huella indeleble de desamor y desengaño.

Desde luego, extraña que la muerte sea elegida y no el decurso natural de la enfermedad o la vejez. No es lo mismo el acto de heroísmo en batalla para salvar a un camarada, optar por una muerte digna para desterrar un sufrimiento intolerable o la condición de guardar una cápsula de cianuro para evitar caer en manos enemigas, que sacrificarse en aras de la contemplación o la indiferencia. La consecuencia puede semejarse, pero los condicionantes anímicos delinean distintos escenarios.

El discurso filosófico en torno al suicidio data de Platón. En el Fedo, Sócrates advierte que el suicidio es un agravio a los dioses, por liberar el alma de su atadura material con despropósito. Pero Platón abunda en excepciones. En Leyes propone que el suicidio es aceptable cuando el carácter se ha corrompido, cuando responde a una orden judicial (como en el caso de Sócrates), o cuando deviene por infortunio personal en exceso. Es llamativo que estos autores no contemplaron la autonomía del sujeto para infringirse daño, algo que quizá contribuyó como fundamento ideológico a la prohibición que la doctrina cristiana diseminó en el mundo, denostándolo como un fenómeno violatorio de la voluntad de Dios. Para San Agustín, el suicidio es un pecado incalificable, que trasciende el arrepentimiento (¡como si fuera posible arrepentirse tras la muerte!) y que atenta contra el amor propio. Aquí podemos trazar un argumento tautológico que seguramente habrá hecho refunfuñar a Kant y a Camus.

La filosofía positivista vino a rescatar el pragmatismo en el acto del suicida. En tanto la ley divina consiente todas nuestras acciones, quitarse la vida también es una desventura que recae *stricto sensu* en la responsabilidad del individuo. Si Dios nos puso en la tierra como un centinela —apunta David Hume— tomar nuestra propia vida y dejar el puesto, es tan consecuente como cualquier acto dictado por Él. En suma, la santidad de la vida está sujeta a su bagaje de miseria y —siguiendo a los existencialistas— ahorcarse o ingerir estupefacientes es un salida ilusoria a la trivialidad de la existencia.

Con el advenimiento de la eutanasia y el suicidio asistido al terreno de la deliberación social, la justificación moral para abreviar una vida sin futuro o sujeta a un sufrimiento excesivo ha liberalizado la perspectiva; si bien aún prevalecen nociones arcaicas respecto de quien tiene derecho y bajo qué consignas para dejar de existir.

Cierto es que el suicidio es abandono: de los que amamos o nos aman, del consenso de alguna forma de comunidad, acaso del deber ciudadano o del fortuito apego a la vida, pero por derecho propio; aunque se puede y debe prevenir en muchos casos. La agonía, la depresión e incluso el cáncer son asuntos del ser humano que suscitan alivio y compañía. Podríamos evitar que la gente, por desterrada o culpable, muriera sola, sin calor humano, sin abrazos o despidos, echando mano de su autodestructividad.

En la vertiente de separar aún más —estupor moralizante— a quienes manifiestan tendencias suicidas y el resto de los mortales, como si de verdad procedieran de otra estirpe, la psiquiatría contemporánea ha buscado marcadores moleculares que validen sus conjeturas. Parece que buscar tal salida hacia la nada estuviera inscrito en los genes y que la suma de decepciones, fragilidad y eventos detonantes sólo hicieran clic en aquel lugar predestinado. En ese tenor, un grupo de investigadores de Johns Hopkins acaba de publicar el hallazgo de que en una cohorte pequeña de suicidas potenciales, prevalece tangencialmente la expresión del gen SKA2 respecto de sujetos control. Al margen de consideraciones estadísticas, el reporte pretende convalidar la idea de que quitarse la vida está injertado en la herencia y no en la acción misma de vivir.

Les incluyo el artículo para su revisión crítica, pero lo acompaño de un fragmento de Camus que resume, con su lirismo, por qué la existencia es de suyo compleja y deleznable.

> Dejo a Sísifo al pie de la montaña. Siempre vuelve a encontrar su carga. Pero Sísifo enseña la fidelidad superior que niega a los dioses y levanta las rocas. Él también juzga que todo está bien. Este universo por siempre sin amo no le parece estéril ni fútil. Cada uno de los granos de esta piedra, cada trozo mineral de esta montaña llena de oscuridad forma por sí solo un mundo. El esfuerzo mismo para llegar a las cimas basta para llenar un corazón de hombre.

Desde tierras lejanas

Tras el feliz encuentro con antiguos colegas, que nos devolvió la risa y la olvidada adolescencia profesional, sopeso el arco del Violoncello y lo paso dulcemente por las cuerdas para pronunciar el Cant dels Ocells, que regalara Pablo Casals al mundo.

¡Caray! No suena tan dulce —pienso, y refleja sin escrúpulos mi condición de principiante a pesar de la fina madera de Pernambuco que lo integra—.

Esta madera preciosa, procedente de Brasil y controlada en la actualidad por haber sido explotada de forma irrestricta desde la colonización portuguesa, es ahora patrimonio del Estado Amazónico y protegida por organizaciones ecologistas. Su existencia está entrañablemente ligada al origen de ese país sudamericano.

Cuando Pedro Álvares de Cabral llegó a las costas de Sudamérica en 1500, reclamó aquellas tierras abundantes de vegetación para la corona portuguesa y cargó su barco insignia, el Lemos, con toneladas de maderas cortadas de los árboles de la cuenca del Amazonas. Si bien el tronco es pálido, una vez sumergido en agua por varias semanas, desprende un pigmento rojizo que fue altamente valorado por la corte francesa. De ahí que el árbol (y su procedencia) se haya atribuido al término "brasa", es decir, carbón ardiente, tanto en español como en portugués. Se puede inferir entonces que de ello deriva el nombre mismo: Brasil.

Los mercaderes portugueses, atraídos por la riqueza y la dureza de esa madera, cayeron como hormigas en las costas de Pernambuco y Río de Janeiro para expoliar los bosques tropicales de madera de Brasil. Su explotación sirvió, entre otras cosas, para engalanar los vestidos de las cortesanas europeas, para construir arcos finos para blandir los instrumentos de cuerdas, y para diseñar muebles que decoraban las casas de la realeza; además de todas las aves y animales exóticos que apresaban con la tala de esos bosques.

Al sentir el vibrante tono del arco bajo mi mano, recorro con emoción esa página de la Historia de nuestras convulsas naciones, cuya reverencia al arte y al poder europeos marcaron tal maridaje.

La Medicina, como la música, requiere dedicación y pasión, dos atributos que trajeron con la Conquista tanta abundancia como desolación.

Hemos de morir callando

Esa última noche, Sergei pidió que lo empujaran al jardín. Nevaba como antaño. Se quitó los guantes pausadamente y dejó que los copos impregnaran la piel enjuta. Gozando el frío, tarareó entre dientes la sonata para Cello que estrenaron el joven Rostropovich y Richter con tanto afecto, con la que recuperó algo de su desprestigio oficial.

Un sopor aciago se respiraba desde la Plaza Roja en esas horas que presagiaban el ocaso del tirano. Nadie osaba salir ante el escrutinio sempiterno de la KGB. En cualquier caso, su corazón marchito no le daba espacio, salvo en sus recuerdos melodiosos.

Tomó una larga bocanada de aire helado y recordó sus años en París con Lina, rodeado de asombro y lejos de las intrigas de sus coterráneos. ¡Tanto esfuerzo por acomodar sus obras al discurso del poder! Y al final, la sombra del reconocimiento se alargaba hasta otros horizontes, que nunca más vería y que acaso escucharían sus óperas, la música para el cine de Einsenstein, las sinfonías... Quedaba el consuelo de saber que los niños del mundo no olvidarían a Pedro y su lobo, una metáfora de la ingenuidad frente a la violencia.

Desde que abrigó la ciencia cristiana lo envolvió el ostracismo, tanto como su insuficiencia cardiaca mal tratada, ese suspiro continuo que golpeaba el pecho como un timbal. Abandonó el ajedrez y el piano, y se sumió en la penumbra de sus acordes, un adagio que señalaba el final del camino.

Esa madrugada, una hemorragia letal azotó el cerebro del compositor. Pocas horas después, se anunció al mundo la muerte de Stalin. Se cerraron las calles y el cuerpo de Prokofiev tuvo que esperar cuatro días para ser enterrado mientras se celebraban las exequias fastuosas del régimen soviético. Una pequeña esquela relató su trayectoria musical en la página 116 del periódico Oficial de la Academia de Música. Las primeras 115 destinadas a elogiar al jerarca que lo condenó al silencio.

Bibliografía

"Prokofiev: The Genius In Stalin's Shadow", *Radio Free Europe Radio Liberty*, en <http://www.rferl.org/content/prokofiev-stalin-deaths/24920002.html>.

Ahí viene la plaga...

Ante la noticia de que un segundo trabajador de la salud se ha infectado después de tratar al Sr. Duncan, fallecido el 4 de octubre de 2014 en el Hospital Presbiteriano de Dallas, conviene actualizar la información sobre el Ébola y su proximidad a nuestras fronteras.

Como se ha difundido extensamente, se trata de una infección viral, muy agresiva por su infectividad y transmisibilidad, que acarrea una mortalidad estimada en 70.8%. Es claro que las condiciones de los tres países más afectados (Guinea, Sierra Leona y Liberia) —ahora expandidos a sus vecinos (Senegal y Nigeria)— son de gran desventaja epidemiológica. Es decir, prevalecen el hacinamiento, la falta de higiene, la escasez de recursos asistenciales, la desnutrición y la pobreza. Condiciones que no son nada ajenas en Latinoamérica, por cierto.

La infección fue descubierta en 1976, pero en la última década se ha mostrado particularmente alarmante por los brotes recurrentes en Zaire (primavera de 2004, de forma intermitente entre 2005 y 2009, y en pequeña escala desde agosto de 2012), Sudán (verano de 2004), Uganda (mayo de 2011) y de manera ominosa desde que emergió en Guinea este pasado 26 de marzo.

El hecho aplastante es que la epidemia no se ha podido contener y se desplaza de manera concéntrica en África Occidental con metástasis en los países del Primer Mundo que han recibido viajeros de esos países, sin precauciones oportunas, y con réplicas inevitables en quienes atienden a los enfermos, por más trajes de astronauta que porten.

Se ha hablado de "brechas en el protocolo de infecciones intrahospitalarias" pero la última noticia es que el segundo enfermero que atendió a Duncan viajó con fiebre de Ohio a Texas, sin supervisión, dentro de los 21 días de contagio potencial.

Desde luego, lo que asusta es que este hombre desapercibido pudo haber besado a su esposa antes de viajar, tomar el autobús al aeropuerto y charlar con su vecino de asiento, comprar un café en Starbucks antes de abordar y conversar plácidamente con otros tantos pasajeros de su feliz vuelo, además de intercambiar piropos con las aeromozas. Las posibilidades de contención de un enfermo potencialmente infectante son, como suponen bien, muy exiguas.

Este virus, que procede de la cepa más agresiva, pertenece a la familia de *Filoviridae* (cercano filogenéticamente a otros virus causantes de hemorragia, Marburgo y Lloviu Cuevavirus) y cuyo periodo de incubación va de 4 a 21 días con un promedio documentado en 11.4 días. La infectividad se ha calculado en cinco días; que es el periodo en que el paciente asintomático vaga por la comunidad repartiendo viriones y, tras ser hospitalizado, el fallecimiento —de no ser porque reciba antisuero en forma de transfusión directa o sea lo suficiente inmunocompetente para saltar de la barca de Caronte— ocurre entre 4 y 10 días. Este es el perfil de la plaga que enfrentamos.

Los síntomas son inespecíficos en la primera fase: fiebre (87.1%), fatiga (76.4%), hiporexia (64.5%) y malestar general; a lo que siguen en rápida sucesión: vómito (67.6%), diarrea cuantiosa (65.6%), cefalea (53.4%) y dolor abdominal (44.3%). Lo que más ha sacudido a la prensa, las "hemorragias inexplicables", ocurren sólo en 18% de los infectados, pero es tan rápida la progresión clínica si no se brinda una reposición de líquidos y cuidados intensivos (caso habitual en África) que el paciente muere de coagulopatía por consumo, septicemia y falla multiorgánica (es decir, necrosis tubular aguda o hepatopatía fulminante).

La más reciente estimación es que a las tasas actuales de replicación, la epidemia alcanzará diez mil casos por semana en las áreas más depauperadas de África, si no es que antes brinca a otros territorios donde las condiciones de pobreza e insalubridad son similares; léase los cinturones de miseria de cualquier ciudad latinoamericana o asiática.

Los gobiernos están diseñando medidas de filtro y triage ante la inminencia de los brotes esporádicos en cualquier rincón del mundo. En México ha habido reuniones del gabinete de Salud al más alto nivel para diseñar estrategias de prioridad, aunque es de temer que no existe un plan de contingencia proporcionado a la magnitud de esta infección.

¿De dónde sacaríamos los recursos para contar con trajes apropiados, habitaciones con flujo laminar, descontaminación de tercero y cuarto nivel, personal entrenado, antisueros y una cadena de etcéteras?

Suponemos que habrá vacunas diseñadas con las proteínas más antigénicas de la cápside viral del Ébola, producidas en centros de investigación (Bethesda, Atlanta, París, Cambridge o Basilea) donde los recursos génicos y biotecnológicos abundan, pero es una carrera contra el tiempo. El fármaco Zapp diseñado hace unos meses ha dado resultados equívocos y no se ha establecido el margen y la dosis de aplicación con certeza. Las transfusiones (¡de ese tamaño es lo artesanal de nuestros recursos actuales!) han abierto una luz de esperanza con la idea decimonónica de que al menos se trata de antisueros en potencia. Ambas enfermeras clave en Dallas y Madrid parecen haber respondido a la transferencia pasiva de anticuerpos de sobrevivientes de la infección. Por último, un compuesto inhibidor de RNA polimerasa, probado con éxito en macacos, el BCX4430 (ver el reporte preliminar en *Nature* 2014; 508: 402-405), parece promisorio pero ante la urgencia, ningún remedio estará a tiempo para evitar miles de muertes en el Tercer Mundo.

Considerando los prospectos de una nueva vacuna, se tendría que inmunizar al 50% de la población potencialmente implicada (es decir, en zonas concéntricas al brote africano) para contener su cociente de transmisión, tarea titánica si no imposible. En este momento, se están gestando 995 casos por semana en Guinea y Sierra Leona que superan con mucho las 610 camas de que se disponen en la clínicas de esos países en desgracia.

Hasta ahora se han reportado cerca de 2500 muertes en casi 5000 casos confirmados, pero la diseminación es tan errática que se anticipa una catástrofe de proporciones épicas.

La movilización de organizaciones gubernamentales ha suplantado ya a los grupos de misioneros y grupos no gubernamentales, que fueron rebasados por la celeridad del contagio. Sierra Leona confinó sus clínicas con el ejército, pero no pudieron evitar que los familiares huyeran despavoridos. Liberia cerró sus fronteras, pero el virus no conoce límites y corre al paso de los exiliados.

Desde este confín, aguardando la oleada de la peste, ya es hora de que todos los trabajadores de la salud, en cualquier lugar, en cualquier remoto dispensario, entendamos que tenemos una responsabilidad ineludible frente a la vida y la muerte.

Cedimos las calles

Como médico y psicoterapeuta, me dedico a observar y escuchar la naturaleza humana. Además del oficio, lo aprendí de mi padre, a quien regalé orgullosamente el libro "Man Watching" de Desmond Morris en su cumpleaños cincuenta y tres, intuyendo que lo extasiaría.

Alguna vez, en un modesto bar de Montevideo me enseñó a observar el lenguaje no verbal de mis semejantes; entonces, de una bella mujer que gesticulaba mostrando su argolla de matrimonio para disipar las miradas seductoras de otros comensales.

Así discurrió imperceptible mi anhelo de cobijar los deseos ajenos, descifrar sus pasiones, e intentar mitigar sus sufrimientos. Si en alguna medida lo he logrado, no seré yo quien juzgue tal empresa.

Esta tarde camino por la jungla urbana de la ciudad que adopté desde niño. Despreocupadamente, dejé de advertir el odio que se respira en tantos de sus rincones, quizá en defensa o negación de tal sentimiento opresivo.

Un auto sin placas pasa a mi lado, flanqueado por la mirada iracunda del copiloto, vuelto hacia la ventana en actitud amenazante. Seguramente lleva un arma en ristre - imagino, tanto como me sorprende la naturalidad de mi conclusión. ¿Me he acostumbrado a la violencia, a tal grado que me resulta inconsecuente el tráfico de armas?

Hace unas semanas desaparecieron 43 estudiantes de una escuela normal rural camino a protestar lo insostenible: mejores condiciones escolares, repulsa al gobierno local, adhesión a ideologías populistas. ¡Como si importara! Eran muchachos llenos de vida o de rabia, impulsados por su arrojo o manipulados por su ingenuidad. ¡No importa!

Nadie tiene que desaparecer o morir si no le gusta su contexto social o el color de sus gobernantes, supuestamente elegidos en un acto de democracia. Lo que estos chicos ignoraban —quizá como la mayoría de nosotros, acostumbrados a la inopia— es que serían "levantados" por fuerzas "del orden" que a su vez los entregarían como presas indefensas en garras de criminales. Tampoco anticipaban, como sus padres y amigos, como cualquier ciudadano de a pie, que ese fervor contestatario les costaría la vida: maniatados, torturados, desollados, fusilados a quemarropa, enterrados en fosas clandestinas... (y si las versiones oficiales se confirman, calcinados en una pira inmunda ¡que ardió por 14 horas!).

A mis espaldas, un conductor —justificando su prisa— transgrede un semáforo en rojo, otro sube su coche a la acera, presto a atropellar o acaso desplazar a los transeúntes que le estorban. El aire poluto cubre los miles de casuchas construidas al azar en el cinturón de miseria que escala como un tumor las laderas de mi barrio. Atestiguo brotes de basura y desechos en cada esquina, interminables paredes con graffiti, autobuses sucios que depositan o recogen pasajeros sin orden, ausencia de reglamentos, parques arruinados, insultos como aves de mal agüero, rencor y desazón en cada mirada.

Hace años, un colega sentenciaba: perdimos las calles. Hoy, estamos renunciando a la dignidad, al elemental derecho de vivir y respirar con libertad.

No hace falta ampliar mucho el círculo de conocidos para topar con alguien que ha sido secuestrado, asaltado en pleno día, asesinado por la simple sinrazón de estar en el lugar equivocado o tener un valor que apetece al que lo acecha.

Pero la injusticia social es implacable: mueren más los que menos tienen, de hambre, de frío; impelidos por hordas asesinas, bajo el fuego cruzado, en la marginalidad de las epidemias o los malos oficios de la Medicina incompetente.

Secuestrados en nuestros domicilios, temerosos de una ilegalidad que hemos prohijado con nuestra indiferencia, hacemos lo mejor posible para subsistir en un país donde la existencia vale un comino.

Entre la impunidad, el acoso de los narcotraficantes y la negligencia de los políticos de cualquier denominación, cedimos las calles. La voz del pueblo está ahogada, el Ethos que tanto predicamos se hundió en una fosa común, bajo los cuerpos irreconocibles de tantos paisanos —buenos o malos, ya nada importa—.

Si de verdad queremos recobrar los senderos, las plazas públicas, los parques y avenidas, tendremos que elevar la voz una vez más, por encima de la impunidad, más allá de los miedos personales, más acá de los intereses de clase. Un poder prístino, el de la sociedad civil retomando sus calles, sus balcones, sus escuelas, sus muros y sus horizontes. Nadie, nunca más debe morir o ser sacrificado por sus ideales o desacuerdos, porque transita de noche o porque confía en su agresor.

Hoy se trata de esos 43 jóvenes impunemente acribillados, que revelan sin reparos hasta donde ha llegado el odio y la delincuencia, y hasta donde hemos permitido que invada cada espacio que otrora fue nuestro.

Nuevo síndrome

Amamos lo ya perdido,
El barrio que fue las orillas...
Los antiguos, que ya no pueden defraudarnos
porque son mito y esplendor.
Jorge Luis Borges

Nos decíamos "de la clase media", sin colegir que aquello alude a una yuxtaposición de términos que discriminan. Era el mundo nuestro espacio sin límites precisos. Intuíamos que ciertos recovecos de la ciudad estaban vetados pues se hallaban naturalmente fuera de nuestro alcance. Nos confinábamos a las rutas conocidas de autobuses, a las pocas tiendas que recibían nuestros "domingos" y al terreno baldío que servía de estadio y campo de entrenamiento. Cuando por fin tuvimos la fortuna navideña y la osadía de andar en bicicleta, las fronteras se ampliaron, no tanto en extensión cuanto en detalle.

Éramos centauros de la calle y dividíamos el territorio del parque vecinal con las otras pandillas del barrio en un acuerdo tribal que se respetaba sin violencia. No obstante, rodábamos desafiantes y nos sentíamos prestos a cualquier batalla para defender nuestra parcela. Sólo Carmelita, con su sonrisa fresca de doce años, nos desarmaba. Nos apeábamos del corcel metálico y balbuceábamos alguna tontería para conquistarla; nunca sucedió. La chica de nuestras primeras ilusiones se mudó del barrio sin dejar rastro y nos impuso esa melancolía que rondó frente a su portón por algunos meses.

Nadie nos increpaba, las calles eran tan anchas como nuestros sueños y aventuras. Los camaradas de mayor edad nos pusieron el primer cigarrillo en la boca, que saltó disparado con la profusión de accesos de tos y risa. Así la primera borrachera, tan obvia que nos valió un castigo memorable, igual que la náusea y la resaca.

Descubrimos la sexualidad en revistas prohibidas, más por insinuación que flagrancia, muy lejos de la pornografía que hoy resulta tan sórdida y accesible. Acaso éramos libres, pero estoy cierto que nada grave nos amenazaba y no conocimos fantasmas —salvo los miedos inconscientes— que nos cortaran el paso.

A la distancia, todo parece más noble

Esta mañana en la Sala de Urgencias atestiguo un caso más de lo que me atrevo a denominar S.E.R. (Síndrome de estrés recurrente). Clara, una jovencita de ojos asustados, respira profusamente tomada de la mano de su madre, que me recibe suplicante. Acuden por el enésimo episodio de taquicardia, ahora acompañado de mareo y llanto.

—Está desesperada —dice la mamá—, ya no quiere ver un médico más.

Lejos de agraviarme, intento poner en orden la secuencia de eventos.

El debutar de la genitalidad, que viene apareada con una marejada de cambios hormonales, toma el alma por asalto. Las pulsiones sexuales se repiten, los estándares de belleza se cuestionan y la vida de relación se percibe como una amenaza de aprobación constante. El adolescente se oculta bajo sus ropas holgadas y peinados estrafalarios, muestra de la ambivalencia de ser y no ser visto. Esta conducta cambiante, aunada a la rebeldía por acceder al mundo, desconcierta y suscita reacciones de rechazo y sobreprotección en los padres.

Cubierta apenas por una sábana, Clara es una niña amedrentada y una mujer en ciernes. Se sonroja cuando habla de su menstruación, y replica buscando la mirada cómplice de su madre, que parece reafirmarla como si le diera permiso de mencionar lo prohibido. Irradia la sensación de que está acosada de peligros: "no salgas, no hables con extraños, a la señora X la secuestraron...".

Confusa, atenazada por sus síntomas, se escuda en aquello que llaman disautonomía para explicar lo inexplicable. Le han prescrito bloqueadores beta a destajo, soluciones hipertónicas, medias que aprietan y no usa, vitaminas y factor de transferencia. La lista suena a ingredientes de aquelarre.

Mi menjunje describe un síndrome caracterizado por ansiedad, miedo a crecer, descargas autonómicas y complicidad con la sexualidad de la madre, que es el epítome de la tragedia que se avecina: la desolación que antecede a la emancipación. ¿Qué hacer con ese cuerpo desnudo, excitado, que se ofrece en el espejo? La realidad llama como canto de sirenas, o tal vez como aullidos de lobos. Pero cruzar la puerta del deseo impone retos y riesgos. Las miradas inocentes se han transformado en inspecciones lascivas. Las manos que antaño jugaban ahora hurgan y tantean. "Juegos de villanos", decían las abuelas.

Mi impresión diagnóstica es que mientras más agresiva y violenta imaginamos la sociedad que nos rodea (y los crímenes a toda hora lo refrendan), transmitimos esa falta de seguridad inconsciente a nuestros hijos.

Nos leen los ojos y atisban miedo; escuchan ateridos nuestras historias de asesinatos y secuestros; nos ven titubear, desconfiar e intrigar, se pasman y reculan.

El conflicto, a falta de palabras, se inscribe en el cuerpo. Grita como sudor, clama como pulso acelerado, demanda atención como suspiros a golpes. Infiero que Clara no necesita más contención o empatía —ella sabe en su silencio qué le duele— sino afecto que la afirme y la empuje de nuevo al camino.

Pero no es aquí, en este cuarto revestido de tuberías y cortinas indiscretas, donde me revelará su intimidad. Llamó a un médico y me abstengo. Si las circunstancias nos favorecen y esta mañana puedo ganarme su confianza, la falta de autonomía (que no disautonomía) encontrará otro interlocutor que le permita el paso.

Una semana más

Se yergue ante la mañana soleada. Hace frío y camina distraído hacia la estación del metro. Los puestos de fritangas se desperezan con su olor a aceite quemado. Se ha prometido no comer a deshoras para que le queden de nuevo los pantalones; no puede darse el lujo de gastar en ropa. El salario apenas alcanza para pagar escuelas y la luz ha subido de nuevo, pese a que procuran usar velas de noche. Pero la televisión es la única distracción de los niños y el solaz de su mujer, que la mantiene encendida por horas incontables.

Mezcla de enojo y frustración, se detiene frente a un tapanco que vende tortas. El olor lacera sus sentidos y lo hace salivar. La carne bulle sobre la parrilla oleosa y la fritura de cebolla y chile rezuma un aroma ineludible. Saca el billete arrugado y lo extiende al cocinero, cuyo diente de metal brilla bajo el foco del tejado de lámina.

Devora la torta aceitosa con fruición, intercalando tragos de un refresco de naranja, hasta mancharse la camisa inadvertidamente. Ya pensará en la dieta esta Navidad, cuando haya que destinar el exiguo aguinaldo en regalos. Por ahora, la carne de puerco lo reanima y el día parece abrirse con deleite.

Pese a las repetidas advertencias de que una dieta balanceada previene la obesidad y las enfermedades metabólicas derivadas de ello, esta vida pendular nos acerca de nuevo a las miserias y a la negación.

Los estudios de todas las latitudes se refrendan para mostrar inequívocamente que una alimentación basada en vegetales y frutas, escasa en harinas, salpicada de nueces y exenta de carnes rojas o alimentos procesados alarga la existencia. Ya no se trata sólo de las cifras de colesterol o triglicéridos, del frágil margen de la glucosa en ayunas o de la inefable proteína C reactiva, que nadie entiende.

Estamos frente a una epidemia de suicidios. Lentamente y en silencio, la población come para saciar su frustración y su falta de estímulos. Quizá también para ahogar a sorbos la violencia en sopor e indiferencia. Lo cierto es que afuera de cualquier estación del metro, frente a los hospitales u oficinas públicas, entorno a las plazas y los parques, exuda el aceite y el hedor a grasa quemada. Las hieleras rebosan bebidas gaseosas y azucaradas, en un consumo adulterado que combina lo menos sano con lo más dañino.

Nada parece hacerle frente a esta epidemia, porque en sus raíces está la pobreza, la inequidad de empleo, el subdesarrollo y la injusticia social, que se perpetúa como ese mar de aceite que envenena y mata.

Ante tal perspectiva, esta misma mañana un reporte del *Postgraduate Medical Journal* insiste en que el personal sanitario debe sentar el ejemplo para cambiar los hábitos alimenticios dentro y fuera de los hospitales.

Para muestra un botón: disminuir el consumo de refrescos en sólo un 15% supondría una reducción de un cuarto de millón de obesos en un año (¡!). De manera análoga, aumentar el consumo de vegetales y frutas, con dos puñados de almendras o nueces por semana, podría representar la prevención de cinco a siete millones de muertes cardiovasculares cada año. Como se sabe, preferir las hamburguesas y las frituras implica una aumento significativo de la proteína C reactiva en el lapso de pocas semanas, marcador del proceso inflamatorio que se siembra en las arterias coronarias.

Por cada 150 calorías que se consumen a diario (ejemplo típico es una lata de Coca-Cola con nombre y apellido) aumenta 11 veces el riesgo de padecer diabetes, sin importar si se hace ejercicio o se mantiene el peso. ¡Qué poder tiene una mala dieta!

Pero nunca es tarde: adoptar una dieta mediterránea después de sufrir un infarto al miocardio es tan efectivo para prevenir una recurrencia como tomar medicamentos para reducir los lípidos (estatinas).

Imagino a nuestro personaje, enfrentado a su destino cada mañana de camino al trabajo, tan insatisfecho como harto de sus carencias. Una y otra vez el hambre de un mundo mejor lo separa de su rumbo, y el burbujeo de la gaseosa en la garganta y la suavidad de la carne sazonada calman su desilusión. Como su padre y su abuelo, morirá por cirrosis o insuficiencia renal, trastornos prototípicos de una sociedad que lejos de velar por sus ciudadanos, promueve el buen fin…con todas sus implicaciones.

<http://pmj.bmj.com/content/early/2014/11/14/postgradmedj-2014-133103.full.pdf+html>.

El proyecto sesenta

Hace unos meses, un colega me anunció que preparaba "el proyecto 60". No era necesario aclararlo, nos conocemos hace tres décadas, las canas y las arrugas nos preceden.

En aquel entonces, rebosantes de juventud y narcisismo, los retos clínicos nos parecían hazañas y pernoctábamos al cuidado de los enfermos con una energía inextinguible. Como una banda fraterna, presumíamos de nuestros hallazgos en la biblioteca, aquella que amenazaba con desvencijarse bajo el peso de las revistas y que fue nuestro laberinto de deseos. Ahí, antes de la era de la inmediatez, descubrimos el treceavo o el vigésimo caso de una conjunción de síntomas que nunca publicamos, salvo en las pomposas historias clínicas que repicábamos de noche.

Las trincheras de Urgencias nos vieron entregar el cuerpo desinteresadamente, a sabiendas de que el compañero lo haría en retribución durante otra guardia. No había distinciones de credo o de raza, éramos un gremio pujante que intuía garantizado el futuro. El precio a pagar —desvelos, noviazgos frustrados o amigos que no toleraron nuestra ausencia— resultó aceptable con los años. Algunos zarpamos al extranjero para volver al puerto más humildes y curtidos. Hasta esta tarde, nos seguimos encontrando con gusto en los pasillos, y nos debemos la vida en cierto modo, por enfermedad o competencia.

Somos esa generación que eligió grupos de rock con nombres descompuestos (que podríamos traducir como escarabejos, chungos o píjaros) para terminar asiduos de las piedras rodantes y las canciones de protesta. Sabemos, sin hurgar metáforas, qué son las peñas, el juego de botella o la expresión "buena onda", que acuñamos. Qué ilustra el 10 en una mujer perfecta y por qué mayo será siempre de París u octubre de Tlaltelolco.

Para nuestra generación los nombres de Pablo, Silvio, Atahualpa y Violeta son estelares, con galaxia propia y sin apellidos. Vietnam no es un país, sino una inmolación y un grito iracundo en el tiempo. Woodstock tampoco es una localidad campirana en Nueva York, porque sigue cantando su desnudez y desparpajo en cada memoria.

Hicimos fama, familia y fracaso; todo en sus debidas proporciones.

Pero nuestro proyecto sesenta se anida en la convicción de que la muerte está más cerca que ese cúmulo de experiencias e ilusiones. Que las manos y rodillas nos duelen en las madrugadas, que el alcohol nos pesa y el tabaco apesta, que preferimos la poesía a la música estridente y que evocamos a los viejos con más fervor del que creemos. Dejamos de contar las caries hace años y nos reímos un poco —con resabios, lo confieso— de nuestras pasiones del pasado. Se acumulan las pastillas y los lípidos o antígenos tumorales han dejado de ser entelequias para anclarse en estas carnes que se vencen.

Quienes nos sabemos alcanzados por el destino, apreciamos más los instantes que las horas, nos deleitan las mentiras y atesoramos la verdad, que ya no es única sino variada. El herpes, el prostatismo o la menopausia son lugares comunes, tanto como la Condesa, Playa o Valle, por no ir más lejos.

Huimos del sol, del frío y del tedio, como elementos ajenos o poco propicios.

Esta tarde leo, protegido de la lluvia (no hay escena de Hollywood o de Buñuel que lo amerite), un artículo recién publicado en *Nature* que anticipa que el melanoma tiene su pico a los 62, por el efecto acumulado de la luz solar desde la infancia. Es el tumor maligno que crece a mayor ritmo en el mundo, con una incidencia de un cuarto de millón de casos por año, que equivale al 2% de todas las neoplasias. Les incluyo aquí una gráfica muy elocuente, bajo el ilustre título de "Melanoma, el cáncer que sale con el sol".

Como éste, otros insidiosos enemigos amenazan con invadirnos a partir de esta década. El horizonte no apremia, desde luego, se dibuja en una línea tersa que quisiera proseguir sin sobresaltos.

Con sigilo, para que no me tachen de loco, le pregunto a la vida: "Will you still need me? Will you still feed me...when I'm sixty-four?".

A paso lento

Los recuerdos de primaria generan mucha ambivalencia. Parece inevitable que uno recuerde los castigos, las tareas vespertinas, la pesadumbre de los domingos por la tarde, cuando se avecinaba la obligación y el fin de semana caía en desgracia.

Pocos amigos retenemos de esos años, y si acaso encontramos a uno que otro en la travesía, renovamos la amistad en función de una solidaridad lejana pero incierta, de la que no se habla más.

Los galardones pierden significado con el tiempo, y si algo destaca, es aquel sentimiento de aborrecer el uniforme, la pertenencia a una casta que aislaba más que integrarnos. Queda también el olor del baño, característico del descuido que uno nunca permitiría en su vida privada, pero donde se libraron las batallas más tenaces y se ocultaron los secretos o la primera oteada a revistas prohibidas.

El sabor atávico de la tiendita de golosinas, con sus tacos y gorditas rezumantes, que nadie olvidará. Aquel profesor de matemáticas que disertaba sus ecuaciones en medio de mordidas de fritangas, o el que nos hacía lavar la cara en los inviernos al menor bostezo.

Quizá la memoria del primer noviazgo, cuando las declaraciones eran preparadas una y otra vez, para terminar en un inevitable tartamudeo. Tal vez, la transgresión mayor, un cigarrillo a escondidas, que valió un castigo ejemplar, pero quedó la hazaña a prueba de inconsistencias.

En la soledad, acariciando mi violonchelo, lo que viene a la mente es ese recuerdo del fin de curso, cuando desfilaban quienes se despedían de la primaria, con esa solemnidad única, para recorrer el patio paso a paso hasta ocupar su lugar: antes del diploma, el aplauso y las lágrimas de la abuela.

Cuando volví a escuchar el crescendo con el tenue retumbo de los timbales al fondo que precede al tema, me emocioné como un niño. Esperábamos de pie, a cada lado del patio y en taciturno silencio, la columna de compañeros y compañeras que nos graduábamos. Habíamos ensayado esa señal de partida incontables veces, el ritmo pausado, la ingravidez de nuestros pasos. Pero llevarlo a cabo en el momento preciso, frente a las miradas de nuestras familias, helaba la sangre con expectación. Los oboes, cornos y flauta se van sucediendo en cadencia, aumentan su intensidad, se extienden, llenan el ámbito, hasta que, de pronto, con un suspiro, entran las cuerdas al unísono con toda su fuerza. Ahí dimos el primer paso hacia nuestra madurez, un rito inadvertido hasta muchos años después, cuando volteamos a esa mañana y fuimos los herederos del mundo, a poco más de cinco minutos del cuarto movimiento.

<http://www.youtube.com/watch?v=o3a4v1TWUNo>.

Brahms tardó catorce años en detallar esta maravillosa sinfonía. Se dice que sentía el peso de Beethoven sobre sus hombros, al grado que a la luz de su estreno en 1876, la tacharon de "la Décima". Es una pieza gloriosa en más de un sentido. Inicia lento, insinuándose con un contrapunto cromático que se conecta expresivamente a la Pasión de San Mateo de J.S. Bach. El tema no es único, porque amalgama los instrumentos de aliento y cuerdas con tal armonía que se difunde en varias líneas musicales para entrelazarse. El cuarto movimiento lo define todo: el compositor nos arrastra en un Adagio sublime, que escala gradualmente y anticipa una caída a lo desconocido. Pero la niebla de los alientos se despeja con un corno desde las alturas (que Brahms equiparó a los ecos de las cumbres suizas) y asoma en un deslumbrante Do mayor, para dar paso a esa melodía heroica y triunfante que nos empujó aquella mañana a la propia eternidad.

Me senté en el lugar asignado, suspirante aún, atisbando a lo lejos a mis padres y hermanos. Ya nada sería igual: nos habían coronado con la majestuosa voz del siglo diecinueve, con la sinfonía exquisita, con el hambre de éxito que las notas, paso a paso, nos depositaron para la vida.

Estar y no estar

Con el egregio título de "La gran depresión" que trae reminiscencias del periodo sombrío que siguió al colapso de 1929, *Nature* anuncia su número especial dedicado a la melancolía.

La revolución psicofármacológica ha cobijado este fenómeno, propio de todas las épocas, inherente al ser humano y a su deambular por el mundo de los otros.

Al margen de su alarmante prevalencia (cerca del 10% de los ciudadanos de cualquier sociedad industrializada), la depresión es un trastorno emocional que redefine la existencia.

Sus raíces no son incidentales, como a veces se pretende, aunque la suma vectorial de muchos duelos puede simularlo. Esa hondonada en la trayectoria vital es producto de la carencia, o mejor dicho, de la desarticulación de recursos afectivos de los que no fuimos suficientemente dotados en la infancia. No debe entenderse esta aseveración como ausencia de soporte materno, pero con frecuencia es así: falta la resonancia de ternura, contención o consuelo que hacen del aparato yoico una estructura integradora.

Una madre exangüe de afecto es incapaz de proveer a su hijo de la entereza que requerirá para hacerle frente a los conflictos del desarrollo y ulteriormente, de la vida de relación. Se gesta así una vulnerabilidad que hace flaquear en los momentos críticos de la vida: cuando se enfrentan rivales (hermanos de sangre o de escuela) que exigen aplomo; cuando la avalancha hormonal impone la sexualidad, que deslumbra y marea; cuando las pulsiones de vida o de muerte asaltan el espacio interno para dar dirección o rebeldía; y ante todo, cuando se pierden los envites o mueren las figuras simbólicas y el suelo se resquebraja.

Quienes vemos pacientes con padecimientos crónicos, nos topamos a menudo con esta coyuntura. *No merece la pena vivir* suelen decir entre dientes, ante la deformidad o el dolor.

Desde luego, una palmada en la espalda o un capoteo indolente, no resulta sólo torpe sino malsano. El enfermo emite una súplica cuyo eco se pierde en su tiempo inmemorial, dirigida a ese otro que no supo estar cuando todo era desamparo y apetencia.

De ahí que las pastillas, electrochoques y antipsicóticos sean herramientas acomodaticias, para atender la urgencia sí, pero también para encubrir el pedido de afecto, que subyace al sol negro.

Ante los hallazgos recientes de que los centros de integración cerebral son compartidos por la esquizofrenia y la demencia, además del alud de estudios genéticos que pretenden justificar la melancolía con resabios ancestrales —y por ello, inefables— es preciso retomar la noción de que los trastornos afectivos son, por contraste y ante todo, padecimientos del amor y del odio.

Pese a tal inclinación biotecnológica que nos abruma, nadie podría objetar que aprendemos del rechazo y la connivencia aquello que nuestra naturaleza biológica no puede enseñarnos. Es claro que olfateamos el peligro y el hambre de manera análoga a otros mamíferos, pero nuestra precariedad emocional nos coloca en un lugar filogenético bien distinto. Sin el arrullo y el cobijo de una madre (o su suplente) no hay infante que sobreviva. Pero los seres humanos requerimos de otro sustento nutricio: el lenguaje, que nos separa simbólicamente de otros animales (con las salvedades que la etología ha dispuesto para otros primates o cetáceos).

Sin la voz, la integración de fonemas o el carácter vibrante de las emociones depositadas en las órdenes o susurros, los bebés humanos se aíslan, se pierden en el universo desintegrado de sus impulsos autonómicos. Uno podría argumentar que el autismo, tan elusivo genéticamente, simula más una marejada de mensajes inconexos, arrasando con la hipersensibilidad de un bebé que se busca en el espejo materno, que la expresión de proteínas autólogas en desarreglo.

Estamos ante la disyuntiva de creer en la ciencia que acumula pautas y que les confiere peso estadístico, o ante la observación —neutral, asociativa— de los fenómenos que nos muestran la fragilidad humana y que permiten el diálogo a cambio de la supresión de significados.

En un mundo que se vuelca en sus teléfonos celulares, que se pierde en la adicción o la violencia, cuyos afectos son tan efímeros como sus deseos y satisfacciones, la depresión muestra el camino: no me dejes, Apolo, oye mis plegarias, como niño hambriento...

> Yo soy el sol en que se mira el Universo,
> Y sabe que es divino;
> Toda armonía instrumental o verso,
> Toda profecía, toda medicina, es mía,
> Toda luz de esencia o arte; —en mi canto
> La victoria y la alabanza pertenecen.
> (Percy B. Shelley)

Bibliografía

Nature, vol. 515, num. 7526 (noviembre), en <http://www.nature.com/news/depression-1.16305?WT.ec_id=NEWS-20141125>.

Ensayo para vivir mejor

Es llamativo cómo en esta época de descubrimientos efímeros, de violencia que se olvida, de amistades volátiles, nos sigue preocupando la muerte.

Parece que la ausencia de soporte emocional es el signo de los tiempos. Hombres y mujeres solos, cruzándose sin ahondar en sus sentimientos, cobijándose con embustes materiales y desdeñando el afecto, que quizá es lo único que se queda cuando agonizamos.

La muerte es por cierto incontrovertible; de modo que, a falta de un sufrimiento terminal, la mayoría quisiéramos prolongar una vida invertida en satisfacciones...y darla por sentado. Por ello recurrimos a psicofármacos, dietas, rehabilitación de diversos tipos, meditación o técnicas de relajación; y con mucho, a la espiritualidad, como una fórmula que nos provee la ilusión de extender la experiencia placentera más allá de lo corpóreo.

Pero la cotidianidad es despiadada y no deja espacio para vacilaciones. Cualquier descuido para colmar los días y noches de deseo resulta en frustración, que suele acumularse. De ahí que el deleite de objetos y bienes materiales sea tan pródigo entre los hombres y mujeres de las sociedades que aíslan. Algo que no se ve en las pequeñas comunidades que se nutren del calor humano, pese a que desconocen la abundancia (y quizá por eso mismo).

Hace unos años, un psicoanalista me relataba aquel apócrifo experimento de la antropología psicológica a fin de justificar ciertas conductas aprendidas. Decía que en dos tribus cercanas de Polinesia, los bebés eran amamantados de manera distinta. En un caso, la madre daba sin restricción el pecho a libre demanda, mientras que en la otra comunidad, la madre despechaba al lactante tan pronto sentía que estaba chupando de más. La observación resultante es que los miembros de la primera tribu eran bastante desprendidos y generosos, tendían a basar su alimentación en lo que proveía la Naturaleza, sin sentido del ahorro o del diezmo. La segunda comunidad acumulaba granos y pertrechos de manera obsesiva; a decir de mi interlocutor, como un anhelo inconsciente de reparar ese despojo temprano.

Desde luego, las adaptaciones humanas no son tan lineales ni tan predecibles, pero el ejemplo (sujeto a rectificación) sirve de modelo ante la evidencia: quien alcanza fortuna sin esfuerzo, en general suele ser despilfarrador. Por contraste, quien ha sufrido o trabajado mucho por obtener ciertas canonjías, las defenderá con denuedo.

En cualquier caso, la pregunta que subyace es: ¿qué méritos debemos favorecer para lograr una vida propicia y productiva?

La idea de que una persona sabia es alguien rebosante de conocimientos es un arquetipo que tiene su base en la cultura, como una dote distinta de la humildad o la magnanimidad. Aristóteles identificaba dos tipos de sabiduría: la teórica que consiste en el conocimiento científico (los principios que pueden ser deducidos lógicamente de la observación y reflexión analítica) y la práctica, que se refiere al razonamiento intuitivo para ejercer una vida virtuosa (Ética Nicomáquea VI).

En síntesis, la sabiduría no parece recaer en el conocimiento de verdades fundamentales, si tal acopio está desconectado de una guía existencial o una perspectiva de su significado. Entender qué contingencias son útiles para vivir mejor ofrece un valor agregado a la inteligencia o al conocimiento como axiomas aislados.

La sabiduría no es sólo una forma de saber, sino el discernimiento variado de las verdades, los objetivos y las

previsiones que hacen una vida fecunda y agradable. Asumimos que un individuo sabio es quien muestra un juicio razonable y razonado, consecuente con sus actos, equilibrado y confiable. Su "buen juicio" se traduce en sus acciones y es responsable de cada una de ellas.

Como se desprende, no se trata del éxito o de la fortuna, ni siquiera del reconocimiento social o individual (aunque éstos puedan deslumbrar en el horizonte imaginario de la gratificación). Esta argumentación nos conduce al concepto aristotélico de *Eudaimonia* (plenitud, felicidad), alcanzable sólo mediante una vida virtuosa. Sin embargo, por simple tautología una existencia meritoria moralmente requiere de los bienes del mundo o de las demandas de los otros. Como premisa ideal se esperaría que el ejercicio de la virtud no aspirara a la complacencia mutua, pero vivimos en un mundo de deseo y de añoranza, cuyo primer accidente es nacer.

Estamos a merced de los otros y nos integramos por especulación y reflejo, por identificación y arbitrio. No en balde buscamos referentes en los rasgos de nuestros ancestros y seguimos los cánones de algún mentor o figura idealizada. Nadie brota en el saber o el hacer por generación espontánea.

Planteado así, la posibilidad de lograr una vida mejor es atribución de cada sujeto frente a la tiranía de su entorno.

Ahora bien, situemos nuestra discusión en el México actual. Hace más de dos meses un gobierno local demostró su indiferencia a las leyes más elementales de convivencia y democracia. Entregó a varias decenas de ciudadanos jóvenes —que estaba obligado a defender— en garras de criminales que los desaparecieron. En su desprecio, esos gobernantes, ahora convictos, supusieron que esta sociedad —habituada a la apatía— lo contaría entre las bajas de "la guerra" que algún Presidente declaró al narco (nuestra entelequia del mal).

No, se trataba de un grupo armado, coludido y financiado por las propias autoridades de Guerrero. Nadie tiene elementos para señalar más arriba, pero hay partidos, ministerios y jerarcas involucrados en esta ignominiosa cadena de eventos.

Las familias, amigos, solidarios y oportunistas de estos muchachos han insistido que los devuelvan vivos, pero las versiones oficiales narran una tragedia inimaginable por su perversión y alcances. Por si fuera poco, la búsqueda azarosa de estos "cadáveres no reconocidos" ha dado con fosas clandestinas en la serranía de esa región, cuyos perpetradores materiales o intelectuales permanecen invisibles a la justicia.

Parece mentira que en pleno siglo XXI, donde se puede localizar a un guerrillero en el desierto, los cuerpos de cinco decenas de hombres jóvenes que protestaban democráticamente, con todos los derechos y privilegios que debiera otorgar la ciudadanía, se hayan esfumado de su territorio.

¿Qué potestad tiene este gobierno elegido en las urnas? ¿Quién detenta los recursos para pronunciar la verdad, le cueste a quien le cueste? ¿Hasta dónde las manos lavadas, sucias o ensangrentadas rigen los destinos de nuestro país?

Hace varias semanas que nos levantamos y acudimos al trabajo ensombrecidos por estas preguntas. El sacrificio de tantos muchachos ha dejado una herida abierta en estas tierras, mancilladas por hampones de cuellos blancos y negros. Hemos callado por décadas y hoy ese silencio es complicidad.

Vivir mejor en México a partir del 2015 será denunciar, asomarse a las ventanas, retomar las calles, condenar las vejaciones, rectificar el rumbo, aceptar las leyes y asumir la desigualdad. Si el precio para conseguirlo es expulsar a los malditos, así sea. Toda transformación implica un salto dialéctico y quedarán quienes acepten vivir sin lastimar y sin ejercer la muerte.

Quebrarse

El hombre se incorporó con pereza. El gesto reiterado desde siempre, alargó los dedos amarillentos y alcanzó la cajetilla. Quedaban sólo dos cigarros, asomando bajo la fotografía del feto malformado que daba por hecho. Fumó sin descanso, tras alargar la noche con la charla y sendas partidas de dominó. El aroma de café desde la cocina se combinó con la primera bocanada y un largo bostezo.

Se miró las piernas, amoratadas por las várices, y el abdomen prominente, que le estorbaba. "Tengo que bajar de peso", pensó, y se rió entre dientes por su incuria.

Con la tenue luz de la mañana, repasó en breve su vida, ahora en franco declive. Burócrata sumiso, trabajó por décadas en el mismo escritorio, llenando cenicero tras cenicero, y cubriendo los expedientes con el perenne tufo de nicotina. Llegó antes de la guerra —como solía distinguir— y empezó vendiendo camisas de puerta en puerta, trazando un perímetro desde la catedral. Cuando reunió suficiente dinero (y confianza, algo que siempre le reprochó su padre), se acercó al banco y solicitó un crédito. A fuerza de horas interminables, levantó la mueblería. Primero camas y literas, poco a poco muebles de estar y comedores. Cuando quiso abrir una sucursal, lo asaltaron y prefirió quedarse con pájaro en mano. No tuvo hijos, de modo que volver a Galicia fue su único anhelo, que cumplió antes de que muriera Franco, cuando todavía lo recordaban en el pueblo.

El sabor acre del tabaco le revolvió el estómago y se acercó a la mesa para engullir un pan dulce. La mujer lo miró con desdén y se concentró de nuevo en la lectura.

No pudo tragar. Un estupor se apoderó del recinto, y sus piernas desaparecieron en un vahído súbito mientras oía perderse el aullido de su esposa, cada vez más distante. Cuando la ambulancia rechinó los neumáticos frente al portón, Romualdo dejó de existir. La vecina abrazó a Laura, desencajada, que nunca supo llorar. Miró al cadáver sin entender qué o quién lo mató, llevándose consigo el tedio de tantos años. Y ante la irrupción de los paramédicos, se entercó en buscar el testamento.

La ruptura de una aneurisma aórtico es una catástrofe en todos los sentidos. La pérdida de volumen sanguíneo es tan rauda, que pocos casos sobreviven al embate. Como nuestro personaje, se produce una caída abrupta de la presión arterial, seguida de síncope cardiovascular y falla de múltiples órganos en secuencia. Los antecedentes de tabaquismo, obesidad, hipertensión y riesgo familiar son determinantes para que la pared aórtica se vea penetrada por células inflamatorias que la desgarran. Como tantos otros padecimientos de nuestra época, le debemos a Sir Walter Raleigh y a la propaganda impregnada en todos los estancos del mundo, ese asalto a la integridad. Aquí un recordatorio de lo que se puede hacer para evitarlo, y si un ángel bate sus alas a destiempo, de cómo tratarlo.

Bibliografía

Kent K., Craig "Abdominal Aortic Aneurysms", *The New England Journey of Medicine* 371, num. 22 (noviembre): 2101-2108, <http://www.nejm.org/doi/pdf/10.1056/NEJMcp1401430>.

Anécdotas para épocas mejores

La ciencia se destilaba en la familia. Mi madre había cruzado el Atlántico tras su padre, químico farmacéutico, impelida por una guerra fraternal que dejó partido su país hasta la fecha. Apoyada por las medidas liberales del Presidente Cárdenas, pudo aspirar a una educación superior en la Escuela Nacional de Ciencias Biológicas, semillero de grandes investigadores y en aquellos años, una luz de esperanza académica para los exiliados.

En el "Poli" conoció a mi padre, que aspiraba a ser mariscal de campo mientras ella agitaba pompones bajo las gradas. La ciudad de México era apenas una extensión del centro histórico, y se andaba con soltura por sus calles. Con un abuelo socialista y ajeno a las peculiaridades autóctonas, el romance se verificó en la sala familiar, a horas fijas. Mi padre no se resistió y a cambio obtuvo una dosis de cultura europea que nunca habría aglutinado por su cuenta. Las charlas con mi abuelo precedían el encuentro con la novia, quien daba ocasión para el careo mientras se emperifollaba a hurtadillas.

Cuando el noviazgo fue sancionado con aprobación —supongo que habiendo puesto a prueba más la inteligencia que la cabalidad del pretendiente— pudieron salir al cine.

Guardamos un retrato de mi madre cuando se inauguró el cine Roble en Paseo de la Reforma, donde casualmente acudió a la Premiere, sonriéndole a un país prometedor y fulgurante. Luminarias como Luis Buñuel, Erich Fromm, León Felipe, Isaac Costero, Pedro Garfias y tantos otros encontraron en estas playas un lugar para florecer sin persecuciones.

Era el nuestro un horizonte donde se podía ver más allá de la miseria humana.

Tras un posgrado en el extranjero, volvieron —como se suele decir— con una mano atrás y otra delante. Pasamos algunas penurias mientras el psiquiatra recién ceñido encontraba camino y trabajo. Pero la farmacia del abuelo nos mantuvo a flote. Las tabletas entonces se cortaban a mano y las infusiones se cocían en retortas y matraces que remedaban un escenario de alquimistas.

Caminábamos apenas y nos dejaban mirar esos malabares entre morteros y frascos de cerámica con nombres indescifrables, bruñidos en latín. Bajo ese sello, mi madre configuró más adelante el botiquín que acompañó mi infancia.

El cuarto en cuestión yacía bajo la escalera, insuficiente para que un adulto entrara de pie, forzado a encorvarse bajo el foco ardiente. Ordenadas en cajas de zapatos (cuya tapa invariablemente servía de soporte por si la humedecía un jarabe derramado), se podían leer las variedades de medicamentos. Sin seguir un orden alfabético o cualquier otra sistematización, rezaban: "dolor", "estómago", "colitis", "urticaria", "gripe y catarro (sic)", "riñones" y demás que no recordaría. Quiero suponer que había colagogos, reostáticos, orexígenos y otros menjunjes que la farmacopea de aquella época consideraba necesarios; pero la memoria del cuarto de las arañas me engaña.

Con una dosis de piperazina destinaba a cubrir la cuota semestral de desparasitación, alguno de nosotros hizo un cuadro de intoxicación neurológica y aquello, sumado a la madurez y la cautela, terminaron con la carrera empírica de mi madre. Quizá nuestro querido pediatra, el "Cata", cuya puerta labrada en la colonia Roma vio pasar más nalgas tumefactas que un prostíbulo, desestimó también la idea de automedicarnos.

La ingenuidad era nuestra moneda de cambio. Subíamos en autobuses sin reservas, o nos colgábamos deportivamente de los tranvías cuando se agotaba la morralla. La excursión preferida ocurría en enero, cuando viajábamos a las anheladas calles del centro: Madero, Cinco de Mayo, Bolívar... en busca de los libros del curso que iniciaba. Nada nos detenía. Era nuestra ciudad, nuestra anchura.

Me resulta inverosímil todo lo que hemos perdido en unas cuantas décadas. Somos extraños en este territorio ocupado; la credulidad que nos conducía sin apremio se desaguó en las alcantarillas. Hay quien afirma que el transporte colectivo (Metro) rasgó las fronteras virtuales que contenían a la sociedad urbana, pero es obvio que la desigualdad y la injusticia rompieron el dique.

Por legado inevitable, nos hicimos médicos o psicólogos. Entre otros oráculos, el "cuarto de las arañas" nos contagió el delirio de conocer y descifrar los secretos de la Fisiología y la Farmacología. Satisfechos, volvimos al puerto; un hedor de vicio y mugre nos recibió a plomo.

Uno tras otro, los gobiernos corruptos se repartieron la plaza. Dejaron crecer sus tribus, impregnaron de avaricia las paredes y los templos, secuestraron el altruismo, escupieron a la integridad y mostraron los dientes. Cuando el paisaje se opacó de cenizas, le dieron paso a los engendros y siguen cobrando el diezmo. Los demás nos encerramos, apagamos las velas y nos sumergimos en la oquedad de nuestras pantallas.

Ante tal encrucijada, la tarea esencial es curarnos y ofrecer una salida a esta sociedad corrompida, destronar a los dioses abyectos y limpiar la casa. Cuando se cerró aquella puerta, las telarañas dejaron de brillar en la oscuridad y ninguna voz se oía.

Bibliografía

Villaseñor, Enrique (2007). *Ciudad de México 50 y 60. La ciudad que se fue*, en <https://www.youtube.com/watch?v=5gh8XB-oOKQ>.

Ítaca o el abismo

Hace unas horas, ante los ojos atribulados de una jovencita con Lupus, recordé esa contingencia de salir al mundo. Usé la metáfora de zarpar, para explicarle que uno ignora el destino al soltar amarras.

El arranque de la vida profesional es un océano cubierto de niebla y sembrado de sargazos. Cuando mis colegas afirmaban con certeza qué iban a hacer de sus vidas, yo intuía que atrás de esa soberbia se ocultaba un impulso emulador o simplemente negación, como un oportuno mecanismo de defensa.

En mi caso, como el de esta frágil paciente, miraba a diestra y siniestra con recóndito temor de fracasar. Las voces de aliento servían tan sólo como palmadas huecas en la espalda. Sentía que, en el fondo, nadie podría compartir mi trance.

Hijo de psiquiatra, la sombra de mi padre se erguía amenazante sobre la senda. Algún maestro me ofreció orientarme por el sufrimiento emocional y lanzarme al estrellato. No le creí. Entonces no tenía escucha para las promesas.

Otro me sirvió en bandeja la tarea magisterial, labrada en alabanzas y progenie académica. Pero no me sedujo, los enfermos y su dolor le dieron repetidamente sentido a mi vocación. Quizá fueron otros ecos, atávicos como el de John Berger, William Osler o Samuel Shem, los que delinearon mi paso, alejándome de mi padre y sus fantasmas.

Pero resulta insustancial: uno siempre se tropieza con Layo en la vereda. Así que escogí una figura célebre que lo remedaba en mi inconsciente. Aprendí la maravilla de desentrañar mensajes moleculares, que entonces sólo intuíamos al estimular artificios de células en fárrago. Al mismo tiempo, impuse la delicadeza a mi tacto, para recorrer la anatomía deforme de mis pacientes sin lastimarlos. La máxima de "primero no hacer daño" se hizo carne.

Cuando uno habla de gratitud a sus mentores, se refiere a eso: una tenue franja entre el horizonte imaginario y la conquista de las propias aptitudes, el regocijo de alcanzar la playa en la tormenta, saberse por fin útil y escuchado.

Al despedir a mi atemorizada paciente, eché un vistazo a mis libros, a mi estetoscopio colgado sin esmero, a los objetos de arte que me veneran con cierta sorna y a la enorme piñanona que me abraza y me contiene.

Llegado hasta aquí, me congratulo. El camino me eligió a mí; Ítaca es una ilusión que nunca cesa.

Detrás del espejo

En honor a algunos amigos que han perdido a su compañer@ en fechas recientes, me atañe su aflicción y su duelo.

Esa pérdida que estará llenando paradójicamente la cotidianidad por siempre, aunque venga alguien más a ocupar la silla vacía del comedor o traiga el contrapeso a un nuevo lecho.

Con otro abrazo solidario me atrevo a decirles:

La ausencia estará en el sabor del desayuno, desde el primer sorbo de café hasta la luz ensortijada en los dinteles. Asomará su oquedad cuando el frío lama los jardines o deshoje los árboles con descuido, sin indagar "me quiere o no me quiere" en la trivialidad de la mañana rota.

Recorrerá con su tacto fantasmal el cuerpo bajo el vapor caliente y después arropará con seda y perfume la congoja para salir al día. Quizá camine entre los arbustos o salte por los balcones abiertos de otras casas, donde las penas se descuelgan entre la humedad de las sábanas y las miradas furtivas.

Llegará al trabajo y ocupará su lugar con celo, tal vez se le oiga suspirar entre los lapsos y silencios; pero de cierto, juguetona, cambiará de tanto en cuanto de rincones, y sonreirá taimada ante la estupidez y la impaciencia.

Al caer la noche, su desnudez crepuscular horadará la piel y se adherirá en deseo. Acaso entonces se vierta en lágrimas enjugadas con timidez o enojo, y emita un "que descanses" inaudible y estentóreo.

En suma, ustedes como nadie lo saben: la ausencia acompaña, se renueva, es el vértice de cada día y la espesura de la noche. Es esa añoranza que se interna y recompone, mientras los recuerdos y los sueños se entretejen en la urdimbre del telar que abandonó Penélope.

Death is nothing at all.
It does not count.
I have only slipped away into the next room.
Nothing has happened.

Everything remains exactly as it was.
I am I, and you are you,
and the old life that we lived so fondly together is untouched, unchanged.
Whatever we were to each other, that we are still.

Call me by the old familiar name.
Speak of me in the easy way which you always used.
Put no difference into your tone.
Wear no forced air of solemnity or sorrow.

Laugh as we always laughed at the little jokes that we enjoyed together.
Play, smile, think of me, pray for me.
Let my name be ever the household word that it always was.
Let it be spoken without an effort, without the ghost of a shadow upon it.

Life means all that it ever meant.
It is the same as it ever was.
There is absolute and unbroken continuity.

Holland, Harry-Scott, *Death is Nothing at All* (1910)

Una noche en la árida montaña

Este invierno la familia decidió pasarlo en el Caribe a bordo de uno de esos cruceros portentosos donde se come sin reservas. Soplaba un aire frío en el puerto Everglades esa mañana de Diciembre. Rosaura azuzó a los niños para que se instalaran en los camarotes y todos se aprestaron a salir a cubierta para zarpar.

Los recibieron con fuentes de fruta cerca de la piscina y bebidas de colores que asombraron a los abuelos. El ambiente esparcía regocijo esa primera noche, mientras caía la penumbra sobre el mar interminable. Beto creyó ver un delfín antes de caer rendido. Así transcurrieron los primeros días, hartándose de comida fresca a toda hora: helados por las tardes, fruta variada sin descanso, ceviches peruanos y rollos de sushi cada vez que pasaban por el bufet de proa.

Al despertar del Lunes, el tío Damián se sintió mareado y acudió al vestíbulo para pedir un antihistamínico. De nada sirvió. El asco se extendió más allá del desayuno, que ingirió a disgusto. A mediodía tres de los jóvenes estaban recluidos, con vómito y dolor de cuerpo. La abuela se reportó a la enfermería con una diarrea líquida incesante y signos de deshidratación. En pocas horas, como fichas de dominó, la mayoría de los familiares se encontraban peleando por un baño en las áreas comunes. Las vacaciones se fueron a pique.

La infección por Norovirus es célebre por enviar a sus camarotes a cientos de pasajeros en los meses fríos y varar más de un crucero en cuarentena. El Centro de Infecciones de Atlanta (CDC) estima que más de la mitad de las infecciones anuales por alimentos contaminados son resultado de este insignificante microorganismo. En invierno, son además la causa más común de diarrea en adultos y la segunda razón de gastroenteritis infantil después del Rotavirus.

Lo notable del Norovirus es que puede sobrevivir en temperaturas extremas sobre superficies húmedas o en agua contaminada. Se le conoce como la primera causa de "envenenamiento por comida" o "influenza intestinal" (*Intestinal flu* en inglés); ambas denominaciones inapropiadas porque no envenenan los alimentos crudos en sentido estricto ni se trata de un Ortomixovirus sujeto a cambios antigénicos. Por el contrario, el Norovirus (descubierto en 1968 durante un brote escolar en Norwalk, Ohio) es un RNA virus bastante estable del que se conocen más de 25 genotipos. Los que pertenecen a los grupos GI, GII y GIV son los que se han documentado en enterocolitis humana.

Pese a que se trata de una infección autolimitada, el riesgo de deshidratación y desequilibrio de electrolitos o nutrientes es alto en poblaciones frágiles (lactantes, ancianos y enfermos crónicos). Se diagnostica con premura mediante ensayos inmunoenzimáticos o reacción de polimerasa en cadena, y en general, no requiere tratamiento, salvo soporte hídrico, aislamiento para evitar contagios y control de la diarrea o los vómitos.

Pero de regreso al Tercer Mundo, es lamentable que muchos médicos desconozcan estas obviedades epidemiológicas y sigan preguntándose "qué bicho tumba en cama a sus pacientes" cuando empieza el frío. Más aún, la profusión de antibióticos —que sólo empeoran el cuadro intestinal por que causan disbiosis— es la guadaña del ignorante.

El otro lado oscuro de la montaña es que en Austin, Texas (a dos horas de la frontera más transitada del mundo), la prueba diagnóstica para Norovirus y otros tantos microbios infectantes del tubo digestivo tarda eso: dos a tres horas mediante una muestra fresca de materia fecal. Al sur del Río Bravo, el lapso de espera se puede extender dos a tres semanas (¡!) entre burocracia, ineficiencia y sobreprecios. Para entonces el paciente y sus familiares se habrán curado, si es que no han recibido de un ángel caído aquello que envenena en la aridez del conocimiento.

Orfandades

Recuesta la pluma sobre el libro, un ademán deliberado para no importunar el silencio que lo rodea y que ahora lo invade. Se apaga el día y las memorias fluyen como ondas tenues desde la ventana.

Alguna vez fue hijo y lloró sin pena, buscando el consuelo para retomar otro camino con más aplomo. Dejó de ser niño esa madrugada de otoño, y entendió que en palabras de Lezama Lima "la vejez del hombre empieza el día en que muere su madre". Enarboló su segundo apellido como quien saca alas de raíces y se sumergió en el trabajo para expiar las dudas y los mimos.

No salió del cementerio hasta que advirtió que sus pies enlodados entorpecían el paso. Entonces, titubeante, emprendió el vuelo y pretendió conquistar otras lenguas, otros parajes. Se equivocó: los espacios se ganan tierra adentro, no en la realidad que nos circunda. Cuando hubo satisfecho su osadía, trató una vez más de ser reconocido, se alzó con nombres y títulos nobiliarios, bebió el elíxir de los dioses y se intoxicó de nuevo. Maltrecho y desolado, aprendió por fin a caminar descalzo.

Al fin se dio el tiempo de rehacer el rumbo, achicar las velas, hundir de lleno el timón en lo desconocido. Encontró casa y compañera, hizo hogar con ella y disipó su simiente con alegría. La estatura de los viejos se tornó asequible, no tanto por encanecer sino por hacerse dócil y apearse del fragor de tantas batallas con fantasmas.

Hace poco falleció su padre y aún se le nubla la vista recordando qué poco supieron quererse de frente y cuánto a la distancia. Pero la vida es lo que toca y lo que enseña; es decir, lo que adolece y se emprende, más acá de lo imaginario y lejos de uno mismo. A veces es necesaria una mutilación para saberse entero.

Extiende la mirada hacia la noche escanciada de luces artificiales y neblumo; parece que los muros tienen ahora un tamaño mensurable, nada es interminable y si acaso hay horizonte, es sólo en su firmamento interno, donde algunos recuerdos aún fulguran y otros hace tiempo que palidecieron.

Cuando mueren los padres, uno se queda solo en el acantilado de la vida. Abajo, la marea golpea con los avatares del destino y los amores flotan como mensajes en botellas vacías. Es el atardecer, no hay duda. Pero queda la incertidumbre de alguna continuidad, y eso basta, sin pretensiones, para abrir los brazos y aprehender el viento.

Si el sol asoma como nuevo

A ocho grados, las calles semidesiertas del barrio anuncian la rutina de un nuevo ciclo. Una bóveda de nubes mantiene la modorra y disimula la luz de la mañana. Bajo tal opacidad, un aire de melancolía es inevitable. Retomo la lectura del castillo en los cielos, ahí donde el hijo de un cantor de Turingia, nacido al despuntar la primavera hace 330 años, decoró la música para la posteridad (Gardiner, 2014).

Los tonos contrastantes de la dispersa vegetación en esta selva de asfalto son el preámbulo para empezar el día. Me pregunto qué pacientes llamarán, impelidos por qué síntomas o tragedias corporales, cuáles serán sus exigencias y debacles; y, en todo caso, si seré capaz de responder a sus demandas afectivas o físico-químicas.

Me congratulo de que vuelvan y haya sido instrumental en cambiar un ápice sus vidas, cuando sufrían o se dolían en cuerpo o alma. Hace siete lustros, el puño al pecho, juré no hacer daño y cuidar de mis semejantes. Proferí el juramento que nos legara Hipócrates con solemnidad y conciencia de ese momento imperecedero.

Pocas semanas después partí al agreste poblado que me albergó durante un año de servicio social y de revelación antropológica. Me hice hombre, más que médico. Aprendí a escuchar en las entrañas del dolor y la fiebre, me aventuré al territorio del hambre y la pobreza con respeto y sigilo. Conocí los artificios del arte de sanar sin más recursos que la buena fe y un discreto bagaje de conocimientos que me hacían dispuesto, mas no distinto frente a la angustia. Vi morir a alguien ante mi impotencia e inexperiencia, y puedo delinear sus rasgos agónicos hasta este día con tal precisión que me sorprende la nitidez de la memoria o de la culpa. También vi nacer a otros pocos cuyos rostros congestivos traían y han dejado por tantos años una señal de vida y de alborada. Sobre todo ungí de esperanza a muchos que acudían por ventura a la modesta clínica que me dio espacio y orden, que me enseñó a ofrecer lo mejor aunque hubiese poco a la mano.

Quizá uno vuelve a esos lunes como debutante y se deja invadir por la nostalgia. Ningún tramo del camino tendrá esa virtud ni esa frescura. Acaso pueda transmitirle a mis alumnos que no desperdicien un instante de ese amanecer, cuando hacerse médico es un enigma que nos sorprende incesantemente.

Bibliografía

Conrad, Peter (2013). "Music in the Castle of Heaven by John Eliot Gardiner", *The Guardian*, (octubre), <http://www.theguardian.com/books/2013/oct/30/music-castle-heaven-js-bach-john-eliot-gardiner>.

Gardiner, John Eliot (2014). *Music in the Castle of Heaven*. London: Penguin Books.

Tempestades

Acudió con su madre, una chica desenvuelta pero temerosa del curso de la consulta. Había visitado a otros dos médicos —suele suceder— que desmerecieron sus síntomas. El primero lo atribuyó a un proceso infeccioso y acomodó una receta para eliminar un germen saprofítico de la faringe, a falta de mejor entendimiento. El segundo propuso un dilema mecánico; prescribió inmovilización seguida de ejercicios que sólo prolongaron las molestias y se adosaron en fatiga y desengaño. En pleno siglo XXI, con millones de señales controversiales en Internet y todos los impulsos derivados de esa información errática, seguimos haciendo mala medicina.

Mientras charlaba, miré su cabello, esa ausencia de brillo, y su fragilidad comenzó a revelarse. Las lesiones distintivas en la cara, sombreando el trazo del sol en el dorso de la nariz y las mejillas. El borde bermellón como una caligrafía en torno a los labios, casi imperceptible, una discreta imagen del pasado. Al gesticular, las manos —que reconocí tumefactas al saludarla— mostraban su incipiente deformidad, "justo en las coyunturas", diría ella. La madre escuchaba, más atenta a mis reacciones que al contenido del relato, seguramente repasado varias veces. Advertí su dificultad al incorporarse, si bien se rehízo de inmediato, ocultando la torpeza.

Suelo inclinar la balanza del historial clínico hacia una conversación que indaga acerca de las emociones, la vida instintiva, el ámbito social, la espiritualidad y las creencias de mis pacientes. Ella se dejó llevar en tal diálogo, para franquear juntos la marea de lo ominoso. Me contó de su novio, su carrera frustrada en las artes plásticas, algún resentimiento que atribuía al origen de sus malestares.

—¿Usted cree en eso? —preguntó, probando mi sensibilidad o mi rigidez.

La exploración física mostró lo ineludible: sinovitis, eritema en áreas expuestas, linfadenopatía, edema periférico, quizá un dudoso frote pericárdico que habrá que confirmar. *Standard procedure on a unique human sufferer* —pensó mi alter ego gabacho.

—Contratransferencia —corregí en susurro, al estar de nuevo frente a la madre inglesa, que atisbaba por encima del monitor.

Tengo confianza en que volverán, pese a que la despedí escurriendo lágrimas junto al sosiego de su madre. Me retiré discretamente de ese cobijo y ese duelo, ambos sabíamos que comenzaba un viaje tortuoso, acaso promisorio, para vencer la enfermedad.

Dos de cada diez seres humanos sufren alguna forma de enfermedad autoinmune. Las hay limitadas a un órgano (tiroiditis, vitiligo, neuromielitis óptica, pancreatitis); aquellas que afectan un sistema (esclerosis múltiple, poliendocrinopatías, vasculitis), o padecimientos generalizados (lupus eritematoso, esclerodermia, artritis reumatoide).

El lenguaje común entre ellas es una inserción en el bastimento genético (en forma de polimorfismos, SNPs, alelos de histocompatibilidad, translocaciones o hipermutaciones) que confieren susceptibilidad por herencia. Tal yerro engendra alguna forma de desconocimiento de lo propio; lo que en su momento se denominó "diátesis autoinmune" o mejor aún, proclividad para atacar los propios tejidos con linfocitos, cuyo trabajo idealmente sería protegernos del exterior. Pero la verificación del fuero interno es fisiológica, incluso compensatoria (homeostática, dirían los puristas), ¿por qué pierde el orden y desencadena lesiones en un cuerpo que lo necesita?

Las hipótesis varían desde algo tan mágico como el mimetismo molecular (un fragmento bacteriano "se parece" a una estructura autóctona) hasta versiones mejor apuntaladas como los trastornos de regulación de la progenie celular, pero nadie ha dado en el clavo. En cualquier caso, una tempestad de anticuerpos o una clona (la descendencia de un linfocito) que putativamente perdió el rumbo, ignoran ciertas lipoproteínas de superficie y, a fuerza de incidir en ellas, convocan una arremetida de inflamación. El resultado es una acumulación de células en conflicto, emitiendo señales como un recital de disonancias que termina por lacerar las vénulas, generar proliferación anormal del tejidos de sostén o, sencillamente, destruir otras células que pasan por ahí. En resumen, el sistema inmune —en su miopía— ve defectos ahí donde antes todo parecía familiar y manso.

Suena como un artificio o una secuencia cinematográfica de fantasía, pero nuestro equipamiento de defensas trabaja por impulsos, por "memoria" (improntas de señales que hacen repetir el ataque) o por afinidad, a falta de recursos más exquisitos para modular esa frontera en el espejo. En esa cadena de eventos, tienen gran trascendencia los cambios epigenéticos (léase modulación neuroendócrina, ensamblaje del repertorio antigénico o insultos psicosomáticos), porque la concordancia entre gemelos idénticos nunca es del 100%. Es decir, pese a partir del mismo óvulo, la naturaleza inscribe su marca en la configuración del sistema inmune de cada individuo.

Cuando se pone en marcha la tormenta, poco se puede hacer: los síntomas (vgr. la patología) son su advertencia, los primeros relámpagos. Los cambios subcelulares han traspuesto el umbral de lo inefable y ahora brillan los focos rojos a manera de dolor, inflamación o alteraciones en la función del cuerpo y sus órganos.

Así, se articula una narrativa. El afectado en silencio se convierte en enfermo, su lenguaje se inscribe en el cuerpo y con ello zarpa en una travesía sin destino conocido a la que se adhiere un navegante, un potencial sanador, porque se ha gestado la confianza y ambos comparten el optimismo y el temor de fracasar. La última frase reduce la ecuación de la alianza terapéutica al mínimo. Lo que sigue estará lleno de avatares y si se rige por la verdad, cada vez más alejado de falsas promesas.

Los lestrigones acechan y el canto de las sirenas (que aquí podríamos equiparar a la charlatanería) no cejará en su empeño por disuadir al enfermo que nada es inequívoco en el camino del dolor y el sufrimiento. Habrá naufragios, aguas tórridas y bestias que asomen cuando se nuble el horizonte. Pero también la sólida convicción de que siempre amanece y que el viento cesará de abatir nuestros aparejos.

"Aquí estamos —le dije al despedirla; así en plural, para disfrazar el narcisismo— Siéntete en libertad de llamar cuando lo necesites".

Deseo y Necesidad, esas dos grandes quimeras de la fatalidad humana.

Por una noche

Las estadísticas no engañan, al menos en países donde se verifican. Un reporte del Centro de Control de Enfermedades en Atlanta (Centers of Disease Control and Prevention, s.f.) señala que los embarazos en adolescentes han descendido a la mitad en los últimos veinte años. Quizá producto del acceso a la información, el temor a contraer enfermedades venéreas (especialmente SIDA o cáncer cérvico-uterino) o una educación sexual más precoz, los chicos en el Primer Mundo están rehuyendo los riesgos.

Cuando ocurre, es una insurrección. Ante todo, cercena un futuro y un presente de augurios, de frescura súbitamente empañada. Un hijo a destiempo, trayendo a cuestas su bestial demanda de afecto, no deja espacio para crecer, distraerse o aspirar el mundo, que se esfuma. Un torbellino que de golpe arrebata la infancia, al que de una forma o de otra se le hará pagar por ese rapto. Dos abandonos pesan más que mil amores, suelen imprecar los poetas: la melancolía es un manto de penumbra que oscurece buena parte de fulgor del horizonte.

Además de las rotundas implicaciones emocionales, el riesgo obstétrico en adolescentes es considerable. Preclampsia, nutrición deficiente, anemia y desgarros genitales no son la excepción, tanto por razones socioeconómicas como por inmadurez (The National Campaign to prevent Teen and Unplanned Pregnancy, s.f.).

Como sabemos, la salud mental de la madre es determinante para el desarrollo del infante; la incorporación de su universo interno es traducido por el lenguaje de mamá, antes que por ningún otro mensajero. El tercer elemento es la presencia de una figura paterna que resignifique el embarazo y su desenlace. Con cierta razón afirmamos que, cuando no se planean, se tienen hijos para alguien más que los anhela desde un vínculo incestuoso. Habría que preguntarse a quién hace feliz un embarazo adolescente.

Las opciones se encogen. Apoyarse en la familia o peor aún, saltar a la autarquía sin cobijo alguno y con todos los momios en contra. Sacrificar la libertad en aras de ser fuerte para otro, que reclama su derecho sin saber que ya lo ha hipotecado de origen. Una simbiosis dolorosa, que marcará ambos derroteros con pérdidas y decepción; en aplazamiento de un valedor que todo lo desvanezca y devuelva el cuento de hadas a su lugar prístino e impoluto.

—¿Como ocurrió?

Sentada frente a sus padres, Elena titubea antes que aludir a la pregunta retórica.

"Nos descuidamos", piensa, pero prefiere callarlo a riesgo de insinuar que sus encuentros sexuales datan de varios meses.

A sus quince años, no ha disipado sus gestos de niña. Hace muecas y baja la cabeza, esgrimiendo vergüenza. Le molesta el pliegue de la falda en la barriga o tal vez es un peso que apenas reconoce. La madre gime y ella desoye la perorata del padre entre sollozos, un idioma indescifrable que la aturde.

El muchacho cortó la relación en cuanto ella se negó a abortar y se debate entre la culpa y la redención. La escuela de monjas —que ahora parece tan remota— no enseña qué hacer ante tal encrucijada, y por consejo de una amiga, dejó pasar las semanas en desliz hacia lo irreversible.

Impulsividad, cierto, pero también un grito de emancipación. Verse desnuda, acariciada, seducida. La excitación desbordante que venía con cada encuentro y esa promesa del amor, tan real como los sueños y el deseo reiterativo de saberse amada.

Por supuesto, vendrán las fotos, las risas, los regalos y las fiestas infantiles. Elegir el nombre y el color del cuarto, los adornos y los juguetes en la cuna. Pero una noche, con su bebé en brazos bañada por la luna desde el tragaluz, ella vuelve al momento en que se dejó convencer de que el condón "quita sensibilidad y estorba". Cuando ese orgasmo cargado de miedo y de furor, abrió la puerta a otra vida que ya no es la suya.

Bibliografía

Centers of Disease Control and Prevention, *Reproductive Health: Teen Pregnancy*, <http://www.cdc.gov/teenpregnancy/aboutteenpreg.htm>.

The National Campaign to prevent Teen and Unplanned Pregnancy, *Counting It Up: The Public Costs of Teen Childbearing* (s.f), <http://thenational campaign.org/why-it-matters/public-cost#>.

La conquista de la luna

En aquella casa de dos plantas, revolvieron la baraja. El primogénito de ella objetó desde el comienzo; nunca habría de confraternizar con tales extranjeros. La más pequeña se mostró renuente a cualquier mimo y salió al balcón sin emitir palabra. La tarde invernal pintaba con nubarrones desflecados y lloró adosada al umbral, dejando claro que no haría familia.

Los otros se miraron con suspicacia, escudriñando el territorio; aún estaba en vilo si habitarían el mismo hogar. Destaparon champaña y chocaron las copas, ajenos a la tribulación de los hijos. El festejo se prolongó hasta la madrugada y ellos, unidos en el desasosiego, observaban arropados desde la escalera. Claudia acarició a la perra y fue el primer gesto fraternal que compartieron.

Luego los venció el sueño y prefirieron ocupar cuartos separados. Los Basurto en la estancia del fondo y los Rodríguez en la recámara de las niñas, cobijando a la pequeña. Se toparon en el baño varias veces esa noche, pero sólo se saludaron con mugidos, entre dientes. Habrá que ver cómo amanecen.

Conformar una familia híbrida no es cosa fácil. Quizá los testimonios más detallados proceden de Estados Unidos, fruto de la experiencia de casi la mitad de la población urbana, donde se conoce como "*blended family*".

El esquema se define como dos personas divorciadas que se encuentran y aportan su progenie a cuestas, con la esperanza de que todo será miel sobre hojuelas. Pero aquello de que "el amor los mantendrá unidos" resulta pronto una falacia. La inestabilidad y el resentimiento que arrastran los hijos de un divorcio —con sus alianzas edípicas, flagrantes o inconscientes—, pone en jaque el vínculo que se pretende forjar a contramano. Es habitual que los cónyuges se quejen de interferencia con su autoridad, de rivalidades inesperadas entre la "mezcla de hermanos" que anhelan cierto favoritismo frente a las exigencias o responsabilidades de la cotidianidad.

Aún más, si uno de los padres del primer matrimonio (frecuentemente la mujer) queda en desventaja socioeconómica, sus hijos cuestionarán los privilegios que se sumen al nuevo enlace, cifrados en un sentido de justicia impelido por la lealtad, más que por la oportunidad.

La defensa narcisista de la estirpe es con mucho uno de las primeras piezas en conflicto para la pareja. Como ambos están gravados por las relaciones y expectativas previas, el reto para fraguar una entidad cohesiva es significativo. La llamada "norma de reciprocidad" está bajo amenaza constante y la tendencia natural es favorecer a los propios hijos, lo que requiere un gran sentido de moderación en situaciones de disputa.

Tal como se ha visto en países que reciben una considerable influencia social o mediática de Estados Unidos (Canadá, México, Colombia, Brasil, etc.), las "familiastras" (*step-families* en inglés) son cada día más comunes. La expectativa de que se gestará una armonía al instante suele ser fuente de frustración, ante todo cuando no se han dirimido o anticipado las dificultades que yacen en el camino. Una pareja que se comunica poco, o que lo hace más atenta a la fantasía que a la realidad, se topará sin duda con desencuentros y fracturas en su nuevo matrimonio. Lo inevitable es repetir los patrones de conducta y afinidad que se ejercieron en el matrimonio de origen, algo que puede ser irritante cuando la nueva estructura familiar hace esfuerzos por cohesionarse.

Hasta donde sabemos, nadie ha encontrado una mejor fórmula de acomodo que el diálogo y la tolerancia. Una familia híbrida donde "todos se entienden muy bien" está ocultando o suprimiendo afectos que saltarán como palomitas de maíz en cuanto se caliente el horno. Lo que no se habla, se enquista y se transforma en una neoplasia que termina por invadir el tejido familiar, de suyo delicado y sujeto a prueba.

Los adolescentes, debido a su vehemencia y su capacidad de discernimiento, requieren tiempo y atención; acaso tanto como los pequeños, cuya adherencia edípica los hace especialmente vulnerables. Como resulta obvio, estos menesteres constriñen a la pareja y requieren de un interés desusado para hacer que las cosas marchen, salvando obstáculos. Quienes no están dispuestos a tal sacrificio, difícilmente sostendrán la nueva relación con aplomo, y se deslizarán lenta pero irremisiblemente al fracaso marital. Máxime que los segundos matrimonios —donde las concesiones son menos halagüeñas y la argamasa de los hijos no existe— suelen ser mucho más frágiles.

Los terapeutas de familia han puesto el énfasis en varias etapas de integración que pueden durar desde cuatro hasta siete años, si ambos padres saben soportar los tropiezos y mantener como eje cimentador a la nueva pareja. A saber:

Etapa 1. Fantasía: caracterizada por sobradas expectativas y deseos de reformular la familia como si nada hubiera pasado, ajenos a la carga que se arrastra del fracaso previo o los problemas no resueltos con los hijos.

Etapa 2. Inmersión: el sistema empieza a resentir la unión. Se experimentan las fuerzas subyacentes en tensión. El padre o madre postiza se excluye y el lazo con el progenitor biológico se fortalece inclinando la balanza, como mecanismo de protección y defensa. El adulto excluido puede sentirse rechazado y responsable de la situación, lo que conduce a actuar con excesos.

Etapa 3. Advertencia: caen las fantasías de la familia instantánea. Ambos padres empiezan genuinamente a conocer a los extraños con los que cohabitan y a identificar sus pautas de conducta y agresión. Si son consecuentes, los padres biológicos empiezan también a reconocer las limitaciones de un enfoque con favoritismos y emprenden estrategias de cohesión.

Etapa 4. Movilización: las diferencias se expresan más abiertamente. Fisuras e idiosincrasias hacen su aparición a ocho columnas. La familia se percibe envuelta en un proceso caótico, de batallas frecuentes y creciente territorialidad. Es justo la etapa que exige mayor tolerancia y observación de ambos padres.

Etapa 5. Acción: se emprenden negociaciones acerca del funcionamiento del núcleo familiar. Se trazan límites y gradualmente se establece la dinámica interna y externa de la familia híbrida. Este proceso debe ser gradual y asimilando a los miembros del grupo de acuerdo a sus propias demandas afectivas y ritmo de integración.

Etapa 6. Contacto: se difuminan los pasos y se hace más flexible la coherencia interna. Con frecuencia, esta etapa se vive como una luna de miel y habrá que vigilar retrocesos y reticencias. Hasta aquí es que la figura del padre o la madre adoptivos adquiere significancia y se asume una cultura de respeto que moldea poco a poco a la nueva familia.

Etapa 7. Consolidación: la "familiastra" ha adquirido vínculos y matices estables, acaso confiables; los miembros que bajaron del barco se mantienen a distancia prudente y hay transparencia acerca de los nuevos roles dentro y fuera de la comunidad. Ambos padres reciben una aceptación cómoda y equilibrada, con preferencias ostensibles y sin engaños o jaloneos. Por supuesto, este contexto ideal no puede alcanzarse sin ayuda (abuelos o amigos de soporte, terapia familiar o guía espiritual) y sin atravesar las etapas previas.

En torno a la mesa del desayuno, Octavio musita que está harto de que lo traten como mueble; Emilio escucha por lo bajo y le patea la espinilla, en un gesto de reconvención. Los extraños se han dado cuenta y fruncen el seño al unísono. No esperan a que baje su padre: salen en estampida y azotan la puerta. Con el golpe cae un florero y la foto de la boda, hechos añicos; un curioso presagio para comenzar el día.

Bibliografía

Ginther, Donna K. y Robert A. Pollak, *Family Structure and Children's Educational Outcomes: Blended Families, Stylized Facts, and Descriptive Regressions*, en <http://apps.olin.wustl.edu/faculty/pollak/fs-06-04.pdf>.

Succes in blended families, en <http://www.spottedcowpress.ca/chapters/LivingLoving.pdf>.

<http://www.frsa.org.au/storage/information-pdfs/FRSA%20Step%20and%20Blended%20Families.pdf>.

Una ventana rota

Los animales presuntamente superiores conservamos —en el mejor de los casos— una representación arquetípica de nuestro cuerpo. Con notables excepciones (quienes meditan, practican yoga o hacen deporte), el cuerpo es un paraje imaginario que no responde al correlato anatómico. Se distiende el abdomen, duele la cabeza, pica la piel, se inflama una coyuntura...pero poco sabemos de los mecanismos que disparan tal alteración.

Apelamos a los médicos y quiroprácticos para que nos traduzcan el síntoma y quizá con algo de cultura clínica podemos ubicar el hígado, la vejiga o el contorno de algún músculo. Lo cierto es que el cuerpo es una ficción, que se hace aparente mediante dolor, cambios de volumen o rasgaduras en su superficie; pero no adquiere una dimensión real —ni siquiera esquemática—, salvo por el contacto con los otros.

Antes del lenguaje, el cuerpo es un ente amorfo orquestado por señales autonómicas. Es decir, hambre vs. saciedad, constipación aliviada por desalojo, cambios de temperatura, cansancio y relajación, etc. Lo único propositivo en esa etapa es el chupeteo, y aún esa contracción para ganar el sustento deriva de un impulso meramente corporal.

De ahí que las llamadas "envolturas psíquicas", vgr. la piel, los intestinos o la dialéctica del sistema nervioso simpático y parasimpático, son los primeros determinantes del comportamiento humano. Acaso el lenguaje nos distingue de otros mamíferos, sobre todo por sus modulaciones emocionales más que por la abundancia de fonemas.

En efecto, durante buena parte de nuestra vida infantil hablamos con el cuerpo. La natural asociación de placer con cobijo y ternura, se transcribe en calor físico y ese tacto que alivia imprime en nuestro registro temprano un gradiente erógeno que nos determina. Los labios por ejemplo, al margen de contar con innumerables terminales nerviosas, marcarán nuestro despertar sexual más adelante como depositarios de la sensualidad y la proximidad. El tubo digestivo, más identificado con los instintos de supervivencia, nos recordará en momentos de tensión que algo falta o que retenemos todo lo que nos produce repulsión con dinámica ambivalencia.

La piel escenifica como ningún otro órgano esa inscripción de los afectos; entre otros, la experiencia de cercanía o de rechazo. No es casual que las dermatitis atópicas sean tan comunes en la infancia como señales de desapego o el vitiligo se asocie metafóricamente a pérdidas e incertidumbre afectiva. Otros síndromes, como la alopecia areata o la urticaria, pueden invocarse como estridencias de ese cuerpo imaginario que expresa sufrimiento o irritación.

Pero la enfermedad psicosomática puede abracar toda una vida. Es más, la matiza, le confiere un idioma disociado de toda conciencia y significación. A diferencia de los síndromes funcionales (colon irritable, migrañas, hiperventilación o disautonomía), el verdadero padecimiento psicosomático es una suerte de desintegración apuntalada en el cuerpo. No responde al estrés, no deriva de distimias o sobrecargas acumuladas. Atrapa al órgano y lo hace exponente del dolor más arcaico, de la inconsistencia que desbarató el equilibrio interno antes del lenguaje o la posibilidad de conciliación.

Una colitis ulcerosa que sangra como un llanto recurrente y que evoca el primer abandono; un pénfigo que desgarra la piel en laceraciones como latigazos de autoflagelación; o un proceso desmielinizante que insiste en no sentir e interrumpe los mensajes de identidad, estereognosia o contacto, son meros ejemplos al azar.

No pretendo asegurar que en los casos apuntados, una disbiosis, un anticuerpo o algún trastorno de la inmunorregulación sean explicaciones convincentes; pero algo más, dictado por el desprendimiento del afecto cuando no había posibilidad de reclamar, se impronta en la carne y exige la atención que no pudo significarse otrora. Detonante o impacto epigenético, he ahí el dilema.

Mi opinión es que aún estamos lejos de aceptar que las alteraciones inflamatorias pueden tener más vertientes que lo estrictamente molecular. Y que haríamos bien en abrir la mente a otras hipótesis que nos permitieran ver a los pacientes más como sujetos de deseo y de dolor, que como máquinas averiadas o en descomposición.

En la estructura de una casa, la ventana rota es el epítome de la imperfección; el orificio por donde el barco hace agua. Cuando se trata del cuerpo, es la herida que no cicatriza.

Estupor

Delia no puede hablar. De buenas a primeras, un extenso infarto cercenó su hemisferio izquierdo y le arrancó la lengua. Se comunica con esa sonrisa rota y la expresión de angustia que se precipita en los ojos. La hemiparesia derecha le incomoda a todas luces, porque tampoco escribe con fluidez. Si bien logra hacerse entender, es un testimonio doloroso de verse atrapada en un cuerpo inservible.

La encuentro en tales condiciones, atisbando con vergüenza de sí misma por la ventana hacia ninguna parte. Su hermana, a quien he tratado pocos años por una mielitis transversa, me pidió que interviniera, ante el desconcierto de su neurólogo.

—Era un mujer sana —reitera compungida— hacía ejercicio y trabajaba como maestra. Esto es una calamidad.

A pesar de que la historia clínica es un acertijo entre gruñidos, el cuadro se revela desde los primeros datos. Perdió tres embarazos, antes de diez semanas de gestación, y ha sufrido por décadas de migraña que aprendió a controlar con analgésicos sencillos y un poco de meditación. Mientras gesticula, se hace aparente la piel marmórea de sus extremidades y me inclino para tocar suavemente sus articulaciones, más en un intento de darle amparo que con fines diagnósticos.

El descubrimiento de que una serie de anticuerpos se dirigen contra la superficie de las células y tienen un efecto modificador de los fosfolípidos de membrana catapultó el estudio del fenómeno de trombofilia por causas autoinmunes. Antes de aventurar siquiera mi himeneo con la Inmunología, un médico me mostró el resultado de VDRL positivo (la prueba para sífilis) en una mujer que se había hecho los estudios prenupciales de rutina. Esa prueba, que describe por sus iniciales (Centers dor Disease Control and Prevention: 1-9) algo tan arcaico que nos remite a la Segunda Guerra Mundial, se desarrolló a partir de la floculación del fosfolípido de corazón de res (desde entonces llamado cardiolipina) y que es el componente antigénico más accesible en las pruebas para identificar al Treponema.

Lo interesante surgió cuando se demostró que los enfermos con Lupus tienen reacción cruzada con esta cardiolipina, lo que les confiere una positividad espuria para la prueba de sífilis (Koike, Sueishi, Funaki, Tomioka Yoshida, 1983: 193-199). Al grado que uno de los primeros criterios serológicos para el diagnóstico de Lupus Eritematoso Generalizado (SLE) era la prueba falsa positiva para VDRL, y por ello negativa para la confirmación de la infección (FTA).

Hace escasamente 27 años, dos laboratorios independientes (uno en el Instituto Nacional de Nutrición Salvador Zubirán y otro en el Rayne Institute de Londres) identificaron pacientes que sin tener otra enfermedad autoinmune, desarrollaban tendencia a la trombosis, pérdidas fetales recurrentes o trastornos neurológicos y cardiovasculares de tanto en cuanto catastróficos. Así se acuñó el término Síndrome de Anticuerpos Antifosfolípidos Primario (SAAP en español, PAPS en inglés) que hoy es un padecimiento de creciente interés obstétrico y la causa de alteraciones celulares (anemia hemolítica, trombocitopenia) en mujeres jóvenes.

Con más precisión, hemos podido documentar casos que tienen abortos de repetición y en quienes el antígeno implicado es un co-factor independiente de la cardiolipina, la llamada Beta-2 glicoproteína 1, de suyo responsable de un porcentaje de eventos donde la coagulación se ve alterada. El tratamiento de estos síndromes ha avanzado a paso más torpe que la asertividad diagnóstica, pero estamos usando con éxito ciertos anticoagulantes que facilitan los embarazos o evitan extensión del daño orgánico en trombosis de repetición, y hay indicios de que ciertas proteínas pueden ser moduladas con inhibidores de la función cooperadora de linfocitos (**Guillaume Canaud et. al, 2014: 303-312**). El futuro del SAAP promete mejores perspectivas, menos accidentes y más confianza en que la comunidad médica sabrá identificarlo cuando asome y no cuando haya robado la luz o la inteligencia.

La tarde enfría y me incorporo, aún tomado de la mano mustia de Delia, que se esfuerza por apretarme. Tenemos un sendero tortuoso y largo por recorrer, hasta que recupere el timbre de su voz quebrantada y esta pesadilla resulte inteligible, aunque la ciencia no sepa qué hacer con ella.

Bibliografía

Canaud, Guillaume et al. (2014). "Inhibition of the mTORC Pathway in the Antiphospholipid Syndrome", *The New England Journal of Medicine*, vol. 371, num. 4 (julio), en <http://www.nejm.org/doi/pdf/10.1056/NEJMoa1312890>.

Centers dor Disease Control and Prevention. *Manuals of Tests for Syphilis*, en <http://www.cdc.gov/std/syphilis/manual-1998/chapt1a2.pdf>.

Koike T., M. Sueishi, H. Funaki, H. Tomioka y S. Yoshida (1983). *Anti-phospholipid antibodies and biological false positive serological test for syphilis in patients with systemic lupus erythematosus*, en <http://www.ncbi.nlm.nih.gov/pmc/articles/PMC1535952/pdf/clinexpimmunol00145-0202.pdf>.

La intrascendencia

Mucho se ha escrito del estado de indefensión que sufrimos durante el periodo neonatal. Dependemos absolutamente del calor y el sustento externo. Más que fortuna, si hay un mínimo de salud mental, nos toca la ternura, y ese elemento —tan exiguo como indispensable— transforma lo instintivo en mensajes de significado. Es decir, nos humaniza.

Tal impronta, descrita a vuelo de pájaro, crea la sensación de individualidad que moldea al sujeto de placer y de deseo. Por supuesto, aún falta el lenguaje, fuerza que condiciona la herencia cultural y social, que imprime la capacidad de discernimiento y que nos permite nominar el mundo de los otros para darnos pertenencia.

La percepción de lo propio ostensiblemente se da mediante un proceso especular. Dicho de otro modo, en el reflejo imaginario que ponemos frente al espejo de las emociones; vgr. expresiones de mamá, "*looking-glass*" o el cúmulo de impresiones que recogemos del cosmos relacional. No somos yo hasta constatarlo en la alteridad.

Tomemos como ejemplo el cuerpo. No lo oímos hasta que rechina o cruje, por desgaste o por lesión. Lo reconocemos si duele o nos avisa con ese hueco que es el hambre, quizá por esa amorfa plenitud que es la saciedad. Con el acopio de los destellos erógenos, le atribuimos forma, atractivo y reservorio de placer: primero es goce autocomplaciente como la masturbación y más tarde, cuando encontramos par en el mundo, tantea en reciprocidad o ambivalencia.

Debido a esa misma indiferenciación peleamos tanto la unicidad, y asumimos en la inconsciencia que somos los elegidos, como en aquel paraje prístino donde mamá nos arropaba y sólo tenía ojos para nuestras muecas. Crecimos sin duda amparados por tal fantasía y el primer desengaño —acaso un hermano o la irrupción paterna— nos plantó desnudos en el mundo, huérfanos del amor que creímos imperecedero.

Ante tal disyuntiva, habrá quien busca incesantemente un consuelo que se manifiesta con diversas facetas: adicción, apremio, angustia de separación. Algún otro que se impregna de melancolía; el objeto perdido sombreando su camino y tiñendo de penumbra todo encuentro, toda resolución. Tal vez aquel que lo considera una afrenta y hace de su vida una vendetta, porque todos los demás están en deuda. Finalmente, quien se desgozna, y con esa ruptura de la imagen cae en el delirio, tan reparador como incierto; un vórtice donde los otros dejan de importar y se desvanecen.

Esta descripción, lejos de ser clínica o exhaustiva, ilustra los derroteros que seguimos por los callejones de la neurosis. Lo normal, según se ha dicho, es una dosis asimilable de algo de aquello: que permite la vida de relación, que apuntala el narcisismo, que modera el instinto de destrucción y que nos enseña a buscar ayuda, cuando los aparejos fallan.

El gran poeta José Agustín Goytisolo, alertando a su hija, escribió: "Un hombre solo, una mujer así tomados de uno en uno, son como polvo, no son nada...".

Me parece que eso atañe a cualquier sujeto, que en su abandono busca la significación del otro, que lo acoraza, que lo encadena ante la disolución y el olvido. La memoria es, en todo caso, el rastro de cada individuo frente a su intrascendencia.

Somos epítetos, nombramientos, detentadores de la moda o del objeto preciado (celular, automóvil, cosmético o bolso). Troquelados por la profesión o posición social, miembros de un grupo cuando lo personal es anodino. Criminales cuando no mamamos la ley paterna, jueces cuando nos horroriza la locura, doctores cuando hay que esconder la fragilidad ante cualquier embate. Y todo en defensa de la nimiedad, reacción contra la miseria y el anonimato. Esa pugna de cada hombre y cada mujer contra un mundo que gira indiferente y seguirá en su trajín allá donde los ángeles no pesan.

La espiritualidad, la vehemencia religiosa y la exaltación ante los símbolos o los ideales de cualquier abolengo son extensiones del mismo afán por trascender.

Coincidente con el complejo de exclusión (aquel dilema que apela al mito de Edipo), aflora la conciencia de la muerte. Nada ni nadie evitará que desaparezca; ergo ¿cuál es el sentido de la vida?, como si se tratara de un axioma individual. En realidad, es una confrontación con la perentoriedad; la certeza de que todo lo que valoramos y dotamos de significado es efímero. Acaso una armadura frente al derrumbe.

De ahí en adelante la pregunta resultará cada vez más absurda. Quizá una noche, ya entrados en años, interpelados por el cáncer o la agonía, aligeraremos el equipaje y como una muestra de gratitud, nos reiremos para siempre de nuestra desgracia.

Altamar

Apenas se disipó el confeti y el trofeo fue llevado a su vitrina, lo invadió esa oquedad, insólita y singular. Más bien el origen, inscrito desde tres generaciones atrás. Volteó hacia los reflectores y sintió el aturdimiento que lo acosaba de niño, cuando nada ni nadie tenía explicación.

Su abuelo llegó con el exilio, desecho de una de tantas guerras fratricidas que resquebrajaron el siglo veinte. Subsistió de estibador, empleado de cocina, mozo de almacén y barrendero, hasta que un golpe de suerte lo hizo recadero de un hombre pudiente que lo arrastró a la ciudad "grande". Con sagacidad, un barniz de carrera técnica y préstamos que le mostraron de qué orden es la esclavitud moderna, logró abrir su primera y única vinatería.

Hora tras hora venció el fastidio y la morosidad de los clientes, aprendió a distinguir aromas y cepas, anticipar a los alcohólicos y mal vivientes, a tolerar los hurtos y las amenazas, a administrar, a hacerse viejo.

Pasados los sesenta y con la hipoteca saldada, decidió buscar esposa como quien crea un fideicomiso. Se hacía invitar a reuniones familiares, frecuentó bares y verbenas populares, salió a la calle y conoció por vez primera los parques donde la gente solía desperdiciar los domingos. Acudió a la iglesia, fingiendo seguir los ritos o cantar las alabanzas, con modulaciones de voz según el fervor que le rodeaba.

Por fin, la misma mujer con aire de melancolía que lo escudriñó por encima del hombro de su madre resultó apropiada. Solicitó cortejarla a la manera antigua, con permiso de los padres y la timidez de ella arrinconada con ambages de seducción de niña.

La tomó de la mano para cruzar la calle, nunca con gesto amoroso. De la misma manera la penetró para preñarla, exacto y protocolario. Le asignó el lugar del silencio en casa, que él administraba con celo, sin faltar comida, luz y consejos. Criaron al hijo bajo las admoniciones dominicales, a falta de otros referentes: parvulario, escuela religiosa, docilidad y represalias a la medida. La ternura se quedó esperando al pie de la escalera.

No bien llegó a la adolescencia, estropeado por la zalamería de la madre, el viejo sufrió un infarto cerebral y se quedó colgado de una existencia ingrata para todos. Comía salivando, entre gruñidos y aspavientos de molino roto, dormía por eternidades y había que cambiarlo más de dos veces al día para evitar las llagas y la pestilencia. Ansiaba la hora de salir huyendo, pero lo detenía la piedad y esa índole de mártir que su madre le convocaba.

Bajo el mismo pretexto de aportar su diezmo a la causa perdida, encontró el efugio. Un trabajo burocrático en el Ministerio menos socorrido, un escritorio repleto de papeles polvosos y variopintos, el reloj checador como un verdugo y alguno que otro amigo de ocasión. Rentó un departamento en un barrio oscuro, donde las putas y los borrachos lo adoptaron gracias a su cara de niño, y se echó de bruces a la vida, lejos de aquel naufragio centenario.

Los años le arrebataron el gozo y se erigió en hombre serio, emulando al personaje de Saint-Exupéry. Se anegaba en la oficina y cambiaba de televisión a falta de afectos. Tras descubrir su angina de pecho, se despidió con languidez del cigarrillo y buscó descendencia, identificado con el utilitarismo de su padre, a quien veneró y lapidó a su debido tiempo. La candidata fue una secretaria del despacho contiguo, católica hasta esconder las rodillas y de buena pelvis. Escasamente se fijó en sus ojos, húmedos de modestia. Consciente de que habría de besarla lo indispensable, omitió su rostro, salvo en los rasgos esenciales.

Tras una pérdida neonatal, que se atribuyó al capricho divino, tuvieron dos hijos cuya crianza fue exacta y circunspecta, nada de excesos o consentimientos; la familia ejercía su dinámica como un reloj, sin desviarse del ritmo anodino de la vida. El mayor, Antonio, los sorprendió una mañana comunicándose con espíritus y arguyendo que los ángeles le proferían órdenes para evangelizar a sus compañeros de escuela. Tras sopesar la extensión del delirio y darle crédito a tal cometido mesiánico, acordaron llevarlo con un psiquiatra, quien lo encontró culpable de esquizofrenia. Sin apelar a su juicio, aceptaron internarlo para deshacerse a la vez de las fantasías y la vergüenza. De tanto en cuanto la madre, vestida de luto, le llevaba comida a la clínica, pagaba con puntualidad los gastos y apelaba a Dios para que su alma regresara —cuerda o no— a la cotidianidad.

Así quedó herido de un ala nuestro personaje, buscando su lugar en el mundo, expulsado de todos los edenes posibles. Creció y se facultó a partir de un reflejo imaginario, donde los otros esperaban un ascenso sin claudicaciones y él a cambio encontró excusas para andar más lento. Su desempeño deportivo le valió becas y concesiones. No tuvo que esforzarse en estudiar y las lisonjas le acomodaron bien, entre el dolor del abandono y la tenacidad de los músculos. En ese instante donde lo encontramos, recordó el vértigo de Stendhal, descrito por su abuela ante los frescos de Pinturicchio, quizá el único acto gravado de emoción que le recuerda. El desmayo vino después; un síncope circunstancial, rezaría el médico con petulancia.

En algún momento inesperado, a todos nos cae la vorágine de la estirpe, nos toma como un huracán que acomete con fuerza desde lo inconsciente, y nos hace presa súbita de la soledad. Ese inmenso hoyo negro que cada individuo aporta a la Historia y tan pronto ofrece un barrunto de significado, aflora el espectro de la muerte, tan segura de sí misma, que todo lo demás se desvanece.

Volver a la vida es —relámpago esclarecedor— renunciar al amor perdido...

Apocalipsis entonces

Corrían tiempos de belicosidad y de sorpresa. Imberbes, ajenos, pero la noticia de los cuatro estudiantes acribillados en la Universidad de Kent (Ohio) nos desconcertó. Habíamos visto de lejos las protestas de la Primavera en París, México, Londres; y nos parecían hilvanadas por la misma fuerza de indignación y rebeldía.

Tal vez aquello nos animó la conciencia de que una guerra estratégica donde las víctimas eran en su mayoría muchachos negros o latinos, habitantes y guerrilleros de países disputados por el colonialismo, carecía de sentido o justificación.

Durante aquellos días, impelidos por el ingreso a la educación secundaria, barajábamos las fórmulas e ideologías que eventualmente tendríamos que enfrentar como adultos. Había quien quería ser rico —así, llanamente— sin cortapisas éticas; otros más se atrevieron a decir que de alguna forma salvarían al mundo, para ser derribados a la realidad mediante mofas y vergüenza; demasiado idealismo aún para preadolescentes. Fidel y yo preferimos no abusar de la lozanía, nos guardamos nuestras ínfulas de académicos para admitir que nos bastaba con suficiente dinero y una esposa guapa (esto último, proferido en lenguaje ordinario, redondeó el desplante).

Lo cierto es que habíamos confesado unas semanas antes que ambos estudiaríamos Medicina. En secreto, nuestro personaje favorito era el Dr. Kildare. Con su gallardía y conocimiento del cuerpo humano, se desplazaba galantemente en la cuerda floja de nuestros deseos y conquistaba a todas las rubias que codiciábamos. Era el paradigma del éxito profesional, nada que ver con un tal doctor Casa que ofende con su pericia mental, a todas luces más genuino.

Mi hermano y yo conservábamos en la cabecera esa parda edición de "Los cazadores de microbios" (Paul de Kruif, 1926. Revisado en este vínculo: <http://www.im.microbios.org/01march98/09%20Summers.pdf>) con grandes letras y unas plastas que intentaban ser eosinófilos bajo la luz del microscopio. Fidel, en cambio, tenía una edición prístina de "Dear and glorious physician" (Taylor Caldwell, 1959) que pertenecía a su abuelo, y que años después descubrimos juntos que su autor era una mujer inglesa, de ahí el tono apacible y doméstico que contrastaba con nuestras lecturas de guerra. De todas, la más emblemática fue esa edición de pasta gris, atesorada, que relataba la historia de

Norman Bethune, héroe de todas las batallas por librar (*The scalpel, the sword*. Robert Hale, 1954).

Vino la masacre de Tlatelolco, inexplicable, perversa. Todos los sueños cayeron por esa ventana rota en mil pedazos. Asesinados, jóvenes tan sólo un poco mayores que nosotros: zapatos dispersos, francotiradores, sangre que mancharía para siempre las piedras icónicas de algunos templos. No la cárcel o la tortura, de suyo execrables, sino la muerte a destiempo, una helada en primavera.

Ese jueves fúnebre, previo a las Olimpiadas, acudimos en silencio a la escuela. Una bruma de cenizas, de cadáveres, caía en todas las calles del mundo. La irracionalidad de las dictaduras se erguía sobre el talle martirizado de América Latina. Ninguna otra mañana nos acompañaría la inocencia, desterrada en campos militares, sepultada en prisiones clandestinas, acechada en trincheras con horror de efebos.

Dejamos en tal lapso la lectura de Arrowsmith (Sinclair Lewis, 1925) que había caído en nuestras manos por azar. Fidel, en un arrebato contra todo orden conocido, se refugió en la música estridente y el culto a la marihuana. Cambió su mirada, estrenó sendas bolsas que oscurecían sus ojos y distorsionó su habla, que solía ser versátil y elocuente, por una jerga entre dientes, imagino que arcana y propia de sus nuevos compañeros.

Me sentía desplazado, sin orillas. Las tardes de invierno se agrietaron de soledad y los libros me parecían tediosos, sin espíritu. Ante la alarma de mis padres, acepté sentarme frente a un "jíbaro" (*shrink* en inglés) como solíamos apodar a los psiquiatras. Me escuchó y me alivió un poco, pero las puertas seguían entrecerradas.

Perdí entusiasmo en la Biología, me parecía insignificante frente al desorden del mundo. Tenía un afiche del Che Guevara, sonriente, con un puro a mal consumir, que había suplantado a mis ídolos de la ciencia y del deporte en las paredes húmedas de desencanto de mi cuarto. Abjuré de las amigas, cuya ingenuidad me ofuscaba, tanto más su travieso desliz hacia la seducción. Fumaba en exceso, sondeé a los poetas malditos y los insumisos, vomité mi enojo contra el status quo y me alejé de todo precepto o cofradía. Recuerdo ese lustro como un paseo bordeando el abismo, sordo a las advertencias y al rumor de vida.

Debo admitir que siempre que el calor de la inmolación se avecinó ominosamente, algo de mi vocación por el servicio me rescataba. Una carretera vacía que abandoné de noche a punto de reclutarme para una causa perdida, una voz interna que me gritó: ¡Ya basta! oteando una "línea" de cocaína que nunca probé, una fractura que enderezó el camino. Destellos, un barco a la deriva, el recuerdo de esa piel que fuera patria, una sonrisa justo a tiempo…en fin.

Desperté una mañana y me desconocí. Supe que Fidel dialogaba con las bestias y no volvió a la tierra. Perdí a mis amigos pero una buena mujer, piadosa en el sentido más noble conocido, me depositó una llave con pátina en la mano abierta. Con esa modesta herramienta retomé el rumbo y me pregunté de nuevo que se había perdido y que quedaba bajo el cielo franco y los escombros de ternura.

A tientas, obligado y solo frente a una pared que me escrutaba, me zambullí en las páginas veteadas de fórmulas y principios. Para mi asombro, algo de estructura emanó de esos flagelos: el cuerpo y sus dilemas me trajeron otra vez la brisa oceánica, de inmensidad que late, de misterio.

Hace cuarenta años, un día del niño que ya no celebramos, la población y los residuos del ejército derrotado abordaron a empellones los pocos aviones de carga que quedaban en la atmósfera humeante de Vietnam.

Las imágenes eran de pánico y desesperación, cientos de refugiados morirían en los mares de Indochina los siguientes días y otro tanto en las contiendas fratricidas que siguieron a la desocupación. Los veteranos, mutilados de miembros y con el alma marchita, regresaron a buscar espacio, rotos, intrusos, su juventud extraviada en la selva inhóspita o en las ruinas que dejó el napalm.

Dediqué muchas horas entre la Bioquímica y la Fisiología, a leer a Burchett, a Caputo, a Tim O'Brien, Michael Herr...

Aún así sigo sin entender, y pese a mi pretendido conocimiento de la naturaleza humana, me pregunto —entre el dolor y la memoria— qué violencia originaria nos conmina a matar o a perder la vida.

The silver lining

Obnubilados, a todas luces excitados de adrenalina y bastante más cocaína, los ladrones irrumpieron en el restaurante. Profiriendo insultos y amenazas, empuñando armas enmohecidas y a salto de mata, amagaron a los pocos comensales que aquel Lunes por la noche saboreábamos comida italiana.

—¡Pongan el dinero, relojes, teléfonos sobre la mesa! —alcancé a escuchar, de espaldas a su embate.

—¿Están filmando? —indagué con torpeza, ante los ojos avispados de mis familiares.

—No, es un asalto —respondió uno de ellos.

—¿Qué hacemos? — terció al tiempo una mujer de la mesa vecina.

El joven que la acompañaba se incorporó abruptamente y le plantó cara al delincuente. Me percaté entonces que ella, embarazada, se desvanecía de angustia. Lo tiré del brazo con fuerza, justo cuando el matón cortaba cartucho, enfurecido por su arrebato.

—Haz lo que te dicen, cuida a tu esposa —logré decirle mientras lo sentaba de golpe.

Estaba a punto de pagar la cuenta y extendí los billetes entre las tazas de café y los platos con migajas del postre. Mi reloj, un delicado Skagen que traía vagos recuerdos de Budapest y los puentes de Praga, fue el señuelo para que no atacaran a mis contertulios, que atestiguaban —impotentes por igual— cómo sus teléfonos móviles (entonces no tan "smart") eran presa del ladronzuelo drogado.

Por el asfalto pasó una patrulla, tan distante como siempre. Los delincuentes se acuclillaron, esperaron a que se perdiera de vista y con el escaso botín en mano, salieron huyendo en segundos.

Dejamos el local apesadumbrados, con esa vaga sensación de ultraje y decepción de la realidad que apenas asomaba en nuestro país. Nadie salió herido, ante todo la mujer gestante, que nos escrutaba suplicante y con indecisa gratitud mientras nos alejamos. Los meseros seguían cara al horno, titubeantes de voltear y recibir una bala perdida.

Murmullos, sollozos, pero todos ilesos.

—Vámonos —dije con enfado—. En cuanto llegue algún policía va a enredar más las cosas.

Pensar que la desconfianza se antepone casi siempre al deber ciudadano.

En los días siguientes medité en torno al suceso, a sabiendas de que éramos víctimas de la inseguridad y la violencia, términos que desconocía en mi infancia. Poco de valor se habían llevado, excepto mi convicción de que podíamos confiar en nuestras leyes.

Con sorna, muchas veces he repetido ante quien cuestiona los contrastes de la pobreza y la desigualdad que nos rodea: —¿Qué crees que estás en Copenhagen?

Buenos años después, mi esposa me ha regalado otro Skagen, más hermoso, rutilante. Algo ha reparado este obsequio en mí, que me he dado a la tarea de descubrir a los pintores que delinearon en colores ese agreste litoral que apunta a la boca de Escandinavia.

Los "Skagensmalerne" se integraron como hermandad artística, amparados en la casa de huéspedes Brøndum (ahora el museo que alberga sus mejores cuadros) donde vivía la única artista oriunda, Ana. Con Michael Ancher, quien se rebeló contra la Academia Danesa de Artes Plásticas por su reticencia a trascender el Neoclasicismo imperante y a la sazón su esposo, fundaron el movimiento que resplandece desde hace un siglo y medio en la costa de Jutland.

Influidos por el impresionismo y el naturalismo de la escuela de Barbizon, los pintores Krøyer, Madsen, Johansen, Niss con sus colegas de la otra orilla, retrataron la placidez y desenfado de los veraneantes bajo esa luz nocturna que Peder Severin Krøyer describió como "la hora azul", donde se funde el mar con el cielo en tonos evanescentes.

Los viejos pescadores y los niños locales, sus esposas y perros atravesando las dunas despeinadas de hierba, la misma cotidianidad transfigurada por la brisa marina fueron sus motivos. Esas imágenes bucólicas cautivaron a la realeza y ulteriormente al mundo que los tiene, sin saberlo, como referentes de la tez curtida por el mar del Norte; tal vez del sol de medianoche o los paseos con donaire por la playa.

El museo Skagen reúne más de 1800 obras de esa época, al despuntar el siglo XX, que dispersaron las sombras de la Gran Guerra con pinceladas de candor y refulgencia.

Al rastrear aquellas estampas, miro brevemente la carátula de mi flamante reloj y me viene a la mente la máxima: "No hay mal que por bien no venga", como enseñaban los abuelos.

Perderlo todo

Vaciló al empujar la puerta. En efecto, ahí estaba el cuerpo, más grotesco de lo que había anticipado. Petrificado, los ojos bien abiertos, el brazo arqueado sobre la cabeza como si hubiese querido apartar un fantasma en el último segundo. Trató de descifrar una expresión de miedo, pero la cara —seca, impávida— no delató emoción alguna.

La mujer irrumpió enseguida. Sin más preámbulos, saltó al cadáver cual estorbo y se zambulló en el ropero sin proferir palabra.

—¿Qué haces?—indagó, mientras intentaba alinear los brazos y bajar los párpados.

Ella apenas giró la cabeza y lo desestimó con un ademán.

—Aquí estaba —dijo entre dientes— no puede haberlo cambiado.

Se incorporó de golpe y salió de la habitación con la misma furia. Los deudos empezaban a reunirse alrededor del comedor. Alguien sugirió improvisar un ágape en honor al difunto y sacaron brandy. Otra mujer emergió de la cocina con pan y un queso maloliente.

Volvió a entrar, esta vez con actitud amenazante y blandiendo un cuchillo. Por instinto, él se interpuso entre la mujer y el cadáver. Para su sorpresa, clavó la punta en el fondo del ropero y arrancó una tabla con un crujido.

—¡No, no puede ser! —gritó y arrojó los trozos de madera a sus espaldas.

—¿Qué demonios buscas? —le increpó, exasperado y a punto de halarla por los brazos.

—Mi hermano ahorró toda la vida, ¿no te das cuenta? Si no encuentro sus joyas, otros vendrán a saquearlo —los ojos enrojecidos, el gesto crispado.

—Me parece ofensivo que hagas esto ahora, ten algo de respeto.

Menos descompuesta, como volviendo de un trance, la mujer miró al muerto, se persignó y continuó su búsqueda. Ropa y zapatos volaron por el cuarto, cayendo en desorden sobre el cuerpo inerte.

Afuera se oían murmullos y los acordes entrecortados de algún réquiem. Salió para tomar aire y ante todo, para alejarse de esa arpía.

—¿Podemos verlo? —preguntó Sandra, la novia de otros tiempos—. No todavía —la contuvo él, deseando lo contrario, para destapar a la ladrona.

—¿Qué pasó, Mauro? —insistió ella, gimiendo.

—Un infarto, una arritmia —dijo, inadvertidamente—. Es difícil reconstruir lo acontecido después de tantos días.

En verdad, el hombre se había enclaustrado por meses. Según los vecinos, salía de compras los miércoles por la noche y, como un reloj, siempre ataviado con el mismo traje, cruzaba el patio a las siete cuarenta y regresaba a las cinco y media; ni una palabra, tampoco amigos o mascotas. El ama de llaves limpiaba cada lunes, pero no encontró rastros de licor o de rituales satánicos, como se temía. Muebles viejos, todo en su lugar, el ambiente inanimado de un asceta, polvo de unos días y restos de comida en la alacena. Nada más.

—¿Tendría enemigos? —cuestionó el policía, acompañado por un siniestro hombrecito de bata blanca que se introdujo como médico, y en voz más tenue, avergonzado—...forense.

—No, capitán —Mauro solía elevar el rango propositivamente para embriagarlos de poder y agilizar cualquier trámite.

—Sargento, ¿y usted es? —esta vez no sirvió el encanto.

Amigo distante...y doctor de la familia —dirigiéndose al hombrecito, que se encogió de hombros.

—Entonces nos puede decir que pasó aquí —señaló el policía, revisando el entorno con desgano.

Lo que sigue es una reconstrucción, tan aproximada como fue posible, del interrogatorio que se verificó esa noche y del expediente clínico de Giancarlo Ferreti, usurero.

Ese otoño la lluvia no cesaba. Los márgenes de los afluentes se desbordaron media docena de veces e incluso hubo que proteger el cementerio con sacos de arena por ambos flancos, a riesgo de ver flotar a los despojos río arriba. Caminar sin distinguir los adoquines se volvió un suplicio. Más de un transeúnte acabó en el hospital con fractura de cadera. La gente evitaba salir cuando oscurecía y la cortina fría ahuyentó también a las aves. Era común encontrar ratas y otras sabandijas ahogadas en los basureros, así como bares repletos de viejos que se quejaban del mal tiempo.

A la hora establecida, Ferreti surcaba el pueblo en rutas diferentes, la cabeza gacha, ajeno a los charcos y la ventisca. Con movimientos pausados, se inclinaba hasta tomar el candado, introducía la llave como un autómata y abría la casa de empeño a las ocho y cuarto en punto. Recogía las persianas, encendía una lámpara adyacente a la puerta, se preparaba un té ceremoniosamente y esperaba a su ayudante, oteando al infinito.

Como espectros, los soldados patrullaban envueltos en sendos impermeables que escurrían flecos de agua, bufando en su idioma con arrogancia. Las mujeres, recelosas del toque de queda, los vigilaban desde la penumbra y de vez en vez ofrecían algo de pan con embutidos para embaucarlos.

El agiotista tenía que ver con todos, pero intercambiaba lo estrictamente necesario, incluyendo las palabras. Se había familiarizado con los términos obligados para cualquier transacción: lo usual, una venta de relojes o alhajas que el legítimo dueño jamás recuperaría. Un encargo para la amante en turno, bisutería, oropeles, tal vez una medalla conmemorativa.

Comía tras el mostrador, siempre solo y desatento a las arengas de la radio. Su asistente salía entretanto a embargar prendas o a recordar deudas, lo que resultase más expedito.

La gente asegura que se fue avejentando, que al llegar la primavera tenía la tez opaca y una lejana mirada acuosa para nadie.

Como si absorbiera toda la amargura que destilaban aquellos días grises, sin esperanza.

La versión de la autopsia fue menos poética: un corazón extrañamente dilatado, con paredes delgadas y válvulas insuficientes. No se explicaban en la morgue cómo pudo subsistir con ese motor exhausto.

A su sepelio sólo acudieron unos cuantos conocidos; Mauro leyó algunos versos de Ungaretti y apenas tronar el cielo, se retiraron susurrando lo ajeno que había sido ese personaje para el pueblo.

Dos días después del entierro, los aliados liberaron la comarca. Entre la algarabía, los vítores y los abrazos fraternales, ante el azoro de todos, salieron de la covacha, reptando al fondo del local de empeño —aterrados y famélicos— los familiares del rabino Schlomo Cohen y del sastre Danieli. El mismo día que se entregaron para ser deportados a los campos de trabajo, Ferreti ocultó a sus esposas e hijos detrás de la bodega. Con industriosa paciencia, el prestamista los alimentó y abrigó durante esos aciagos meses de la ocupación nazi.

Imágenes recomendadas

Ettore Scola
Una giornatta particolare (1977).
C'eravamo tanto amati (1974).

Vittorio Da Sica
Il giardino dei Finzi Contini (1970).

Disertaciones

Los años formativos. Estoy cierto de que todos guardamos un bagaje de recuerdos de los momentos de mayor exigencia, de los fracasos, de la lucha por entender los límites del denuedo, del cúmulo de horas que oscilaban entre el desvelo y la barca de Caronte.

Ante la carga de estímulos y demandas, caíamos con frecuencia en la hipomanía. Eduardo y yo bailando con las enfermeras en las madrugadas, contando historias de amores y desamores mientras cruzábamos sangre, restañando heridas en los pasillos oscuros con un cigarro como única linterna. En fin, niños ensayando el adusto juego de vencer a la muerte.

Una noche, después de varios ingresos que alternábamos, llegó una paciente con vómito incoercible. Había recibido su primera dosis de Cisplatino, una potente droga para cáncer de ovario, con apenas dos años de uso en el mundo. Sabíamos que era emetogénica, pero nadie en Urgencias había atestiguado nada igual. La mujer arqueaba sin descanso, apenas intentaba hablar y los espasmos la silenciaban; los ojos desorbitados y el sudor impregnado en toda su ropa.

De golpe, una bocanada de sangre saltó en proyectil sobre mi bata arrugada —¡Boerhaave! —gritó Eduardo presa de angustia.

—Llama al residente de cirugía —le dije sin esperar a que iniciara una disertación fisiopatológica. Ambos sabíamos que era cuestión de minutos. Sostuve a la paciente, quien sólo alcanzó a tomarse el pecho en un rictus de dolor antes de perder el sentido. Corrí con ella en brazos a Terapia Intensiva, imaginando en el trayecto la cámara gástrica vertida en el mediastino, quemando, horadando.

A principios del siglo XVIII, el médico de cabecera era inexistente. Los profesores pontificaban en los claustros y llevaban a sus pacientes a las aulas para admiración de sus pupilos. Nadie osaba mancharse las manos, eso era propio de carniceros y patólogos.

Tras repasar las notas de un oratorio de Willem de Fesch hasta que la luz del alba se insinuó en su estudio, el médico aliñó su corbata Steinkerk y emprendió el camino a la Universidad de Lieja. Sumido en sus cavilaciones, cruzó hacia el Herengracht bajo la neblina que se disipaba. Esa mañana preparaba una disertación en torno a una lesión esofágica que advirtió en dos cadáveres, ambos alcohólicos y que se presumía que habían sangrado por várices. Sólo él había presenciado el agudo dolor de pecho y la quemadura que perforó los pulmones tras el desgarro.

Herman era un hombre corpulento, de ancha papada y mirada felina, que despertaba veneración en sus discípulos. Apelaba a Dios con frecuencia y en Holanda se evocaba su famosa censura de Baruch Spinoza, por denostar de la sumisión eclesiástica, que a su juicio no estaba peleada con la ciencia. Experto en botánica y química, pocos sabían que tocaba con soltura la viola da gamba y que estaba en proceso de recuperar la música barroca de los países bajos para la posteridad. Genuino representante de la Edad de Oro, aunque Lieja se debatía por el ocaso de la industria del vestido, de regreso en desbandada a Flandes.

Sus enseñanzas al lado del enfermo eran memorables. Iba de un lecho al otro con su séquito de alumnos para interrogar y explorar hasta descifrar el padecimiento en todo detalle. Entre cuchicheos, los alumnos lo bautizaron "el signo del arpa": el maestro se acomodaba en un taburete, estiraba ambas piernas y profería un sonoro suspiro. Entonces miraba largamente al paciente mientras entrelazaba los dedos. A la vez amable e incisivo, lograba que "tañera su cuerpo" para emitir una melodía de quejas, síntomas y lucubraciones que Boerhaave integraba, con minuciosa paciencia, hasta dar con el diagnóstico.

En cuanto a su crítica, poco sobrevivió al paso de la Historia, pese a que en su tiempo reforzó la noción de que un judío agnóstico —en el paulatino antisemitismo que invadía Europa— no tenía razón en sugerir cómo adorar al dios de los calvinistas. Hacia finales del siglo XVII era pueril sustentar que las escrituras habían sido redactadas por manos proféticas, pero la querella fundamental de Spinoza se cifraba en cómo debían ser interpretadas. La idolatría no puede ser lectura de un documento histórico, argumentaba. La hermenéutica bíblica, como cualquier otro texto arcaico, debe sujetarse al estudio de la Naturaleza; es decir, recogiendo evidencia empírica, examinando el libro desde su contexto social y desmenuzando sus principios generales. Se trata de abordar las sagradas escrituras con un actitud inquisitiva y racional.

—Cuando se interpreta adecuadamente —enseñaba Baruch—, el mensaje de la Biblia es un estatuto moral bastante simple: "Conocer y amar a Dios, y amar a tu prójimo como a ti mismo". Éste es el fundamento de la piedad verdadera que subyace incorruptible en un texto alterado y ambiguo. Su lección no entraña doctrinas metafísicas sobre Dios o la Naturaleza, y no requiere una comprensión del pensamiento filosófico. El objeto de las Escrituras no es impartir conocimiento sofisticado, sino compeler a la obediencia y regular nuestra conducta.

Tres y medio siglos después, uno puede asombrarse de la vigencia epistemológica de estas palabras, mientras que el reproche de Boerhaave, como tantos otros detractores del liberalismo, siguen causando perplejidad o reclutando adeptos, desde los Apalaches hasta las planicies áridas de Siria. ¡Cuántos desvíos han ocasionado los dogmas al progreso de la inteligencia humana!

Y no obstante, es inevitable que el hombre, en su anhelo por no verse abandonado en la complejidad del Universo, mire al firmamento e implore a una instancia superior, indivisible y etérea, que todo lo puede y todo lo engloba, para asegurarse que lo escucha. Tanto los cuadros de Zurbarán como las oraciones alrededor de la Kaaba dan cuenta de esa adoración que invoca lo divino, lo que se tiene por credo, lo inobjetable.

¿Con qué propósito cuestionar la autenticidad del verbo sagrado? Basta y sobra seguirlo, difundirlo, acatarlo. No sea que un dios punitivo alerte de nuestro descrédito, nos señale y nos castigue por nuestra falta de fervor. Spinoza no clamaba por un agnosticismo mordaz, sino por una actitud observante de los fenómenos y los mensajes o apelaciones filosóficas, productos del hombre para sus semejantes. Su excomunión fue, como tantas otras, un acto de fanatismo; el ejercicio del miedo a lo arcano, del horror a que el poder que detentan "los que saben" —sin reflexión y sin juicio crítico— pueda caer en manos de algunos apóstatas o de muchos desconocidos.

Tras una noche atribulada, ensangrentados en azul y con las marcas recientes del cubrebocas, no sentamos afuera del quirófano a beber jugo de mala calidad. A nuestras espaldas, el tintineo de los monitores acompasaba la conversación entre bocados.

—¿Sabes que Boerhaave tocaba varios instrumentos de cuerdas? —pregunté.

—¿También las cuerdas vocales? —se burló Eduardo.

Chanceando, agotados y triunfantes, nos aprestamos a dormir por un par de horas.

Los peores enemigos

Homo homini lupus. La frase, acuñada a partir de la obra Asinaria (Plautus, 2011), del dramaturgo Titus Maccius Plautus (254-184 a.n.e.) denota la conciencia milenaria de que, dadas las circunstancias, los humanos somos nuestros peores enemigos.

El proverbio sirvió, desde el análisis de las pulsiones, para cimentar la idea de que el odio es un imperativo categórico para diferenciarnos de los otros (Freud, 2001: 57-145). Ante todo, que precede al amor (ambos son afectos complementarios) como paradigma de la estructuración del sujeto. El deseo queda así implantado como una añoranza, una falta que trataremos de subsanar con múltiples argucias hasta que, decepcionados de nuestras limitaciones, nos rendimos al amor de pareja y repetimos la historia.

Todo lo que queda afuera de esta reparación emocional se vivirá como ajeno, incluso amenazante, porque reitera la noción de que estamos solos y hemos sido abandonados.

El poder, la riqueza, el prestigio, no son más que ponderaciones de esta condición de desamparo, que se hace a expensas de los otros, enemigos de suerte, vasallos, émulos en la filogenia.

Cuando no hay ley, cuando el afán de civilidad se debilita, resultado de la pugna o el placer inmediato que otorgan las drogas o el dominio, la violencia es perfectamente comprensible. En nombre del culto o del símbolo (bandera, patria, ideología) se muere y se mata. Se asesina para tener más, para ganar espacio o adeptos, para sojuzgar a los rivales que anhelan lo mismo desde otra orilla. Se crean ejércitos, armas mortales, escudos impenetrables y estrategias que justifican toda acción bélica para conquistar lo que "debiera ser nuestro". El mapa de la Humanidad está trazado con trincheras.

No hay mayor esfuerzo humano que el de la belicosidad. Hablamos en sentido figurado cuando libramos "la batalla contra el cáncer" o "la guerra contra la pobreza", pero connotamos nuestra propensión al sacrifico y a la inmolación. Aún más, los íconos de las grandes religiones son mártires, héroes militares o patriarcas que apisonaron a sus pueblos para abrirse camino.

Las ciudades contemporáneas, laboratorios del hacinamiento, han cultivado el odio como nunca. Aquí las desigualdades se agudizan, la diferencias se hacen más patentes y la aversión al prójimo encuentra su justificación y su descarga.

Quienes más tienen, erigen bardas con alambres de púas, blindan su autos, se rodean de guardaespaldas, confirman la inseguridad y la detentan en nombre de la propiedad privada.

Aquellos que han sido depauperados, por el contrario, atisban con envidia y hambre esas paredes que los aíslan y reprimen. En un vano intento por subvertir el orden imperante, las decoran con grafitti, las saltan para hurtar, las orinan, las mancillan.

Hemos construido, amparados por la victoria pírrica del capitalismo, sociedades que justifican la miseria, que alardean de la opulencia.

Edificamos vecindarios, restaurantes, parques, centros sociales para unos y otros; dos mundos aparte, con distinto lenguaje, alejados del presente y del futuro. Los barrios marginales y los rascacielos "inteligentes", las piscinas públicas y los Spas de lujo, las pateras a la deriva y los yates con teatro, discoteca y gimnasio.

El mundo del oprobio, cada día más escindido.

Por desgracia, el socialismo no fue la respuesta. En los países que tomaron la voz de Marx y Engels para hacerla cuerpo, se erigieron élites de poder y fanatismo tan sanguinarias como las que derrocaron con su revolución. Lo que queda son migajas de una comunidad ansiosa por ver el mundo, por consumir lo prohibido, por tocar el fuego y sumergirse en el vacío. Y ahí, en esos sacos rotos, caen las dádivas del mercado, empresarios en línea dispuestos a ofrecer el paraíso de lo banal y lo espurio.

Tampoco la bondad o la caridad son soluciones. Apelando a la divinidad, a la eugenesia o al bien común, se han cometido los crímenes más sádicos de la Historia. El hombre es depredador del hombre.

En el amanecer de la cultura, la horda primitiva mató al padre primordial para afirmarse, a fin de florecer. ¿Por qué no habría de ejecutar a sus hermanos para sembrar su simiente?

Cegados por el odio, ganamos competencias, conquistamos territorios, alcanzamos cimas y derrotamos adversarios, nada nos detiene. El "amor a la camiseta" entraña, desde luego, el desdén y la repulsión de los contrarios. No debe sorprender que los "hooligans" o las "barras bravas" lo ejerzan sin ambages.

Claro está, tenemos fuerzas represoras, servicios de inteligencia y grupos paramilitares para "contener" esa violencia, que engendra otra reacción contraria y así en un interminable juego de espejos. Los ejemplos sobran; recientemente en Baltimore, en Santiago, en Cisjordania.

El libro emblemático de Hannah Arendt (2006) que alude a la banalidad del mal es un claro ejemplo de que un hombre, situado entre el deber y la encrucijada moral, cumple; aunque su eficacia implique la muerte de millones de inocentes. Los testaferros de las mafias, los suicidas de la intifada y los soldados de cualquier país hacen lo mismo: no se trata de disputar la dimensión ética del cumplimiento del deber. La orden, por descolocada que parezca, debe acatarse hasta sus últimas consecuencias. Mientras más certero en la ejecución, más galardones se merecen.

¿Qué fuerza extraordinaria evita la violencia o el fratricidio?

Es una inquietud difícil de responder. Ante todo, porque las leyes que constriñen los impulsos más despiadados de los hombres en cautiverio (ciudades, pueblos, cárceles o internados por igual) no pueden aplicarse con exclusividad y todo el tiempo. Se sustentan como un arquetipo, y se espera que los individuos, las familias y los centros educativos las inculquen para transmitirlas y hacerlas cumplir. ¡Presunto ideal!

Por añadidura, el deseo vital de cada sujeto se finca en la libertad: de expresión, de credo, de espacio, de elección, y, cada vez más abiertamente, de identidad sexual. El contrato social exige respetar los derechos del prójimo, en aras de la convivencia y la tolerancia, pero eso —me temo— es pedirle demasiado a la naturaleza bestial que nos gobierna desde el inconsciente.

Queda la espiritualidad, por cierto. La elevación hacia las tareas más sublimes del ingenio: la música, el arte, la filosofía. Con la barrera de la educación y la marginalidad por delante, esos bienes inmateriales son accesibles para unos cuantos iluminados, que los practican en soledad y los venden como tesoros preciados.

La gran mayoría tiene como recurso educativo la televisión, las aplicaciones virtuales, los espectáculos de masas, la enajenación. Liberarse de esas cadenas requiere conocimiento, arrojo y en buena medida, una dosis de violencia que ponga en marcha la diferenciación. El mensaje oculto contiene una tautología: si quieres ser distinto, tendrás que distinguirte al máximo de los otros, por cualquier medio posible, a cualquier costo.

Es llamativo cómo —en la evolución social— los seres humanos imitamos, envidiamos, repetimos y nos uniformamos (la ropa de moda, las marcas comerciales son ejemplo) para asimilarnos y buscar aceptación. Los extravagantes nos repelen, son la lacra que deambula entre los nuestros, a quienes solemos aislar para que no contaminen con sus ideas insólitas o sus contrapropuestas. Mientras menos "normales", más amenazadores.

Michel Foucault relataba cómo "la nave de los locos", precursora de los manicomios y los hospitales psiquiátricos, no era sólo una metáfora del Medioevo (Foucault, 1976). Quienes perdían la razón se largaban a navegar sin rumbo por los ríos de Europa, con la expectativa de que morirían de inanición o abatidos por sus congéneres errantes.

Los otros, los ajenos, los que invaden.

Tal es la certeza de que lo raro es despreciable, que uno a uno buscamos distinguirnos para ser reconocidos como irrepetibles: huellas dactilares ante todo propósito. Pese a ello, nos urge la pertenencia. Formamos gremios, cofradías, clubes que se definen por colores e insignias. Nada asusta tanto como la desolación, que nos remite a ese estadio de indefensión donde el sustento del otro era el límite entre la existencia y la agonía. Cualquier remedo de aquel abismo es inaceptable. Mejor sucumbir que vivir aislado.

Ahora bien, mi gremio se caracteriza por su narcisismo galopante. Sinceramente creo que es un reducto de defensa, para sortear lo inefable de la muerte y lo que de ello lacera la autoestima. Bajo la promesa del poder carismático memorizamos inserciones, recovecos, fórmulas y mecanismos que aplicaremos a duras penas. No basta. Sigue el trote de la especialización, que nos singulariza —o eso presumimos— para andar entre los mortales como poseídos por un motivo superior. Voltaire se burlaba de nosotros (Voltaire, 1994), del engreimiento que acusamos y que históricamente nos define (léanse los rostros de suficiencia de muchos galenos en las redes sociales).[6]

Pero quizá lo más lamentable es que, apoyados en ese supuesto saber, los médicos denigran, critican e injurian a otros colegas, bajo la absurda pretensión de congraciarse con el paciente. Más que una blasfemia o una caprichosa deslealtad, es una rotunda estupidez. Incide en el juicio, reflejo de lo que se valora y se respeta. No se trata de encubrir los errores, eso raya en la ética personal, sino de emitir opiniones que no descalifiquen a quien, por vocación o acierto, debió cumplir su cometido antes que nosotros...y falló.

Acaso mediante esta premisa podemos plantear una respuesta a la vileza humana. La excusa de que en nuestro entorno se hace "mala medicina" no puede ser justificación de ninguna diatriba. Tenemos una obligación como educadores: de nuestros pacientes, de otros colegas menos afortunados, de los compañeros paramédicos que hacen su trabajo con devoción y a veces sin recursos.

Decir que "el esquema terapéutico falló o que el diagnóstico pudo haberse matizado", sin personalizar, sin vituperios, es prudente y admite reflexión. Sobre todo, devuelve al enfermo la esperanza en la ciencia, otra creación sublime, y en el calor humano, que es —como la ternura— una fuente de resarcimiento y una reminiscencia de que no todo está perdido.

Bibliografía

Arendt, Hannah (2006). *Eichmann in Jerusalem*. London: Penguin Classics.

Foucault, Michel (1976). *Histoire de la folie à l'âge classique* (1976). Paris: Gallimard.

Freud, Sigmund (2001). *Civilization and Its Discontents* Vol. 21, London: Vintage / The Hogarth Press Standard Edition, 57-145.

[6] La cita traducida es: "Los doctores son individuos que prescriben medicinas de las que saben poco, para tratar enfermedades de las que saben menos, que afligen a personas de las que no saben nada".

Plautus, Titus Maccius (2011). *Comedies of Plautus: Baccides, Persa, Asinaria, Casina, Fragments*. Charleston, S.C.: Nabu Press.
Voltaire (1994). *Dictionnaire philosophique*. Folio Classique, Paris: Gallimard.

Menesteres

Desde niño, el ectropión de mi abuelo me causaba una mezcla de temor y compasión. No sabía si su mirada iba a saltar o esa languidez era obsequiosa. Mientras hablaba, no podía dejar de examinar aquella envoltura roja de conjuntiva, húmeda de lágrimas, vuelta hacia el mundo con indiferencia.

Reparé tantas veces en sus manos. Manchadas de sol, con venas prominentes y dedos gruesos torcidos al azar. Su léntigo senil me parecía herrumbre, y yo creía entonces que su piel se había oxidado con los años. No obstante, impregnaba ternura con el tacto. Me encantaba verlo comer y beber vino a grandes sorbos, hasta quedar exhausto; rutilante en las mejillas, que tardaban horas en recuperar su tinte natural. Era un gran conversador y levantaba la voz solamente para defender alguna postura política, para después sosegarla con atenta escucha.

Cuando enfermó de "atac de feridura" (un EVC isquémico) lo perdí para siempre. Sepultaron su risa en un cuarto de hospital, que para sus nietos era la celda postrera de un mausoleo habitado por gatos, cientos de gatos en desorden. Podíamos verlo sólo a través del quicio de la puerta, supongo que para proteger su dignidad, tras aquella afasia motora que lo desfiguró.

Mi madre y mi tía entraban y salían en silencio, apesadumbradas; así supimos que lo aciago tiene nombre y que gradualmente sorbe el afecto. Murió antes de despuntar la primavera. Con su deceso entendimos el significado de la inmortalidad y la ruina, ambas tan inefables como arcanas.

Aquel día que esperamos el cortejo fúnebre bajo el sol tenue de marzo no volverá; queda un recuerdo vago de su cara sonriente, aquel humor liviano que destilada, y su candor, que nos mecía sobre las piernas o nos contaba episodios de la visión de los vencidos.

En las décadas transcurridas he atendido a multitud de pacientes geriátricos, por aflicciones que van desde lo metabólico hasta lo emocional, pasando por lo oncológico, cerebrovascular o esquelético, y atesoro sus miradas con precisión individual. Creo que eso me dejó él; es decir, el perenne anhelo de rastrearlo en mis pacientes.

Algo que me gratifica siempre es la consulta de un colega entrado en eso que eufemísticamente se denomina "la tercera edad". Hace una semana, me visitó un antiguo maestro de la universidad local. Era obvio que tras sus molestias reumáticas, se escondía una percepción de deterioro e intimación de la agonía.

—¿Qué siente, Don Antonio? —me permito el lujo de desdeñar nuestra condición de galenos y ofrecerle tal aposición de respeto para prescindir del lenguaje clínico, que a ambos nos estorba.

—¡Ay, doctor! —replica con agrado—. Me duele el cuerpo, el pecho... ya estoy desesperado.

Asiento sin interrumpir su queja.

—He visitado a varios amigos y probado uno u otro AINE (abre los ojos en connivencia), pero nada me ayuda.

Reconozco el mensaje. Pese a buscar resquicios para sabotear el vínculo, trayendo su propio saber a cuento, me resisto a morder el anzuelo.

—Ahora mismo, ¿qué es lo que más le molesta?

Tras este preámbulo, sigue una descripción casi anatómica del dolor que lo aflige. Escucho con atención, sin apartar la vista de sus ojos melancólicos. Cuando por fin termina tal docto bosquejo —imagino a Nicolaes Tulp, hechizando a sus discípulos—[7] y le pregunto:

—Y, ¿qué piensa usted?

Aventura dos o tres diagnósticos que cuadran con sus síntomas, intercalando apuntes de su historia médica. Lo dejo seguir pero advierte sin duda mi suspicacia. Igual que él, he atravesado la hojarasca de la obstinación más de una vez, y no me cuezo al primer hervor, como insinuaba mi abuelo.

—Me parece que algo más que rigidez se aloja en su cuerpo, Maestro. ¿Por qué no me platica? Éste es un espacio de confianza.

Sin pretenderlo, he convocado sus lágrimas, más por caridad a sí mismo, que por gratitud de sentirse apreciado.

Me relata cómo ha padecido este último mes y cómo la incapacidad es más acentuada. Basta mi redondeo para que me describa, con evidente congoja, el duelo al que asiste desde que a su esposa —cirujana como él— le diagnosticaron un adenocarcinoma de colon. Tras la hemicolectomía que la martirizó, se ha recargado en él, al grado que ha preferido abandonar toda ocupación que no sea la de cuidarla y prepararla para la quimioterapia adyuvante. El cargo le arrebata el sueño, porque quiere huir pero no se lo permite. Cualquier distracción lo invade de culpa y se niega a reconocer que necesita ayuda, que la fatiga lo consume noche tras noche.

Frente a su confesión, vertida con pesar y sin artilugios, yacen radiografías, electromiografías, resonancias de columna y estudios varios. Inertes, redundantes, acumulando polvo en la espesura de sus palabras, que gravitan desconsuelo.

¿Qué analgésico puede aliviar a este hombre maltrecho? ¿Qué estudio puede revelar el calado de su encrucijada?

---

[7] Se trata por supuesto al cuadro de Rembrandt van Rijn "La lección de anatomía", fechado el 16 de enero de 1632.

Acude a la memoria aquella viñeta encantadora del médico que tras sufrir un dolor precordial, busca ayuda entre sus colegas de mayor experiencia (2). Pruebas van y vienen sin que nadie descifre aquel peso en el pecho. Por fin, decide consultar a un internista añoso, cercano al retiro, quien lo interroga con candidez para descubrir, entre sollozos, que el síntoma surgió con la reciente muerte de su hermano.

—Tú lo que tienes es un dolor de corazón —le dice, afable—. Eso requiere tiempo... y compasión.

No la lesión anatómica o el desequilibrio funcional, sino justamente el sufrimiento que se expresa en la emoción atrapada entre las fibras más íntimas.

La famosa escala de Derogatis (Derogatis y Rutigliano, 1996) demuestra que la pérdida del cónyuge es uno de los principales estresores en la vida de un sujeto. Su interlocutor esencial, su espejo, su cómplice de itinerario, quien detenta la imagen de todo lo que puede amarse, se desintegra con la muerte.

Mi viejo colega, hoy mi paciente, no tuvo que expresarlo entre líneas. La transparencia de su dolor fue suficiente. El cuerpo se moría antes que el alma.

Intuyo que se fue un poco más sereno, reiterando la promesa de que seguirá mis indicaciones. Unos minutos después, me percato de que olvidó su gabardina en el perchero. Es un roído chubasquero que habrá atendido muchas cirugías, colgado en el descanso de médicos mientras Don Antonio lidiaba con la muerte. Le pido a mi asistente que lo guarde, que avise cuanto antes para reparar el descuido.

En cualquier caso, vuelvo a departir con el abuelo.

Bibliografía

Derogatis, L. R., y P. J. Rutigliano (1996). "The Derogatis Affects Balance Scale DABS" (1996), en: B. Spilker, ed., *Quality of life and pharmacoeconomics in clinical trials*, 2da. Edición, Philadelphia: Lippincott-Rave, 107-118.

Laine, Christine y Michael A. Lacombe, eds. (2005). *On Being a Doctor.* Philadelphia: American College of Physicians.

Te vas soledad

Nada la preparó para este momento. Camina sin rumbo, absorta en sus divagaciones. La gente recoge esqueletos a la orilla del mar: crustáceos, almejas rotas, equinodermos secos o mutilados y los acarrea como souvenirs para decorar rincones olvidados. Tal vez eso es la vida —se conforta—, algo de ingenuidad para ornamentarla y la necesaria futilidad para tolerarla.

El eco del mar revienta al caer la tarde; nadie la conoce, ya nadie la espera. Pasan los últimos peregrinos del día, alguno se atreve a saludarla, con una reverencia huera que no espera reciprocidad ni acuse. También eso define la existencia: el destierro que busca sin cesar significado, el deseo que mueve y paraliza, la absurda interrogante del destino.

Ante todo, la nostalgia de uno mismo, desde que abdicamos de los otros.

A medida que la luz se pierde, afloja el paso. Justo ahora los recuerdos sobrevuelan como gaviotas; gorjeos incoherentes, alejándose. Pensarán que fue el diagnóstico, su temperamento proclive a lo ominoso, la fatalidad ante todo. Sólo ella sabe que ese día despertó convencida, miró hacia atrás para penetrar los fracasos, no con vehemencia —como hacen los derrotados—, sino con desazón.

Más acá del linaje, uno descubre que la genética imprime la suerte. Se crece en la inopia, jugando a ser inminente, la atención vuelta hacia adentro, apenas rozando la alteridad.

Viene la sacudida del primer desprendimiento, el enigma del colegio y eso que denominan educación, que no es sino una manera de disciplinar la imaginación. Aprender otro idioma: el seductor de la cordialidad, el histérico de la vindicación, el equívoco del silencio. Hablar para los otros; desbrozar, abrir brechas sin derrotero entre la maleza.

Poco a poco, integrarse. No delatar la soledad, no. Aparentar lo indispensable, bailar al ritmo sin escuchar la música.

Rememora cómo se sumergió en la poesía. Mallarmé, Alberti, Sylvia Plath, Rimbaud... Trató de garabatear sus propias ideas y le parecieron imitaciones burdas, sin acento, como alas desprendidas. Entonces desertó por completo e intentó la exaltación del cuerpo.

Corría y nadaba contra sí misma. De tanto en cuanto se hizo de un trofeo, que regaló sin dolo, ajena a todo cuanto simula homenaje o gratificación.

En un camerino vacío conoció el dolor de la desconfianza. Ultrajada y ensangrentada, rehuyó de todo contacto físico por años, hasta que encontró alguna forma obtusa de anestesiarse.

"El alcohol, decantado en sorbos, para aturdirme", evoca y profiere un suspiro que desvanece la brisa cuanto antes.

Por fin llegó eso que describen como "el amor". Un hombre lerdo pero juicioso (diría su madre), que la quiso sin ambigüedades y falleció muy a tiempo; para no arrancarle más corteza a su biografía.

Hacían el amor siempre a oscuras, así que no conoció su cuerpo, incapaz de acariciarlo o materializarlo con el tacto. Viajaba mucho y a su regreso se confundía con el ruido de la televisión, que a ella siempre le pareció un raudal de destellos inconexos, tanto como sus testimonios y promesas.

Dos abortos fueron suficientes. Desistieron de hacerse familia, una convención que les quedaba grande, siendo náufragos.

Aquí, frente al horizonte, recupera un diálogo que quizá nunca lo fue.

—¿Estás despierta?

Silencio.

—Pensaba que podríamos adoptar un niño.

—Se trata de mi maternidad, no de llenar hoyos negros.

—Ya lo hemos hablado. Eso excede todo propósito.

—Entonces viajemos, y déjame dormir.

Tal como enterró a sus padres, lo depositó en una sepultura que acaso exigía flores, prestas a marchitarse y servir de lápida evanescente.

La viudez le sentó bien. Recuperó sus espacios, la ligereza del aire, la maleabilidad del tiempo. Con la escasa herencia, vendió todo y se mudó a un refugio frente al mar. Su celibato la acompañó en largos paseos hasta que perdió el pulso. Ese primer síntoma fue devastador. Siguieron los espasmos, los movimientos como aleteos, ingobernables; un huracán tomó posesión de su cuerpo. Lo probó todo —biperideno, pramipexol, levodopa en dosis tóxicas— hasta que la mirada condescendiente de los médicos resultó intolerable.

Cuando no hay cura, sobreviene una sensación paradójica de alivio, piensa, y se inclina a tocar la arena, abstraída ante la marea que remite. Más que resignación, es complicidad contra toda esperanza. Plegarias en el desierto; no, lágrimas bajo la lluvia.

El estruendo del mar que rompe a su lado la contiene, un lenguaje arcaico repetido sólo para ella, como en todos estos años de búsqueda y de intimidad.

De pronto, un ángel la toma suavemente debajo de los brazos y la levanta en vilo hacia el cielo que oscurece. Al sentir la ingravidez, patalea un poco pero se deja llevar. Así desde lo alto, su odisea cobra sentido: el océano engulle el horizonte y lo infinito se funde con la noche.

El encaje blanco de las olas se deshilacha a lo lejos y por un instante todo se aquieta. Ahora sabe que puede soltarse, libre, y caer sobre este inmenso regazo, que la espera.

Epílogo

Esta quietud tiene algo de ominoso. Hace horas que no sopla brisa alguna y con un remo —absurdo periplo— no llegaré a ninguna orilla. Los marineros se guían por las constelaciones, yo solo veo fulgores escanciados y como un niño, me dejo atrapar por las estrellas fugaces antes que dibujar un mapa virtual para mi rescate. Nunca imaginamos que el mar pueda dormir, como un monstruo negro y amorfo que apenas respira.

Quedan unos tragos escasos en la cacerola y no veo una sola nube en mi derredor. ¡Ah! Estoy hablando en voz alta! ¿Por qué susurro entonces? ¿Quién podría delatarme? ¡Que estupidez! He sucumbido al silencio.

Creo que fue en la Costa Dorada. Exhausto, sí, después de aquel encuentro de periodistas en Grenoble, se derrumbaba la economía de los Balcanes y todo anticipaba una guerra fratricida. Estaba sola, leyendo al sol. Mi pretexto fue Pessoa, que nadie leía por ese entonces. Casi puedo recobrar aquella humedad aquí al rozar mis labios secos, las escaras de estas manos.

Esta noche le enviaría la carta que otrora me negué a escribir. "Quizá es la circunstancia, Sofía, pero no me queda mucho tiempo. Me atrevo a decirte que no supe querer a nadie, empezando por mí. Un padre errante que golpea para hacerse presente tampoco es un digno ejemplo. De mi madre recuerdo poco, aún la culpo de complicidad. Mi hermano y yo aprendimos pronto a hacernos bribones, sólo a base de pequeños hurtos y largas escapadas podíamos haber sobrevivido. Quien podría educarnos tras las oscuras esquinas marcadas por ese tufo indistinguible de licor y orina? Nos hicimos hombres antes que adolescentes, tal impetuosidad y el despertar sexual se borraron entre prostíbulos que sirvieron de hogares sucedáneos. Emergimos de esos regodeos menos sorprendidos que nuestros contemporáneos, acaso porque no hubo rito de pasaje sino un desplome tácito a la realidad. Él murió de tuberculosis o de sífilis, algo que no importa ya, porque sólo sus amantes lo lloraron. En turno, aprendí a deambular solo, familiar entre los extraños que atracaban o sucumbían en aquel puerto. Has visto las estrías sucesivas que dejan las olas a su paso? Esas fueron mis lecturas, después de la embriaguez. Despertaba adolorido, como si el viento marino me hubiese azotado contra las rocas; una metáfora de mi propia tormenta, desde luego. Fumaba colillas y comía desechos, así por décadas interminables. Un día, sin embargo, al pasar frente a la quilla de un barco lustrado por la lluvia, mi imagen enturbiada emuló a mi padre y comprendí que aquel lento suicidio era la manera que había ingeniado para deshacerme de él, matándolo conmigo. Lloré como un niño, desconsolado, por todos los amagos, por esa egregia derrota. Para entonces, el daño ya estaba hecho. La herida de la pierna, una cicatriz que adquirí como estibador y me acompañaba con su hedor o supuración cada mañana entre mis resacas, fue el aviso inapelable del declive. El médico, tan alcoholizado como yo, me miró de arriba a abajo, con esos ojos exangües del que atisba su reflejo. La amputación no me salvó pero me dio una identidad hasta ahora desconocida. Las fantasías de mi infancia se hicieron memorias y me configuré un personaje que, entre la lástima y la camaradería, era bienvenido en todas las tertulias. Dejé de beber, pero mi diabetes me robó la vista y la sensibilidad. Como era de esperarse, mi corazón se marchitó en silencio para claudicar en su afán o regularidad. En suma, esta misiva es una ofrenda, un mensaje en una botella, que seguramente nadie más leerá. Quisiera haberte abrazado, Sofía, darte las gracias por tu huella efímera en mi vida, por la luz que dejaste aquellos días y que hoy sirve para teñir mi exiguo atardecer. Por mostrarme el mar, pues a pesar de mi soledad y mi sombra de pescador, ahora sé lo que es morir de sed junto a la fuente."

Uno se habitúa a este vaivén, exacto e indiferente. Al abrigo de la luna negra y el sopor, me atengo a la pérdida de referentes que no son más. Después de todo, la vida sin rumbo es un naufragio.

Por gratitud

Ángela se llamaba. Supe —y sonaba a otra galaxia— que provenía de un pueblo ignoto a siete horas de distancia, al que se marchaba periódicamente para acariciar sus raíces. La recuerdo con esa mata gris, lacia e impecable hasta media espalda o trenzada higiénicamente con estambre de colores; la sonrisa ancha atravesada por arrugas y cicatrices de campo, unos ojos minúsculos que brillaban aún en la penumbra. La voz maternal (que a veces la suplía), regordeta, dotada con una paciencia infinita y unas manos tibias, escanciadas de callos y uñas acartonadas; manos que sabían bordar ternura de un modo milenario.

Algo de magia había en su discreción, aparecía con el sollozo y se esfumaba con el regaño o el berrinche. En su mayor parte susurraba, pero ese lenguaje arrullador era bien inteligible. No la vi enfermar y si acaso algún dolor la invadió en silencio, fue materia de una secreta negociación que no se interpuso entre sus cuidados y arrumacos. Aquella extraña relación de intimidad donde ella servía con afecto incondicional y recibía un sueldo por tolerarnos y vernos crecer, me intriga hasta la fecha. Desconocida en muchos países donde la injusticia social no es tan obvia.

Lloramos cuando admitió que su vejez le impedía cuidarnos como ella quería. Fue una larga despedida; ya mayor, me cupo en un amplio y apretado abrazo. Ángela se había empequeñecido con los años, pero su encanto, ese que traía consigo desde las sequías e inundaciones alternantes de su aldea, nunca mermó.

Ahora que escucho a las nuevas generaciones referirse a las puericulturistas y asistentes de preescolar como "nanitas", pienso cómo se ha tergiversado esa función suplementaria, empero vital que heredamos de las nodrizas de antaño.

Cierto es que no son las "cuidadoras húmedas" (*wet nurse* en inglés), que solían amamantar otrora, pero nos ablactan y cambian pañales con recato y esmero. Con ellas afirmamos los primeros pasos, aprendimos a comer picante o golosinas a escondidas, vimos azorados alguna telenovela y cruzamos las primeras calles de su mano morena y segura.

El embrujo no es privativo de estas latitudes. Mi colega Bill N. entonaba canciones en Zulú antes de volver a su natal Vancouver y quedar prendado en lontananza de su niñera. El amigo Kevin S., que perdí en un sendero de

Kalamazoo, aprendió dialecto Mazahua que balbuceaba con su precario inglés para hilaridad de sus padres.

Hace pocos años una película conmovedora me devolvió de bruces a la triste realidad. En ella (Loin de 16e, de Walter Salles & Daniella Thomas. En: Paris, je t'aime. 2006) una nana de origen colombiano recorre grandes distancias en tren y metro diariamente para cuidar con devoción y cantar el mismo arrullo a un bebé de una familia rica en Passy village, cuya madre biológica no muestra la cara en escena. A cambio de ese salario, se permite dejar a su propio hijo lactante en manos de una amiga para cumplir su cometido.

Es un privilegio de la desigualdad social, que se ejerce con culpa en el mejor de los casos. Necesario sí, pero que remite a la servidumbre y a la pobreza, que nadie tendría por qué padecer a cambio de cariño.

Antes de ingresar al bachillerato, una hija nos telefoneó para avisar que mi querida nana había muerto en casa, rodeada por sus nietos, tan apacible como vivió. El funeral, al que acudieron mis padres, fue como su origen, humilde pero atestiguado con respeto y afecto. Pregunté si hubieron lágrimas circunspectas o llanto desgarrador ante su féretro.

No, hijo —respondió mi madre— la gente oraba en susurros, para no despertar a Ángela.

Por generoso que sea el pago, es difícil retribuir la vitalidad y la constancia que recibimos de las nanas. Aquel cobijo que nos permitió crecer con candor en un mundo por demás injusto.

Jugar con fuego

En aquel rancho agreste, de manos de un psiquiatra que se creía Hofmann,[8] probaron liberar su inconsciente. Habían llegado por azar, precedidos de su indumentaria estrambótica: largos mechones que ocultaban el rostro, pulseras y collares de cuentas, pantalones bombachos de mezclilla (cuando los Levi's eran sólo ropa de trabajo), sandalias o tenis roídos. El doctor —cuyas credenciales nunca comprobaron— los introdujo con Billy, su sobrino y conejillo de indias.

Jamás he olvidado esa mirada que nos evitaba, el cabello rubio, revuelto de semanas; esa mueca que cortaba su cara inexpresiva, su silencio, su locura...

La descripción de mi paciente da escalofríos. Me transporta a una época fantasmal, donde los alucinógenos trazaban el horizonte perdido. Miles de adolescentes en el mundo experimentaron con su propio cuerpo, con el desvarío de su mente; acaso buscando una identidad, un universo propio o la sublevación de las costumbres. Lo lamentable es el alto costo que supuso ese devaneo en toda una generación.

Cuando llegaron al remoto lugar que habían alquilado para sus experimentos, anhelantes y asustados, se entregaron a la inducción del psiquiatra. Había que dejar "volar la imaginación y liberar la mente", frases panfletarias que no advertían del peligro de desprender esa andanada de neurotransmisores mediante un cristal puro de ácido lisérgico. El "viaje" duraría entre ocho y doce horas, había que ceder a todo impulso, sin enfrentarlo; alejar los pensamientos negativos y soñar, soñar sin límites. Un pedazo de panqué contenía la alquimia, un rectángulo acrisolado de poco menos de un centímetro cuadrado.

Lo ingirieron con leche, en sorbos lentos y aprensivos. Después caminaron hasta un cuarto donde ardía una chimenea con un fuego contenido, pero brillante y abrasador. Se cubrieron los ojos y esperaron recostados. En pocos minutos, la ansiedad fue avasalladora. Mi paciente describe que saltaba la luz desde el hogar hasta sus pupilas, que se rompían las paredes por el calor y se fragmentaba el espacio en su entorno. Tenía que salir huyendo de ese encierro que lo consumía en llamas.

El aire limpio de la mañana lo apaciguó. Miró hacia los montes vecinos y advirtió que las copas de los árboles succionaban las nubes y las devolvían en infinitos cristales azulados que brillaban en todo su campo visual. Supo

[8] Un video del padre del LSD, tratando de explicarse a qué "realidad" alude, un tanto lerdo para un científico: <https://www.youtube.com/watch?v=YTrtEZC39mQ>.

entonces que "viajaba", que Ítaca había quedado atrás y que la tierra, sus habitantes, el cielo y las criaturas dentro de su imaginario habían sido subvertidas para siempre.

Tocó las hojas a su alcance y atinó a ver como se ramificaban y desvenaban bajo su roce. Los colores se encendían sin impedimento, caían sobre su piel desnuda a borbotones y regresaban a impregnar los objetos en un continuo juego de tropos. Caminó por horas que simularon lustros; se vio envejecer y marchitar el bosque, secarse los ríos, explorar los laberintos de su mente, recoger como hojas muertas sus recuerdos y temores. Me confiesa que por un instante acarició la muerte, ceñida en su pecho que se le anunció cubierto de arrugas. El delirio lo estremeció y pidió auxilio, aterrado frente a la ausencia de un dios que lo sosegara.

Según me relata, le dieron dosis altas de tiamina (supongo que por afinidad con la encefalopatía de Wernicke) y en algunos minutos cayó en una estado de confusión, análogo al periodo postictal que experimentan los enfermos de Gran Mal.[9] Caminaba presa de manía por las habitaciones de la propiedad, que recuerda sobria, con pocos muebles y muros teñidos de humedad, seguido por su inductor y algún empleado que intentaba calmarlo, hasta que cayó vencido sobre un colchón deslavado y durmió sin pesadillas.

La subcultura de la psicodelia, representada por Timothy Leary,[10] causó en efecto una revolución en la década de 1960, que se extendió río abajo entre los jóvenes que buscaban una salida tangencial a la violencia de Estado. Eran los años de la represión policiaca, del culto al Che Guevara, de insubordinación y hastío. Las drogas cayeron en terreno fértil.

Como en cualquier rasgadura de la Historia, convergen varios hechos en apariencia desvinculados entre sí pero que arraigan en la avidez de aquellos jóvenes que, ante la resistencia del mundo por darles cabida, optaron por explorar su mundo interno y teñirlo de estridencias.

La dietilamida del ácido lisérgico se sintetizó en los laboratorios Sandoz de Basilea en el otoño que precedió a la catástrofe nazi. Europa se preparaba para la guerra y en el oasis de Suiza se buscaban nuevos fármacos extraídos de fuentes naturales. El químico Albert Hofmann, quien trabajaba con hongos y bulbos mediterráneos para obtener un analéptico circulatorio, destiló un polvo del cornezuelo de centeno que abandonó por otros intereses durante cinco años. A falta de mejores compuestos, Hofmann retomó la síntesis del LSD en la primavera de 1943 y lo probó accidentalmente. Su experiencia onírica quedó marcada como el "Día de la Bicicleta" por el delirio que vivió de regreso a su casa, descrito con frases que aludían a un caleidoscopio de imágenes fantásticas en su obituario (*The Guardian*, 30 de abril de 2008).

---

[9] Un artículo muy completo de los Institutos Nacionales de Salud en Bethesda que habla del diagnóstico, métodos y desenlaces en la desintoxicación por alcohol y estupefacientes.

[10] El texto emblemático de Leary, que sirvió de arenga propagandística para el consumo de LSD en Estados Unidos y otros países.

La intoxicación que vivió su descubridor al ingerir 250 microgramos del polvo enervante —el umbral alucinatorio es de 200 mcg— remeda al ergotismo, un trastorno circulatorio y neurológico que sigue a la ingestión del cornezuelo de centeno (*Claviceps purpurea*). La vasoconstricción, la gangrena y los efectos serotoninérgicos que genera la ingestión de alcaloides de ergolina se conocen desde la Edad Media, cuando se le denominaba "Fuego de San Antonio" resultado de contaminación del hongo al hornear pan de centeno.

En el pequeño pueblo alsaciano de Colmar, cerca de la frontera con Alemania, descansa un políptico del siglo XVII, el Altar Isenheim, comisionado por los monjes antoninos al pintor Matthias Grünewald. Contemporáneo de Durero, Grünewald muestra al mártir Antonio acosado por demonios en una escena propia del Renacimiento alemán. En el centro, el santo rige sobre los afligidos por ese mal, cuyo origen fue descrito por el médico francés Thuillier en 1670 aunque sus estragos continuaron diezmando a la gente sin recursos hasta mediados del siglo XIX (U.S. Department Of Health and Human Services, 2006). El único remedio que se aconsejaba hasta entonces era peregrinar a Santiago de Compostela. Ante la impotencia, el mensaje era que el dolor y la mutilación nos acercan más a dios.

Antonio el ermitaño (251-356) vivió en Egisto y se considera el fundador de la vida monacal. Siendo apenas un joven se confinó al ascetismo en la montaña Pispir, adyacente al Nilo. Durante su reclusión empezó el legendario combate contra las tentaciones del diablo, que han sido representadas por la iconografía cristiana y empleadas en Teología para documentar el asedio del mal a los virtuosos.

En 305 emergió para predicar en contra del Arianismo, una doctrina herética que sostenía que dios el hijo no procede de la misma substancia que el padre. Al margen del Mar Rojo, fundó el monasterio Dayr Mari Antonios, donde enseñó sus prácticas de purificación para exorcizar a Satanás mediante la misantropía.

El asalto del Maligno contra San Antonio tomaba la forma de visiones, fueran seductoras u horripilantes, suplantando monjes y a guisa de monstruos o bestias que lo golpeaban o lo magreaban. Cada éxtasis era repelido por el mártir con penitencia y fervientes rezos. Como sabemos, el dramatismo que ha legado este combate piadoso ha sido objeto de múltiples representaciones, desde Hyerönimus Bosch hasta Max Ernst.

En 1965, preocupado por la difusión de los narcóticos, el gobierno estadounidense dejó de importar LSD de Sandoz. Pero su consumo recreativo se había extendido más allá de los círculos académicos y de vanguardia; sonaba en los himnos de la revuelta psicodélica ("Lucy in the Sky with Diamonds", "Purple Haze", "White Rabbit", "Lysergic Bliss") y en las noticias de ocasión entre los músicos y artistas.

Hoy que atestiguamos el resurgimiento de una contracultura de la evasión, quizá es pertinente recordar las palabras de Allen Ginsberg en su poema "Howl!" (1955-1956):

> I saw the best minds of my generation destroyed by
> madness, starving hysterical naked,
> dragging themselves through the negro streets at dawn
> looking for an angry fix,
> angelheaded hipsters burning for the ancient heavenly
> connection to the starry dynamo in the machin-
> ery of night, [...]

> [Vi las mejores mentes de mi generación destrozadas por la locura, emaciadas histéricas desnudas, arrastrándose en las calles negras al amanecer en busca de un arponazo, rebeldes angelicales calcinados por la antigua conexión celestial del dinamo en la maquinaria de la noche,...]

Bibliografía

Metzner, Ralph, Ram Dass y Timothy Leary (2000). *The Psychodelic Experience, A Manual Based on The Tibetan Book of The Dead* (2000). Cita del Underground.

U.S. Department Of Health and Human Services (2006). *Detoxification and Substance Abuse Treatment*, en <http://www.ncbi.nlm.nih.gov/books/NBK64115/pdf/Bookshelf_NBK64115.pdf>.

Una historia documental del ergotismo

Vincas Lapinskas (S.F.). *A Brief History of Ergotism: from ST. Anthony's Fire and St. Vitus' Dance Until Today*, en <http://www.mtp.lt/files/MEDICINA-2007-2-16-LAPIN.pdf>.

Mi generación

People try to put us d-down
Just 'cause we git around
Things they do look awful c-c-cold
Hope I die 'fore I get old
The Who "Live at Leeds"

Despierto lleno de achaques, y me invade la pesadumbre de perder a otra leyenda. Esta vez se trata del rey, que sembró el consuelo en los senderos y los bayous del sur con su Lucille, mágica y estridente. *"The thrill is gone"*, puntualiza un amigo.

No hay tiempo para languidecer. Me llaman a deshoras para renovar las indicaciones de un enfermo con encefalitis fímica. Sólo aquí —medito— donde los bacilos que resisten al alcohol y a la pobreza cobran vidas.

Bajo la ducha, evoco los días del servicio social. La mujer aquella salpicada de vitíligo que traía apareada a su nobleza una bolsa de jumiles, en reciprocidad por haberle regalado isoniazida, a sabiendas de que era insuficiente. Los cubículos bajo la oleada de calor, donde revisaba pacientes pediátricos, obstétricos, exóticos; allí diagnostiqué un síndrome de Noonan y realicé una autopsia en la morosidad de un día festivo. Los piquetes de alacrán, de suyo cotidianos, que toparon con mi candidez en Inmunología. Esa primera vez que atendí a alguien con cirrosis postnecrótica, ascitis e ictericia a cuestas, que me enseñó el dolor de perder a un enfermo, cada vez más trascendente. Mi primer deceso, que alcé en brazos —literalmente— con impotencia ante la mirada o el desdén divinos. Pocas veces he vuelto a estar tan próximo a mi gente.

A la distancia tengo bien presentes a los niños del pueblo aquel, con sus risas y actitudes seductoras; sobre todo los hijos de las meretrices que buscaban un padre inédito con sus obsequios. Allí aprendí, en boca de una añosa enfermera, que tengo "ojos de rana apantlera", un piropo que saboreé por décadas.

Transitamos entre la Primavera de París, Sartre, Allen Ginsberg y José Revueltas, hasta la liberación de Vietnam, que nos tomó con desconcierto y alivio al entrar a la Facultad, un rito de pasaje para no volver la vista atrás. Archivamos los vinilos de rock y descubrimos las célebres "Peñas" donde se tocaba música andina entre cervezas y la pretensión de cambiar al planeta, sin conciencia aún de lo ecológico o las grietas que se abrían en el muro de Berlín.

Exploramos relaciones estables, marcados por esa fragilidad teñida de romanticismo que auguraba más divorcios que bodas de plata. Así fue: las proezas y las carnes se vencieron, quienes podían se rasuraron y por fin, abdicamos del cigarro y de los aguardientes, para dar paso a los aperitivos y al gusto por el vino. ¡Menuda claudicación al conformismo que tanto despreciábamos!

Entretanto, las ideas populistas se adecuaron al vasallaje de la tecnología. Las imágenes que desprendían tonos borrosos en los primeros televisores de color fueron reemplazadas por pantallas cada vez más nítidas y personales. Quedaron en el recuerdo los emparedados de pollo y el sopor que se aspiraba entre arrumacos, bajo la luz crepuscular del autocinema.

Creo que aprendimos a callar, lo que resulta aún más paradójico cuando presumíamos de insolencia. En este lapso, las llamadas furtivas dejaron paso a los teléfonos celulares, y con ello a la comunicación fragmentaria y redundante. Hoy vemos a la mayoría sumida en sus búsquedas virtuales, renunciando a la reflexión por el tedio y a la inspiración por el aviso oportuno. Ante todo, atestiguamos un mundo efímero, accesible las 24 horas del día, pero sin contacto físico, con emociones y personajes que se desvanecen antes de constatarlos. Si alguna vez temimos que nos sometieran, ésta es la respuesta: los dioses de Silicon Valley dictan la religión moderna, nos imponen los relojes "inteligentes" para repudiar el tiempo en favor de sus horarios. Nos atraen con sus aplicaciones para remendar la vida, bloquear el silencio, enderezar el rumbo o facilitar el consumo. La espontaneidad y la sorpresa no son patrimonio individual; lo programan, nos programan.

Hace tantos años ya que nuestras calles y espacios públicos eran campos de futbol, béisbol o frontón improvisados. Bastaba una pelota —el regalo ideal de cualquier cumpleaños— para que se convirtiera en bien común y lo gastáramos hasta caer rendidos. El sentido de la derrota era transitorio, porque intuíamos que el día siguiente traería consigo nuevas oportunidades y retos. ¡Qué sabor tenía entonces el aire y el primer trago de agua!

Descubrir un grupo musical era de inmediato materia de indagaciones y competencia, tanto como abrir los cromos deportivos y encontrar de golpe al lanzador de moda. Los íconos bastaban para llenar la vida, no sólo los estantes o las paredes preferidas.

Mi generación hablaba de promesas, de cultivar la libertad y denostar el autoritarismo; de desnudarse, de portar flores en el pelo, abrir puertas y cremalleras, volar y experimentar; de rescribir la historia y de incluir a todos por igual en el futuro.

En la España franquista, bajo la represión en Sudamérica, tras las cortinas de hierro, los jóvenes de los setenta incitábamos a la rebelión y al canto. (Claro que hubo y habrá otros stetenta, pero esa década tan nuestra se sigue escribiendo con mayúsculas, como un paradigma de la Historia).

Nos quisieron anular con la profusión de drogas, que se vendían a destajo en cualquier callejón en penumbra. En efecto, maniataron a muchos de nosotros, que se deslizaron al abismo, incautos, empujados por inercia o por culpa. Para los restantes, se fortalecieron las instituciones y se cerraron las ofertas de trabajo. Teníamos que comer, cuidar a los seres queridos y así abandonamos las calles.

Cada cual con sus recursos compró un espacio, nos individuamos y descuidamos la colectividad. Sosegamos nuestras voces y empezamos a cuidar bebés, para quienes lo apremiante es por naturaleza imprescindible. Entonces sí, cerramos las cortinas y aprendimos a caminar de puntitas durante el día, a ocupar un lugar en la cadena laboral ("*society's food chain*") y a respetar los turnos. La odiada frase de "sentar cabeza" se convirtió en profecía y sin querer, cambiamos de amigos, nos aliñamos y volteamos lentamente al espejo para desconocernos.

En un intento por resarcir la camaradería, nos hemos vuelto a ver en algún rincón esporádico. Por supuesto, no somos los mismos y nos decepciona que detrás de las canas y las arrugas queda sólo una pretendida jovialidad. Nuestros lugares comunes son pueblos abandonados, donde bate el viento de otras pasiones olvidadas. La complicidad ha sido sustituida por la amabilidad y nos decimos lo evidente, sin imprudencias pero con desahogo.

Es un gesto de nobleza, pero creo que nos repugna vernos viejos y por eso lo evitamos. Mejor seguir de frente —como Machado—, el camino no se puede desandar.

Naturalmente, ya no quiero morir antes de saberme anciano, ahora alargo las horas, las paladeo, rememoro. Me miro en los ojos de mi mujer y mis hijos para buscar la trascendencia en el afecto, pero siento —incluso esta mañana— que mi generación me impregnó de aliento.

P.D. El primer álbum en vivo de The Who (pasta rústica, letras impresas con descuido) salió a la venta el 16 de mayo de 1970 y con ello ratificó la oleada de conciertos grabados que marcarían toda una época. Basta recordar Cheap Thrills, Band of Gypsys, The Mothers Live at the Fillmore East y una plétora de etcéteras.

Tártaro

[…] Patria, tu superficie es el maíz,
tus minas el palacio del Rey de Oros,
y tu cielo, las garzas en desliz
y el relámpago verde de los loros.
El Niño Dios te escrituró un establo
y los veneros del petróleo el diablo […]
Ramón López Velarde

La humedad horada los sentidos, pero Don Eduardo baja para mostrar sus muebles a resguardo de la canícula. Muebles de parota, de encino, de pino labrado con delicadeza y respetando cada estría. La exigencia radica en los barnices y las lacas. Un artesano confiable sabe elegir el momento de bruñir el tronco en bruto, las ramas adecuadas, el veteado y la suavidad del material para acariciarlo con el cepillo hasta darle la curvatura exacta. Esta tarde su enfisema no le permite muchas libertades, quizá una conversación ribeteada de recuerdos. Con un cerveza helada en mano, uno puede remontarse al origen de estas tierras dejadas de la mano de Dios.

En el siglo XIX, los nativos totonacas cedieron a regañadientes y bajo amenaza el territorio para la explotación de los recursos naturales. La vainilla salió de la selva y se asentó en los sembradíos de Papantla, abrigada por el calor de la laguna de Tamiahua. Los frutos y animales salvajes se maniataron para la venta y consumo de los nuevos pobladores, que llegaron a cuentagotas pero con una ambición y una voracidad desmedidas. A falta de herramientas, los campesinos escarbaban con las manos esta comarca agreste, impelidos por los sueños de opulencia de sus flamantes patrones.

A las jornadas agobiantes de trabajo por salarios míseros, había que agregar la amenaza de la malaria, la muerte súbita que traía con su sigilo la nauyaca, las nubes de jejenes apenas se disipaba la lluvia y las inesperadas alimañas que reptaban en la selva que se abría al paso del hombre. La madera preciosa, extraída a puños, se erigía en torres artesanales para perforar el subsuelo y succionar el crudo. A cambio, la tierra herida lanzaba sus calamidades, impotente ante la destrucción de sus simientes.

Se abrió un canal desde el Pánuco a la laguna y el comercio fluvial hizo su debut. Las barcazas transportaban viandas, tuberías y gente por igual, a un ritmo desesperante bajo el sol líquido de aquellas espesuras, aturdidos por el ruido pertinaz del motor de combustión. Sin contar las horas, sobre todo de noche cuando el bochorno lo permitía, se entrelazaban historias y se prometían encuentros que tardarían meses en concretarse. Muchas familias se forjaron en esas travesías.

Llegaron al fin las compañías extranjeras —con el conspicuo nombre de Oil Fields Mexico Company— dispuestas a ordeñar esas profundidades inhóspitas para sacar el oro negro. El paso definitivo lo dieron las vías del tren angosto, entre el Puerto de Cobos y Furbero, sede de la extracción, bordeando la mirada múltiple e impenetrable del Tajín. La gente de esos pueblos ignotos lo bautizó "La Burrita" merced a ese paso acompasado (clac, clac) que parecía no acabar nunca en su trayecto moroso. El tren trajo consigo jornaleros, cazafortunas, empresarios y rateros, en ese orden y proporción.

La contraparte de tanta codicia fue ese betún, adhesivo y pestilente, que los nativos atribuían al maridaje lunar. Le llamaban "tzauc" (pegamento) o "popochtli" (perfume) y dejaban que se extendiera bajo el sol inclemente para recogerlo con esmero y ornamentar sus figuras de arcilla.

En este punto, Eduardo tose hasta la asfixia y se incorpora, azul en el rostro y sin aliento. El relato merece una pausa.

El chapopote es la sombra espesa del petróleo. A diferencia de éste, se desparrama lentamente y cristaliza, tiene mayor cantidad de azufre y es maleable. Además de corromper la tierra con su presencia amorfa e inútil, en sus fauces se abre el infierno. Cualquier animal de cierto peso que osa profanar su manto opaco, se hunde irremisiblemente hasta el olvido. De ahí la trágica acepción "los veneros del diablo" que impuso la costumbre, quizá porque en otras latitudes la patria es suave y el paisaje más propicio.

Como asienta Fray Bernardino de Sahagún, el chapopote servía de emplasto medicinal en padecimientos reumáticos. Se hacía una cocción con goma de copal blanco que se aplicaba sobre la articulación inflamada o el esguince en turno, con resultados antiflogísticos bastante convincentes. A su entender, "estas gomas, derretidas juntamente, hechas como brea, aplicadas a las piernas y al cuerpo hacen gran bien a todos los miembros interiores y exteriores" (Aguilera, 1980: 335-343).

El uso del chapopote como dentífrico o por su olor agradable, mezclado con *axin* (ungüento ocre extraído de insectos), como chicle para masticar y prevenir la halitosis ha sido bien documentado por la Dra. Carmen Aguilera en testimonios históricos; y es probable que sus aplicaciones incluyeran por analogía poderes para exorcizar enfermedades crónicas. Más aún, la autora sugiere que el chapopote se empleaba como aromatizante o para incensar a los dioses en rituales y ceremonias privadas (Sahagún, Bernardino, 1986: 339).

La fiebre del petróleo acarreó la construcción a toda marcha, la explotación de yacimientos como manantiales de lascivia, la creación de caminos y ciudades bajo el toque del rey Midas, y por supuesto, la embestida inexpugnable de progreso y desigualdad. La cuenca del Tamiahua dejó de ser aquel paraíso perdido, un espectro negro y viscoso la asediaría por siempre.

Cae la noche y de pronto el aire se ha tornado más respirable. Rosalba se despide con recato, exhibiendo su proverbial sonrisa. ¿A quién le contará tantos relatos sueltos?

Bibliografía

Aguilera Carmen (1980). "Algunos datos sobre el chapopote en la fuentes documentales del siglo XVI", *Estudios de Cultura Náhuatl*, no. 14, 335-343.

Sahagún, Bernardino (1986). De *Historia general de las cosas de la Nueva España*, t. III. México: Porrúa, 339.

Mi vida bajo el microscopio

Éramos poco más de doscientos aspirantes, jóvenes apenas licenciados en pos de la ilusión del posgrado. Entramos en desorden, ligeros de ropa y pesarosos de espíritu aquella mañana de verano, escrutando al vecino para descifrar sus aptitudes.

Algunos veníamos directamente del destierro rural, habiendo estudiado en lo posible, con un balance intuitivo de las materias que vendrían en el examen.Nos hicieron acceder por la puerta lateral, hacia el pasillo de Enseñanza, como un embudo metafórico que anticipaba el filtro inexorable que dejaría sólo un 10% para la segunda fase.

Una compañera, con quien coincidí unos meses en el Servicio Social, adelantó la sentencia:

—¿Estudiaste mucho? Éste de aquí se leyó dos veces la última edición del Harrison en inglés.

Me invadió una pesadumbre, incontables labores en el pueblo de mis añoranzas me habían impedido repasar con seguridad todos los tópicos; mucho menos comprar la flamante edición del texto egregio de Medicina Interna. La sensación de desventaja era aplastante cuando ingresé por aquella puerta de cristal.

A medida que se despejaba la multitud para entrar al auditorio, me detuve sobrecogido por un opaco microscopio que engalanaba el vestíbulo. Ahí, atestiguando el paso de los que nunca volverían y de un puñado de afortunados, se erguía en su pedestal. Me pareció enorme, o así lo recuerdo dada la magnitud de la encrucijada, un microscopio electrónico que guarnecía el ingreso a la sabiduría y al futuro.

Después vino la inolvidable experiencia en Patología, en ese mundo de desafíos que presidía, adusto y exacto, mi querido RPT (siglas impresas en tantas anécdotas y tanto aprendizaje). Junto con el rito celebérrimo de la autopsia, los microscopios eran sus armas diurnas en esa batalla épica contra la enfermedad. En tal efímera rotación, conocí amigos y colegas que lo serán por siempre, bajo el sello distintivo que nos impuso aquel maestro delgado, de mirada gélida, cuya misión era enseñar a cualquier precio.

Las tinciones en el laboratorio de Microbiología, hechas a contramano con la bacteremia en turno, siempre de madrugada, nos hicieron confiar aún más en esa mirada nerviosa hacia lo invisible. Mediante esas decisiones atropelladas salvamos más de una vida, tras elegir el antibiótico adecuado en tiempos en que no existían las guías clínicas ni las pantallas al rescate de datos infinitos.

Admito que mi elección de una subespecialidad estuvo matizada por tal atisbo al microcosmos: Infectología, Hematología y, por fin, Reumatología e Inmunología, que destacaban juntas en el firmamento de lo desconocido.

Todos los días, en ese encuentro obligado con los lentes y el enfoque sensible hasta dar con el artificio preciso, la célula en proliferación o el cristal sumido en las fauces de un neutrófilo. Cotidianamente los microscopios de luz polarizada, los de fluoresencia en la soledad de la cámara oscura o frente al barrido fantasmal del elegante microscopio electrónico, iluminaron mi vida de residente.

Hoy vuelvo apenas a contemplar sus horizontes perdidos, cuando un paciente no remonta alguna citopenia o me sumerjo en la incandescencia de una lesión que rompe un vaso o lo abrasa con células desbordadas en un ataque autoinmune.

Con los años de experiencia clínica, he elogiado sin resabios a los patólogos, técnicos, citometristas, QFBs y tantos otros que destinan su vida al descubrimiento de lo inefable. Sin su revelación, sin su magia, el quehacer a la vera del enfermo sería como un periplo en ultramar sin brújula ni destino; fárrago dictado por una mirada errante, ajena a la dimensión microscópica que gobierna nuestra existencia.

Es un día soleado en la inquieta ciudad de Delft, al suroeste de Holanda. Un burócrata lanzado al empirismo, que ha dejado la venta de telas para dedicarse a la fabricación de lentes, atisba a través de un varilla de bronce hacia un receptáculo que contiene una gota del lago pantanoso más cercano, el Berkelse Mere. El científico en ciernes descubre con sorpresa un mundo en movimiento: "animalúculos" (como se atreve a denominarlos antes de cualquier clasificación), *Euglena*, *Paramecium*, y tantos más habitantes de lo ignoto.

Siendo un joven desencantado con el oficio de mercader, empezó a confeccionar lentes quemantes —así llamados por su capacidad para concentrar la luz y causar combustión— y se entusiasmó por los hallazgos heréticos de Galileo en los confines de la órbita solar. Su interés en los lentes de aumento derivaba de la necesidad de contar los hilos de una tela para adecuar el precio, además de que su natal Delft ya destacaba por la calidad de sus *lunettes à puces* (lentes de pulgas), empleados en toda Europa.

Los microscopios de Leeuwenhoek mostraban una estructura básica: un mínimo lente de aumento sostenido por un asa paralela a una placa de metal plano, hechos en bronce o plata, todo armado de manera que se pudiese orientar y visualizar mediante un orificio pequeño y afianzado con tornillos para ajustar el enfoque. Se estima que construyó más de medio millar de microscopios (de 25 variedades distintas) desde mediados del siglo XVII hasta su muerte (agosto de 1723).

Pese a que en la actualidad tal dispositivo puede verse como artesanal, alcanzaba una magnificación de 69 veces con los lentes débiles, hasta 266 veces con los más potentes. Antoni pulía sus lentes casi con devoción, consciente de que descubría el mundo celular para la Humanidad.

A instancias del médico local, Reiner de Graaf, se animó a escribir a la Royal Society de Londres para comunicar sus hallazgos, correspondencia que duró 50 años y que en buena parte está publicada en *Philosophical Transactions*. Su meticulosidad y candidez para compartir sus experimentos ópticos, traza hasta la actualidad ese arco radiante que recoge la comunicación entre colegas, sentados frente a frente, asomados a la inmensidad que ofrecen los lentes y la certeza ingenua de que todo nos ha sido revelado.

Esta tarde lluviosa bajaré a Patología, siempre más iluminada que en mis tiempos, con sus cajones repletos de bloques de parafina y laminillas, su penetrante olor a formalina y sus atávicos silencios. Con cierta timidez, esa que arrastro desde que vi la red trenzada de microscopios del Dr. Bernie Ackerman en el Colegio Médico de Jefferson hace 23 años, revisaré las biopsias de mi paciente con detenimiento; un vuelo acucioso sobre ese panorama histológico que la vida misma me ha enseñando a respetar.

Referencia

Antonj van Leeuwenhoek's Microscopic World, en <http://www.vanleeuwenhoek.com/His-Microscopic-World.htm>.

Las notas son tomadas del prodigioso libro *Eye of the beholder* de Laura Snyder (New York: Norton, 2015) que me recomendó mi buen amigo Alejandro P., un diletante (*dabbler*) como yo.

Plutón a la vista

Ha sido un día de marcada demanda emocional, pero se yergue satisfecho. La asistente llama con voz tediosa y anuncia la llegada del último paciente.

A la mitad de su séptima década, el Ing. Sanmartín es un hombre activo y robusto que esconde las arrugas en su piel curtida. Irrumpe con esa voz varonil que llena la oficina, poco sofisticado pero contundente. Es un negociante nato, aunque ahora baja la guardia con candidez.

Lo refiere un colega de provincia con quien ha trabado una burlona amistad tras aquella serie de complicaciones por una úlcera péptica perforada que lo tuvieron coqueteando con la muerte. Se explaya en los detalles de su intervención, su destierro en la Terapia Intensiva, el azaroso despertar entre tubos y caras desconocidas, el ronroneo del monitor que taladraba su vigilia.

Describe a cada uno de los médicos que lo trataron con genuina gratitud, parece que el regreso del Hades le mostró el mérito de seguir vivo. Lo cierto es que también incidió en su esquema de valores.

A poco le anunció a su mujer de cuarenta años que había perdido la costumbre de quererla. Ella lo miró perpleja y señaló la puerta sin preguntar a qué aludía: no había nada que reconvenir, los escombros de ese añejo matrimonio eran lo único discernible.

Se instaló en un departamento no distante de sus hijos, dos de ellos lo rechazaron y el pequeño aceptó con sumisión la vida fragmentaria y residual que le ofrecía. Empezó de nuevo, negocios volátiles que redituaron en breve y lo pusieron de pie ante su soledad y su desconcierto. Ahora se da cuenta que envejece, lo dice con poca convicción. Desde hace varias semanas siente dolor lumbar al desplazarse y quiere perder peso para reducir riesgos a futuro.

Es una entrevista bastante plana hasta que admite entre anécdotas que ha conocido una mujer treinta años más joven con quien se ha infatuado. La relación ha pasado por etapas conspicuas que lo turban.

Primero, Laura se acercó blandiendo un hijo que él recibió con afecto de abuelo y se dejó seducir por el esquema de nobleza que recién se auguraba. Después, se encontraron bajo las sábanas, cuerpos diletantes que contrastaban en fulgor y frescura. Se resiste a confesar si el amor se fincó en tal desencuentro, le bastaba la erección sostenida y el orgasmo fingido de ella para creer que la miel se vertía entre hojuelas. Gradualmente sintió una cálida devoción que esa joven le generaba con sus arrumacos y su dependencia, sin descifrar bien a bien que la hacía plantarse con valijas y progenie ante su puerta.

Emprendió una reflexión —que suena más a confesión de acrimonia frente al espejo— y le pidió tiempo, apenas consciente de que es lo que más escasea en este presunto arreglo. Hoy viene triste pero persuadido: rompió el vínculo ayer bajo la lluvia, quizá para enmascarar las lágrimas y verla partir lo antes posible. Mira a su interlocutor con apremio y por fin calla, necesitado y exangüe.

La advertencia de un objeto de amor está delineada, de manera constante y recurrente, por la imagen internalizada del deseo. Es decir, queremos porque ahí está la capacidad de hacerlo y ese hueco se llena con un ente imaginario que se corresponde en el afuera con una persona, tal vez prefigurada por sus atractivos o sus destrezas de seducción. No hay casamientos al azar, acaso por ello y hasta hace un siglo (en algunas comunidades aún hoy día) se estilaban los matrimonios por convenio. Entonces, los padres acordaban que la dote sería preservada, que habría una continuidad en las propiedades que se comprometían con el enlace y que los novios, afines en lo social, encontrarían de una suerte u otra su destino.

Pero el mundo se ha hecho más pequeño y la gente ejerce su libertad para elegir. O eso creemos. Cuando se analizan las estadísticas de la formación de relaciones y familias, es excepcional observar que los cónyuges parten de universos distantes. Lo habitual es encontrar que de alguna forma coincidimos: nada perdura si no se moldea complementariamente. Incluso en matrimonios que se forjaron por la eventualidad de un viaje o un trabajo efímero, los partenaires han invocado sus fantasmas y se adosan para exorcizarlos o hacerlos manifiestos. Se ama porque el amor estaba ahí, esperando a ser vertido en un crisol que lo recibe a tientas.

Puede decirse que siempre hay algo compulsivo al emprender una relación amorosa. En muchos casos, como el que nos ocupa, la asimetría (de edad, de intereses o perspectivas) resulta chocante si se le ve con superficialidad. Pero en alguna medida es bastante obvio que se trata de dos náufragos que acuden al rescate.

Sanmartín piensa que sin su cariño Laura caerá en el despeñadero emocional, que bajo esa motivación lo busca y lo seduce. Algo inconfesable se erige en él, que lo hace perder de vista el horizonte y le infunde vigor a su arrebato. Puede nadar en tal éter de erotismo sin descanso, tanto como deambula entre los mortales con un aura de resolución y aplomo. Sus sentimientos se ven ratificados —sin saberlo— por aquella ternura anclada en el amor materno que lo cobijó y que ahora intenta devolver para reparar su propio duelo.

Por contraparte, Laura parece revelar ese rasgo que sobrevalora al objeto querido; le ha dicho a Sanmartín que es irremplazable, "el hombre de su vida". Dicho alarde cae de lleno en la añoranza de una representación imbuida por la madre, con toda la naturalidad de una experiencia inédita, trazada desde la infancia.

Nadie posee más de una madre, y desde luego, de esa relación prístina no cabe duda ni repetición. La integridad, la perfección, la idoneidad que se adivina en una pareja puede considerarse como un afecto sustituto de aquel amor que en el origen no escatima. O eso queremos creer.

Para llevar el argumento al extremo, podría decirse que los bebés abandonados carecen de tal representación. Nunca es así. Porque todo sujeto tiene una efigie que suplanta al cuidado ajeno que lo rescató de la indefensión, y funciona como el referente nutricio que enseña la profundidad del apego e impronta a su vez la concavidad del apetito.

Lo que denominamos el "romance familiar" con sus diversas ramificaciones determina la forma en que nos reencontramos con los otros. De aquella vicisitud imaginaria está impregnada nuestra vida de relación. Laura y Sanmartín recrean su amorío con la argamasa del objeto perdido.

Por supuesto, en cuanto hablamos de "relaciones asimétricas" caemos en una tautología: lo son en tanto aparentan una distancia cronológica o social que nos resulta abismal. Pero justamente en tal abismo recaen nuestras afirmaciones acerca de todo vínculo erótico: dos almas errantes se han encontrado en la vastedad de su deseo, para nutrirlo, para soliviantarlo en previsión de que se extinga.

Vemos en todos los confines parejas en disonancia. Mujeres que se dicen enamoradas como nunca de un hombre menor, que aporta su gallardía y brío a la voracidad sexual que agoniza en ellas. Ancianos cuyo dinero les permite comprar una consorte, a cambio de ambición y narcisismo marchitos. Jóvenes amantes ávidos de un tutor —mucho antes que pareja—, que ceden su sexualidad para obtener esa guía, y mantener así una pasividad que remeda el confort infantil, con la mesa siempre servida. Y aquellos que, mal que bien, han sabido conciliar sus deudas, dejar en el armario los esqueletos de sus progenitores y tolerar la imperfección como denominador común.

Nada es para siempre y los amantes cambian, se amoldan, se deforman con el tiempo y la convivencia. Quienes logran, en un esfuerzo reticente de adaptación, entrelazarse en tal dialéctica y construir más allá de los bienes y los hijos un lenguaje y una complicidad que supera su propia perspectiva, hallarán en el otro la promesa que jamás se verá cumplida.

PS. Los nombres de los personajes están sacados al vapor de la hermosa novela "La tregua" de Mario Benedetti. Cualquier analogía con personas de la vida real es una esperada coincidencia.

El titulo remeda la cercanía que aparenta Plutón en estos días mediante las imágenes que envía la sonda espacial New Horizons tras 9.5 años de navegación. Algo similar ocurre con el objeto amoroso.

Sentir o disentir (ésa es la cuestión)

Una interesante editorial del *New England Journal of Medicine* (Kaptchuk y Miller, s.f.), trae de nuevo a la palestra el efecto placebo. El asunto ha tenido vertientes éticas, porque en muchos ensayos clínicos se considera amoral comparar un medicamento potencialmente útil contra uno inerte. Aún más, cegar a los enfermos bajo escrutinio de un presunto efecto farmacológico se estima —por muchos grupos de investigadores— un abuso de autoridad y acaso un atropello al poder de decisión de los individuos.

Quizá este último punto de vista pervierte la ciencia en tanto pseudoreligión, donde el dogmatismo precede a la observación. Cuando se fundó la Royal Society (en Londres, en noviembre de 1660), con mucho el primer organismo que hacía suyo el valor de la observación y descripción de los fenómenos para documentarlos y establecer leyes universalmente comprobables, se dio un paso decisivo en las ciencias naturales. Desde entonces, el astrónomo Christopher Wren y el filósofo naturalista Robert Hooke (primer curador de experimentos de esa entidad) establecieron los criterios de la verdad científica y la necesidad de hacer verificables todos los hallazgos reportados (su órgano oficial fue el *Philosophical Transactions*).

En ese sentido, la verificación científica, idealmente mediante la replicación fidedigna de los procesos experimentales que dan cuenta de una hipótesis, se ostenta como el método reconocido de acervo del conocimiento. Todos los que practicamos alguna u otra forma de quehacer científico —en los diversos campos de las ciencias exactas, naturales o aplicadas— aceptamos este rigor.

La Medicina no es la excepción. Si bien admitimos que por ser una *Tekné* está sujeta a la comprobación y actualización de sus verdades, escasamente generalizables a fuerza de repetir mediciones en sujetos de experimentación (mientras más y más variados genéticamente, mejor), nadie se atrevería a decir que todo está escrito en la salud y la enfermedad. Es decir, las teorías celulares y moleculares están en constante desafío, y eso mismo engrandece la virtud del trabajo médico y la recurrencia —tanto como el desacuerdo— de sus publicaciones.

Lo que hemos adoptado es un sistema de vigilancia, de expertos sin sesgo comercial o personal, que tasan la validez de ciertas aproximaciones a los fenómenos patológicos, aceptan su revisión y ulteriormente las publican en revistas de calidad y referencia.

Hoy en día, las guías clínicas, las evidencias, los metanálisis y los consensos siguen esa misma tendencia y así permiten su generalización para beneficio de los pacientes. Pero distan mucho de ser verdades absolutas como las leyes de la termodinámica o las fórmulas matemáticas. Son en efecto conclusiones derivadas de planteamientos empíricos, reforzadas por confirmaciones a distancia y por ratificación de pares, que verifican los estándares del experimento o su documentación, y las refrendan. Nada más y nada menos.

Afirmar que la pérdida de más de 40% del volumen circulante es casi incompatible con la vida, porque causa choque hipovolémico difícilmente reversible, es producto de repetidas observaciones en condiciones accidentales, de urgencia o de lesiones por armas que corroboran tal afirmación, en cualquier lugar y en cualquier sujeto. Bastante próximo a una ley universal para el género humano por cierto, aunque nadie se atrevería a denominarla así. Lo mismo puede decirse del oxígeno, del ritmo cardiaco, de las transaminasas o de la carga tumoral, para fines prácticos.

Es obvio que la práctica de la Medicina se rige por leyes humanitarias y como tal, no es moralmente aceptable investigar si un sujeto desprovisto de calor o de agua puede sobrevivir más de 48 horas, comparado con otro limitado por menos o más tiempo. Eso es llanamente cruel y no conduce a nada constructivo para la Humanidad o el bienestar de los enfermos. De ahí que se hayan generado dogmas bioéticos que irradian como sombrilla a todo quehacer experimental o clínico. Me refiero a los principios de beneficencia, no maleficencia, autonomía y justicia; que han resultado tan útiles como preventivos.

Buscar una sustancia inerte para confirmar si el fármaco a prueba tiene un efecto significativamente superior es un procedimiento experimental aceptado desde hace varias centurias. La palabra placebo etimológicamente quiere decir "complacer" (aplicada en funerales desde el siglo XIV) y fue adaptada en Medicina desde finales del siglo XVIII. En aquel entonces, se definía como *epíteto dado a cualquier medicamento usado más para complacer que para beneficiar al paciente.* Tal definición encuentra una contradicción ética en los términos más estrictos, porque no procura el beneficio del enfermo y decepciona su autonomía para decidir qué prefiere bajo un propósito terapéutico.

Es relevante mencionar que la primera validación científica del efecto placebo data de 1938, cuando se estableció un grupo control para estudiar la eficacia de las vacunas contra el catarro común (Diehl, Baker y Cowan, 1938: 1168-73). El objeto del ensayo clínico era evidente: vacunar con soluciones inertes no supera a las vacunas activas en la prevención de gripe. Karl Popper estaría muy complacido. Pero ante todo, el mundo científico advirtió que el ejercicio de la Medicina se sometía a escrutinio e introducía un método comprobable sin sesgo ni preferencia, algo muy criticado en los estudios previos dictados sólo por la intuición y el beneficio arbitrario.

Como señalan los doctores Kaptchuk y Miller en su editorial, el problema radica en que el efecto placebo se ha desmerecido como una resta aritmética de la efectividad de los fármacos o las intervenciones terapéuticas, más que estudiar a cabalidad qué hay detrás en el terreno psicológico y farmacodinámico para que tenga tal impacto. Todos aquellos que practicamos Medicina, sin ánimo de decepcionar la angustia que acompaña a cualquier padecimiento, hemos vivido la incidencia del placebo, desde la escucha atenta hasta la píldora mágica que atenúa dolores, síntomas funcionales o simplemente, sufrimiento. ¿Cuántas veces nuestras recetas están escritas de tal modo que implícitamente el efecto placebo subyace a la dosis, periodicidad o extensión del tratamiento? Sin eso que llamamos "Arte" y que procede de los orígenes de la tradición hipocrática, nuestra injerencia en la vida y la recuperación de los enfermos se vería seriamente limitada.

Aún más, los pacientes y sus familiares agradecen que cuando prescribimos un fármaco, tenemos constancia de que sus efectos fisiológicos serán más sólidos y menos dañinos que la administración de una tableta de azúcar; que modificarán la historia natural de la enfermedad, de forma verídica y comprobable. En eso y poco más que eso radica la credibilidad de nuestra profesión.

Si nos diera por recetar a fuerza de inclinaciones o presentimiento, regidos por la experiencia cotidiana o por la sugestión de otros colegas o de representantes de la industria farmacéutica, estaríamos no sólo defraudando la confianza de nuestros pacientes, sino haciéndole a la vez un fraude a la Medicina científica y a nuestros votos profesionales. Recetar sin conocimiento, sin control de los efectos secundarios, sin la verificación del resultado farmacológico obtenido mediante estudios doble ciego y avalados por el análisis estadístico, es hacer brujería o alquimia; es tirar por la borda siglos de esfuerzo y creatividad humanos. Un médico que ha estudiado por años y ha sacrificado otros derroteros por ayudar a los demás no puede permitirse tal agravio.

Lo cierto es que sabemos poco acerca de qué logra que una prescripción modifique los síntomas o cambie el estado físico-químico de un padecimiento, sea por inducción psicológica, por el aspecto o por la presentación de un placebo. Su utilidad experimental no está en duda. Pese a que se le critique por esconder al paciente la objetividad de una intervención, la función del placebo permite y ha permitido desde hace 77 años controlar y verificar nuestros intentos curativos.

Numerosas reflexiones (Kleinman, 1989; Ellman y Moskowitz, eds., 1989) han dado cuenta de la intencionalidad o la transferencia de afecto que se ponen en juego durante la consulta médica. De un lado, la investidura del galeno con todo su poder carismático, a veces sobrevalorado pero cuya influencia es indudable (Gawande, 2003). Enfrente, la fragilidad del paciente, que espera de esta relación una mengua del desamparo en que lo tiene sumido su padecimiento, mismo que no alcanza a descifrar porque excede su lenguaje corporal y emocional. Ante tal ecuación, un medicamento es una prenda virtuosa, es la llave para reencontrarse con la salud, esa dimensión tácita que desdeñamos hasta que se ve ultrajada.

En este enclave imaginario cae el placebo. Una droga sin mecanismo farmacológico en sentido estricto, que carece de miligramos o dosis, que no transita por los citocromos o el endotelio, y que putativamente no modifica función alguna porque no neutraliza ningún receptor o molécula circulante. Sin embargo, actúa. En proporciones variables cuando se le compara con el medicamento activo que está a prueba, el placebo se deja sentir y sigue como fantasma la sombra del efecto que se estudia. Basta la inducción del investigador, que le dice al sujeto que recibirá un fármaco cuyos resultados potenciales son tales o cuales, para que se ponga en marcha un espejo interno, movido por las pulsiones y el deseo, que refleja un cambio inesperado. Muy excepcionalmente, este efecto es inapreciable, pues muestra siempre con fascinación como el alma (la mente, el inconsciente) sabe más lo que requiere que la farmacocinesia.

La Medicina es compleja, como somos las personas y nuestros mecanismos homeostáticos. Creer no es saber; esto último requiere pruebas, confirmaciones, fallas y aciertos. El saber científico se construye mediante observaciones que van y vienen, que se cotejan, se corrigen y se grafican. Merced a esta metodología salvamos vidas, prevenimos catástrofes y modificamos desenlaces.

Los seres humanos somos perfectibles y nuestras tácticas de curación son inferenciales en principio; válidas sólo si se ratifican en la práctica. El empleo de sustancias inertes para contrastar un efecto farmacológico es un recurso que ha abierto esa dimensión de lo inefable que suena a magia, pero que sencillamente es la diversidad experiencial de nuestra especie, tan digna de estudiarse como las metástasis o las tirosin-cinasas.

Los conmino a pensarlo, a leerlo, a discutirlo con propios y extraños. El efecto placebo no es deleznable; existe y cambia el curso de un cuadro clínico, para bien o para mal. Si pudiéramos comprender sus avatares sin menospreciarlo o darlo por hecho, proveeríamos a nuestros pacientes y a la ciencia en general, con una herramienta valiosa para evitar más daño y generar más reconocimiento en nuestra labor por el bienestar de los demás.

Bibliografía

Diehl H. S., Baker Ab, Cowan Dw. (1938). "Cold Vaccines. An Evaluation Based On A Controlled Study", *JAMA* 111: 1168-73.

Ellman, Steven J. y Michael Moskowitz, eds. (1989). *Enactment. Towards a New Approach in the Therapeutic Relationship*. New York: Jason Aronson.

Gawande, Atul (2003). *Complications. A Surgeon's Notes On An Imperfect Science*. New York: Picador.

Kaptchuk, Ted J. y Franklin G. Miller (s.f.). "Placebo Effects in Medicine", *The New England Journal of Medicine* 373, num. 1, (julio), in <http://www.nejm.org/doi/pdf/10.1056/NEJMp1504023>.

Kleinman, Arthur (1989). *The Illness Narratives. Suffering, Healing and The Human Condition*. New York: Basic Books.

Sueños de niña

Me mira sin parpadear —esos ojos negros, hondos de melancolía—, conteniendo el llanto. Me abstengo de explicarle lo que me transmite, es prematuro y sólo la angustiaría. La tez morena, los rasgos indígenas; vestida con recato, exuda una aire de ingenuidad que me preocupa.

Es la segunda consulta, acaso viene a renovar sus quejas. La cabeza le duele, siente que la piel se rigidiza (como piedras en la madrugada —afirma), que la despierta un dolor que no atina a reconciliarse con su anatomía, porque sigue trayectos erráticos y se pierde cuando trata de definirlo.

—No sé, a lo mejor no me explico —me dice, suplicante.

Tal vez fui poco atento en la visita previa —pienso— mientras le devuelvo la mirada sin prisa. Su discurso llena el espacio, reitera sus síntomas, los desmenuza, los retoma y vuelve a inquirir. Es un día de intenso trabajo pero la escucho sin interrumpir su demanda, consciente de que este ejercicio de suyo es terapéutico.

Cuando por fin acepta que pasemos a mi sala de exploración, ocurre lo inesperado. Se sienta y me permite colocar el manguito del esfigmomanómetro, pero no deja de indicarme dónde y cuánto le duelen los brazos, la espalda, los muslos, la base del cráneo.

Una vez que completo el artificio de tomarle la presión y el sonido del velcro inunda el ambiente, se recoge emocionalmente a la espera de mis manos. Basta tocarla para percibir, de forma instantánea y distintiva, el eco sexual que subyace a su lamento. Es una exigencia histérica, anclada en una cuenca remota remoto de la infancia, un deseo explícito en el cuerpo.

Me retraigo y palpo con cautela, a sabiendas de que estoy rozando su inconsciente herido. Ella gime y deja correr las lágrimas, evocando una reacción, de complacencia o lástima, es difícil discernirlo. Por supuesto, me abstengo y le explico que emplearemos algún analgésico en esta etapa, mientras demostramos qué causa sus molestias.

Volvemos a mi oficina, la luz refulge en sus mejillas húmedas. Mantiene la cabeza inclinada, como una criatura que anticipa un mimo. Me tomo mi tiempo. Insisto en que los síntomas son equívocos, que no hace falta hacer exámenes porque no hay indicios de un proceso inflamatorio, pero habrá que corregir el descanso nocturno, que a su decir nunca es suficiente.

Un poco más calmada, entre suspiros, me relata que cuando era niña aparecían arañas y espectros en su cuarto justo antes de dormir, que exorcizaba corriendo a acurrucarse en medio de sus padres. El recuerdo data de sus años de latencia edípica, pero es obvio que este roce corporal la excitaba tanto como la sedaba. Continuó cotidianamente hasta que cumplió diez años y el padre abandonó el hogar, para migrar allende el Río Bravo.

Ahora sueño con animalitos—me confiesa—y creo que duermo más tranquila.

Sus pesadillas, que esta vez horadan la carne, se reactivaron hace algunos meses, cunado perdió un bebé y se sometió a un legrado uterino. Lo dice sin afecto, como si aquel procedimiento que le mutiló el anhelo fuese tan insignificante como necesario.

Debe haber sido la anestesia, doctor. Porque desde entonces mis brazos se me cansan, me pesa la cabeza y se me duerme la cara, más del lado izquierdo. A lo mejor tengo algo neurológico...

Ante esta curiosidad retórica, aguza la mirada y la clava en mí, que me muestro deliberadamente impasible, observándola.

—¿Usted que cree? —inquiere, parpadeando.

—No hay nada que me sugiera que tienes algo incurable —le reitero, sin poder evitar mi tono paternal y quizá condescendiente.

Refugiándome en mi teclado y el parapeto de mi pantalla, escribo la receta. Aprovecho el silencio para reflexionar cuál será mi estrategia psicoterapéutica ante esta mujer tan frágil, avasallada por sus fibras más sensibles; que no se atreve a hurgar en el pasado salvo para invocar a esa chiquita, prendada de su padre, que buscó en los rincones de su habitación un erotismo que hasta este día la acecha.

Dame una mano

El gesto es casi el mismo, pero la sonrisa se ha perdido entre arrugas. Chispean los ojos grises, como antaño.

Nos saludamos con ese recato oblicuo que aprendimos de adolescentes, haciendo a un lado su deformidad. Han pasado cinco décadas y somos dos viejos emparentados por el recuerdo y las divergencias.

Me cuenta cómo ha sido su vida laboral constreñido por las mutilaciones. Lo dice sin rencores, indiferente. Cómo el rechazo de la gente contrapunteado por lo efímero de cada empleo ha sido la norma. Siempre tras bambalinas, ocultándolo del público.

Ataviado con su viejo atuendo de mezclilla, que revela las manchas de mil batallas frustradas, luce una camiseta con un lema insultante y los estragos del alcoholismo. Se refiere a "lo políticamente correcto" y a "la igualdad de oportunidades" con sorna, como si ese desplante lo eximiera de culpa.

—Pasó de ser ayudante de cajero a vigilante de noche, de separador en correos a auditor de cines; a últimas fechas lo rechazaron en el aeropuerto: "por mi edad" —dice, burlón.

Comparsa de prostitutas en la penumbra de su barrio, solía ser un ermitaño tolerado por bandoleros y chulos. Así contrajo varias enfermedades venéreas antes de debutar con un cáncer de próstata, que le suprimió el erotismo de golpe y porrazo.

Lo miro y disipo cierta inevitable compasión, un amigo lejano que gesticula con destreza, la camisa arremangada por su focomielia.

A mediados de los 1950s, la compañía farmacéutica Chemie Grünenthal GmbH con sede en Aachen (al noroeste de Alemania) desarrolló un medicamento con efectos sedantes que se comercializó de inmediato como inductor de sueño. Muy pronto, a instancias del obstetra australiano William McBride, se propuso para combatir la náusea matutina del embarazo. Su efectividad para aliviar el insomnio y el vómito fue tal, que en 1957 se difundió en cuarenta y seis países para venderse *sin receta* y distribuirse tanto o más que la aspirina. Los estudios preclínicos demostraban, en palabras de sus promotores en la industria farmacéutica, que "no había dosis capaz de matar a una rata".

Como sabemos, la talidomida estaba lejos de ser un fármaco seguro. La navidad de 1956 nació la primera niña con defectos congénitos, la hija de una empleada de Grünenthal. En pocos años, los casos se replicaron en las sombras y, mientras se demostraba el origen, los niños con miembros amputados o deformes se hospitalizaban o se aislaban, en una suerte de eugenesia pasiva.

En Estados Unidos, una farmacóloga joven de origen canadiense, la Dra. Frances Oldham Kelsey, que trabajaba para la FDA en sus inicios, consideró que los ensayos de seguridad clínica de talidomida eran insuficientes, tanto por la compañía alemana como por su distribuidor en Norteamérica (William S. Merrel de Cincinnati) donde se vendería con el nombre de Kevadon. No le bastaba la semblanza hipertrofiada de que la droga no era mortífera en ratones, sino que insistía en probar sus efectos en ratas embarazadas. Su tozudez hizo que la FDA retrasara su aprobación hasta 1962, cuando la talidomida fue prohibida en todo el mundo por sus graves daños teratogénicos.

En reconocimiento por haber salvado a millones de niños norteamericanos, el presidente Kennedy le otorgó la medalla de servicio civil en agosto de 1962. En buena medida, ella propició los estrictos protocolos de seguridad que impone hasta la actualidad la FDA para autorizar nuevos medicamentos. Si bien habría que considerar casos como el Diomeride (droga contra la obesidad que causa hipertensión pulmonar), el Vioxx (antinflamatorio con riesgo cardiovascular y su letanía de solapamientos) y tantas drogas más cuyo potencial se eclipsa frente a sus efectos secundarios.

Los toxicógos se guían por el principio de Paracelso: "Todas las drogas son venenos, la dosis apropiada distingue al veneno del remedio" (Gallo, 2008: 3-10).

El mecanismo causante de las deformidades se ha invocado en aumento de la producción de radicales oxígenos, la interferencia con el factor nuclear kappa-B (NF k-B) en la génesis de los miembros (Ito *et al.*, 2010: 1345-1350) y, más recientemente, por el bloqueo de ligandos de DNA mediado por la proteína CRBN en la formación de brazos y piernas durante el desarrollo embrionario (Hansen y Harris, 2004: 1-14).

Existe evidencia contundente de que la teratogenicidad por talidomida responde a un cúmulo de precipitantes, a saber: *a*) daño por estrés oxidativo, *b*) DNA intercalado, *c*) inhibición de la angiogénesis, y *d*) interferencia por CRBN en modelos animales.

En todo caso, es una droga peligrosa y si bien su uso se ha retomado desde 1998 en que se aprobó en Brasil para el tratamiento de lepra, la presencia de bebés con deformaciones ha seguido su rastro tormentoso. También se ha empleado en el tratamiento de mieloma múltiple, lupus discoide y vasculitis, siempre con las precauciones de anticoncepción y consentimiento informado.

Mi interlocutor habla de su tragedia personal en un tono que no admite conmiseraciones. Basta escuchar para interpretar la historia de los desastres que la medicina ha tardado décadas en reconocer.

Lo único que me atrevo a decir es: "¿Sabes que hace unos días murió la doctora que previno la focomielia en Estados Unidos?".

"Lo escuché" —responde— Dios nunca estuvo al alcance de mi mano".

Bibliografía

Gallo M.A. (2008). "History and Scope of Toxicology", en C.D. Klaassen, ed., *Casarett and Doull's Toxicology: The Basic Science of Poisons.* 7ª. ed., New York: McGraw-Hill, 3-10.

Hansen, Jason M. y C. Harris (2004) "A Novel Hypothesis for Thalidomide-Induced Limb Teratogenesis: Redox Misregulation of the NF-κB Pathway", *Antiox Redox Signling*, vol. 6, no. 1: 1-14.

Ito, T., H. Ando, T. Suzuki, T. Ogura, K. Hotta, Y. Imamura, Y. Yamaguchi y H. Handa (2010). "Identification of a Primary Target of Thalidomide Teratogenicity", *Science*, vol. 327, num. 5965 (enero): 1345-1350.

Matthews, S.J. y C. Mccoy (2003). "Thalidomide: A Review of Approved and Investigational Uses", *Clinical Therapeutics*, no. 25: 342-395.

Voracidad

Después de atestiguar tatuajes de cualquier variedad y ubicación anatómica, adolescentes que se asolean a medias y pasan sus vacaciones celular en mano, así como sobrepeso en todos sus gradientes, regreso a la rutina y a mis reflexiones.

Estoy consciente de que mucho de lo que planteo en esta entrega se ha escrito o sentenciado previamente. Trataré de ser innovador en lo esencial y claro en mis conclusiones.

1. La obesidad es un problema de educación. Es evidente que la cultura ha ofrecido ventajas matizadas por la desigualdad económica. Nunca será igual crecer en una barriada marginal que en el eje de una sociedad afluente.

Las oportunidades, las ofertas, los elementos de vínculo y, por consecuencia, la alimentación estarán ceñidos a esas condiciones de arranque. El aparente acceso a lo que denominamos "comida rápida" ha tenido un impacto mucho mayor en comunidades de bajos recursos, donde se destina proporcionalmente una fracción sustancial del ingreso al consumo. Una familia de obreros o sujeta al empleo esporádico, que ha cubierto sus necesidades básicas de vivienda y transporte, cuya distracción habitual es la televisión o la reunión dominical, tiene un excedente relativo de dinero para comprar comida y bebida. Dado que su educación se basa en la gratificación inmediata —el futuro laboral siempre es incierto—, lo ideal es ingerir alimentos apetecibles; es decir, altos en grasas saturadas y azúcares refinados.

Los negocios de pizzas, hamburguesas y pollo frito han crecido de forma descomunal en la vecindad de los cinturones de miseria, aunados a la dieta tradicional, que dista mucho de ser "balanceada".

Si a ello sumamos que las fábricas y sitios afines de trabajo generalmente implican despertar de madrugada y trasladarse grandes distancias (o por tiempos equívocos de tráfico o disponibilidad), la necesidad de consumir calorías "rápidas" es apremiante. Los zumos de fruta, los bizcochos, los tamales (en pan o acompañados de atole), las frituras y refrescos azucarados vienen muy a mano ante tal empresa. Es excepcional ver puestos de fruta (y jamás de ensaladas) afuera de los accesos del metro o en las paradas de autobuses, en tanto que los tenderetes humeantes de fritangas abundan por doquier.

Aún más, la familia urbana tiene contadas ocasiones de entretenimiento. Acaso el cine o el parque, cuando el tiempo lo permite; pero no se sacrificará el convivio o la fiesta que atrae a la familia extensa, porque es una fuente de contención y sublimación de las frustraciones cotidianas. Cualquier aniversario o celebración justifican un ágape, donde se consumen de nuevo grandes cantidades de carbohidratos, grasas y, para redondear, la cerveza y el licor son los invitados principales.

Entre mis correrías como estudiante, recuerdo haber participado en unas jornadas de salud en la Sierra de Hidalgo donde, ante el calor asfixiante que se derramaba al mediodía, me ofrecían repetidamente un "refresquito", que no era otra cosa que un cuarto de litro de cerveza embotellada. Mi estupefacta ingenuidad fue respondida cuando se me advirtió que ninguna fuente de agua era apta para el consumo "ni siquiera de los animales".

Las verduras, las viandas más elaboradas y por supuesto, los enlatados o vinos son inaccesibles para la clase proletaria de los países del Tercer Mundo y, por tanto, ni siquiera se contemplan en el marco de su dieta. No se digan las variedades más exóticas, alimentos bajos en calorías o sin gluten, que son privilegio de los adinerados. Como el ejercicio se limita a un infrecuente partido de fútbol o basquetbol en canchas polvorientas (seguidos, como es obvio, de un consumo pantagruélico de gaseosas), la obesidad en todas las edades escala sin freno.

Ahora bien, en países que se proclaman "desarrollados", el mecanismo es análogo. Son los migrantes latinoamericanos, los trabajadores no especializados (aquellos que se connotan como "cuellos rojos") y la población de raza negra quienes ostentan el récord de esteatopigia y abultamiento toraco-abdominal. Basta acudir a centros turísticos —Disneylandia, Punta Cana, Rivera Maya y otros paraísos de la conquista financiera—, donde se decanta una muestra representativa para constatarlo.

2. La obesidad es una categoría de identificación. Crecer en una familia que devora con desenfreno, por ansiedad o simple glotonería, matiza la vida. Se aprende por imitación, observando a los padres: cómo hablan, cómo juzgan, cómo actúan en cada circunstancia y, por supuesto, cómo beben y comen. Los ojos del hijo no dejan un momento de cotejar los hábitos o preferencias de su progenitores, al fin y al cabo en eso radica su supervivencia.

La inclusión en el núcleo familiar va apareada con la afinidad por los dictados del padre y las modulaciones de la madre. "¡Te lo acabas!" o "Más vale que dejes limpio el plato" no son solamente mandatos de acopio, moderación o sentido del ahorro, también revisten una manera de acercarse al deseo y a su satisfacción.

Un niño que encuentra placer en la gratificación oral y es colmado (pacificado, recompensado) mediante postres o cantidades crecientes de comida, ha establecido un lenguaje y lo usará siempre que pueda en el diálogo con sus mayores. Si a ese trueque añadimos la propia complacencia digestiva de los padres, tenemos un binomio destinado a engordar para retribuirse mutuamente.

La negación se vuelve la moneda local. La ropa se compra más holgada, se evitan las desnudeces, se favorecen y frecuentan restaurantes, la comida y sus vicisitudes se erigen como tema principal de conversación, etc. Pero ante todo, la vergüenza se procesa y se acalla en casa, así como el afecto se funde con la autoconmiseración y la justificación, a despecho del mundo que recrimina o hace mofa.

Una ley autóctona se ha proclamado; nos excluyen, pero estamos juntos en nuestro deleite y avidez, que aquellos no comprenden. La sentencia se cumple: infancia es destino.

3. La obesidad está anclada en las pulsiones corporales. Si bien podemos reconocer los efectos atávicos del aprendizaje, las funciones básicas de mitigar el hambre, deglutir, digerir, experimentar saciedad y evacuar preceden al sujeto. Antes de saberse ajeno, el bebé es una extensión apremiante de la madre, necesita su calor y sustento para mantenerse con vida. Es tan frágil, que todo abandono se inscribe como una huella demoledora en su percepción.

Lo físico y lo anímico son imprescindibles durante una buena parte del desarrollo temprano. A tal grado, que en esa etapa amorfa son virtualmente indistinguibles. El desdén y el hambre tienen, en la gradación del infante, un valor análogo de desamparo. Por ello se ha dicho que las psicosis infantiles o el autismo son producto de una catástrofe anterior a la capacidad de significar los estímulos (Aulagnier, 2003: 143-158). Como también lo son —al menos en teoría— las dermatitis atópicas o las alergias alimentarias más severas. En tales casos la ausencia es un hoyo negro, que todo lo arrastra en su antigravedad (entendida como la succión de una madre retraída o muerta emocionalmente).

El primer órgano donde se deposita el placer y su satisfacción es naturalmente la boca. El roce del pezón materno, el ingreso cálido del calostro que cede al chupeteo, la suave caricia de la leche tibia en la garganta y el esófago, son constantes en toda la existencia de los mamíferos. Pero en los seres humanos se agrega la ternura, modulada por el lenguaje —el canto o el susurro de la madre— que alimenta tanto o más que los lípidos y proteínas lácteas. Ese primer mensaje de afecto hace de la nutrición un paradigma de la vida humana. Comer, beber, sentir hambre o saciedad, cagar y estreñirse estarán indisolublemente ligados al tamiz inconsciente de lo afectivo.

Numerosos ejemplos de culturas que fomentan el hambre o la insaciabilidad han dejado testimonio antropológico de sus secuelas en lo ahorrativo o lo despilfarrador, respectivamente. Por qué no habrá de serlo en el individuo que aprende al mamar si recibe lo suficiente o se queda esperando, insatisfecho? El deseo es consustancial al apetito.

Como hemos visto, son los determinantes inconscientes los que moldean el cuerpo. No se exterioriza el anhelo de comer sin resuello, lo que hay debajo es un hueco que precisa ser llenado a cualquier costo.

4. Afirmar que la obesidad es un problema médico es llanamente reduccionista. Cualquier profesional de la salud con un mínimo de coherencia ética sabe que la gordura es el sustrato de la diabetes, la enfermedad coronaria, la pancreatitis y un buen abanico de neoplasias malignas. La inmensa mayoría de los trastornos reumáticos y digestivos tienen que ver también con el sobrepeso o los excesos alimentarios. Es un problema de salud, no hay duda; pero su arreglo no es facultad de las intervenciones clínicas.

La cirugía bariátrica, pese a sus alcances en pequeña escala, es el típico ejemplo de tapar el sol con un dedo. Un enfermo con obesidad mórbida operado con éxito de un bypass o una gastroplastía es como el famoso traje del emperador: epitomiza el fracaso de todas las medidas preventivas pero nadie se atreve a decirlo, porque algo hay que hacer para aplacar la epidemia y en ese alarde estamos todos de acuerdo.

Más aún, está la investigación molecular, que cree encontrar en todas las plagas de la humanidad la explicación divina. Los genes de leptina, FTO, melanocortina y otros conspicuos apelativos inundan las páginas de la academia como pruebas incontrovertibles del origen de la adiposidad más allá de todo pecado. En un estudio poblacional que data de 1997, se estableció que la correlación de índice de masa corporal (BMI) es de 0.74 en gemelos idénticos, 0.32 para dicigóticos (también llamados "cuates") y 0.25 para otros hermanos (Maes, Neale, Eaves, 1997: 325-351). Con ello se postuló que necesariamente tendría que haber un factor genético involucrado en la obesidad, asumiendo desde luego que todos los sujetos involucrados estuviesen sometidos a los mismos condicionantes ambientales y emocionales, lo cual es una presunción bastante aventurada.

El meollo es que si existe un determinismo subcelular, no hay porque adoptar medidas de contrición; la gordura es testimonio de los ángeles caídos, para los que no hay cura salvo la misericordia.

La burocracia médica se arroga el derecho de dictar las recomendaciones que permitirían erradicar la obesidad. A saber, comer con moderación, hacer ejercicio regular, ingerir poco alcohol y sustituir los azúcares por carbohidratos con valor nutricional o, en su defecto, edulcorantes. Razonablemente higiénico pero tan alejado de la realidad como cualquier entelequia.

Los albañiles, campesinos, obreros, vigilantes, barrenderos y veladores necesitan calorías, de bajo costo y rápida asimilación, no programas sanitarios proferidos desde el Olimpo y que los motiven a lo imposible. ¿Quién pagará sus salarios caídos y sus horas de asueto? ¿Quién les llevará la comida, condimentada y en perfecto equilibrio calórico, hasta sus lugares de trabajo, donde no hay mesas ni horarios fijos? ¿Quién se hará cargo de verificar que cumplen con las susodichas recomendaciones? Asimismo, que sus niveles de colesterol, triglicéridos y PCR ultrasensible sean monitoreados periódicamente. ¿Qué gobierno magnánimo costeará tales prebendas?

La última contribución de los hacedores de trastornos médico-psicológicos es el ARFID (siglas en inglés del "trastorno alimentario restrictivo y de rechazo") que según los investigadores de la Universidad de Duke conduce a temperamentos depresivos y ansiosos (Zucker y Copeland, 2015). La inferencia no podría ser más ramplona: no es el hábito de comer lo que condiciona el carácter, es precisamente el lenguaje, la negociación emocional en la diada madre-hijo lo que se expresa en la forma de comer. Parece que la observación científica se ha convertido en un juego tonto de inferencias a destajo, ratificadas por números, no por reflexiones y análisis sesudo.

5. La obesidad humana no tiene remedio. Bajo una estimación conservadora, un tercio de la población de México "padece" sobrepeso. Las consecuencias son obvias: no hay programa asistencial o servicios hospitalarios que alcancen para afrontar sus consecuencias. Los intentos banales de la Secretaria de Salud para mitigar sus devastadores efectos son y serán siempre insuficientes. No hay campaña educativa que se inscriba tan profundamente en la necesidad humana. Ni mensaje publicitario que haga contrapeso a la propaganda de comida chatarra o golosinas que penetra a todos los sectores de la sociedad.

Ninguna dictadura ha sido capaz de remediar el hambre o la voracidad a lo largo y ancho de la Historia. Mucho menos un gobierno que se autodenomina democrático o liberal, porque el libre albedrío de sus ciudadanos incluye desde luego el respeto de sus apetencias y anhelos.

En eso estriba la imposibilidad de su solución. Los seres humanos, sujetos de deseo por definición y genealogía, no podemos abandonar la oralidad a cambio de consignas o promesas. En el mejor de los casos, una enfermedad o una infecunda toma de conciencia podrán hacer mella en lo individual y frenar la impulsividad por un lapso perentorio. Pero no dejaremos de comer ni de procurar la saturación imaginaria de nuestros huecos afectivos.

Un mandato obsesivo, como la anorexia o la bulimia, pueden aparentar la castración o la supresión absoluta, a costa del propio cuerpo. Acaso la muerte, que al final del camino satisface por sí misma el goce.

En suma, la obesidad como condición humana es irremediable. Quizá lo más cínico —pero también lo más genuino— es admitir que todos comemos de ella.

Bibliografía

Aulagnier, Piera (2003). "Le Concept de potentialité autistique", Conférence inédite de Piera Aulagnier, présentée par Christine Voyenne. Topique 82, les idéaux et le féminin. Le Bouscat, Le Esprit du Temps, 143-158.

Maes, H.H., M.C. Neale y I.J. Eaves (1997). "Genetic and Environmental In Relative Body Weight and Human Adiposity", *Behavioral Genetics*, no. 27: 325-351.

Zucker, N. y W. Copeland, *et al.* (2015). "Psychological and psychosocial impairment in preschoolers with selective eating", *Pediatrics* 136, no. 3.

Un cuento de hadas

Esta tarde me río con mi paciente. Su versión inverosímil de la causa de sus síntomas nos permite encontrarnos en el bosque encantado de la risa y la liviandad.

—Claro —me dice— yo no soy doctor. Y con ello reta en transferencia mi tocado narcisismo.

—Está bien —replico— prefiero su interpretación que la mía.

Pocas consultas son tan estimulantes como el intercambio con una paciente inteligente y con sentido del humor. El ambiente se dulcifica, el doctor se relaja y hay algo de intimidad seductora que se balancea como un péndulo.

Horas más tarde, en una reunión de trabajo, mi amigo oncólogo me recuerda que las cualidades de un buen médico se resumen en el acróstico HADA (*habilidad, afabilidad, disponibilidad*; y yo agrego *atención*, en el doble sentido de esmero y reflexión).

Quizá por eso se trata de una especie frugal, incluso en extinción. La relación terapéutica se ha tornado cada vez más utilitaria, la injerencia de los terceros pagadores ha matizado con un sustrato mercantil todo contrato clínico, excepto donde reina la burocracia y la sumisión. Estamos destinados a sacudirnos la entretela del precio que adjudican a nuestro tiempo y nuestros conocimientos, si queremos seguir viendo al paciente con genuina transparencia.

El ejemplo a seguir, guardadas las proporciones y la idiosincrasia —aunque nos pese— es el norteamericano. Si bien nuestra sociedad no es tan beligerante en lo judicial como aquella, ya se advierten sus resabios. Se ha sembrado un clima de desconfianza, del que en buena medida los galenos somos responsables; por ineptitud o voracidad, que termina siendo lo mismo.

Muchas demandas no progresan porque, dado los artilugios y retorcida flexibilidad de las leyes mexicanas, los códigos penales no aplican en situaciones donde la iatrogenia o la negligencia se cobran una víctima. En los muros de los hospitales, los derechos de los pacientes relucen como caracteres evanescentes y es nuestro deber, como procuradores de la salud, recordar para quién y desde que perspectiva trabajamos. Cobrar por nuestros servicios lo justo, lo necesario y a veces lo imprescindible, equivale a mantener al paciente y su sufrimiento en primer plano, como razón de ser y hacer.

Acaso hemos olvidado que no causar daño, en el amplísimo sentido hipocrático, es preservarnos de la gula pecuniaria. Aunque nos gusten la "buena vida" y los privilegios que otorga la aristocracia profesional, si nuestros intereses arrollan los del enfermo, estaremos satisfaciendo el goce y no la necesidad de quien sufre y reclama nuestro acierto. ¡Qué frágil pedestal hemos elegido!

Naturalmente, está la histeria, el rechazo inconsciente, la seducción, la insaciabilidad tan peculiares de quienes sufren o reclaman atención. Olvidemos el arcaico concepto del sacerdocio, no somos redentores. Pero sí le debemos al paciente una escucha atenta, una destreza continuamente renovada, una asequibilidad de horarios y recursos de comunicación. Ante todo, le debemos el poder del sanador, incondicional y consciente de sus límites, que para eso nos pagan.

Estela brilla desde su sonrisa y su perspicaz mirada. Sabe que sabe más que yo de su dolor y sus creencias. Asumo el desafío y me burlo un poco del envite y otro poco de mí mismo. Un aleteo de hadas sacude mi disposición y mis helechos.

PD. Recomiendo la lectura de: David Schenck & Larry Churchill (2011). *Healers. Extraordinary Clinicians at Work.* New York, Oxford University Press.

Marasmo

Uno despierta del letargo y nada es igual. La gente ha seguido su marcha, como si el tiempo robado a la conciencia hubiese transcurrido a otro ritmo, febril pero congelado.

El viaje auguraba muchos retos desde su planeación. Víctor había abandonado los estudios formales para entrenarse en instrumentación de percusiones, enfrentado con la voluntad de sus padres y maestros. Negaba que fuese una huida, a pesar de que su alcoholismo lo había hecho perder el control repetidamente y un buen número de amigos ya no lo frecuentaban.

El idioma era una barrera infranqueable y su escaso inglés podría sacarlo de apuros, pero desde luego no abriría ninguna puerta. Para colmo, los letreros de las calles, tiendas y direcciones blandían esos símbolos indescifrables. Pese a su inteligencia, tardaría lustros antes de ubicarse y desplazarse como local. Se preguntaba a cada paso si este proyecto no habría sido una locura desde el inicio, si el sacrificio valía todo lo que se daba por perdido. Además, no les podía fallar (¿a quién?), la vergüenza sería insoportable.

La época del año tampoco era propicia. Llovía casi todas las mañanas y el cielo nublado era una invitación a quedarse solo. Casi sin advertirlo, su aislamiento se hizo cada vez más cotidiano.

Estudiaba en libros prestados o fotocopias de malas traducciones. Al no conocer las variedades de condimentos, se limitaba a comer arroz cocido, verduras y alguna variante de cerdo o pollo fritos, para permitirse probar uno que otro aderezo con titubeos.

Su cuarto —dos focos, un baño minúsculo, el sofá y la mesita de noche con un cajón desvencijado y el tubo de metal para colgar su ropa— lejos de ser un refugio, se fue convirtiendo en una celda cada vez más opresiva. Repetía su música ensordecido por los auriculares hasta que lo vencía el sueño, y la rutina o la obligación lo despertaban.

A diario descendía las escaleras en penumbra, buscaba alguna señal del mundo añorado en el buzón —siempre vacío— y se arropaba para salir y enfrentar el golpe de viento. Nadie lo miraba, ningún transeúnte lo saludaba o le pedía la hora. Fantasmas, rostros fugaces, desconocidos.

Las clases transcurrían sin sobresaltos. El maestro, amable pero tan limitado como él por la barrera idiomática, le dedicaba alguna sonrisa para integrarlo al grupo, consciente de que su aprendizaje estaba marcado por numerosos obstáculos. Nadie podía hacer más por él. Víctor era un náufrago de su propia tormenta interna.

Por supuesto, el escaso excedente de dinero sólo le permitía comprar cigarros y aguardiente. Fumaba hasta la madrugada y diluía el licor con agua corriente para extender su embriaguez. Peor aún, la beca no alcanzaba para frecuentar los bares de jóvenes y su homosexualidad podría ser vista con reprobación en aquella sociedad pudorosa y extraña.

Añoraba las facciones de sus amigos, el amparo de su casa y la ratificación del aire, la certeza del sol y las voces inteligibles en cualquier rincón, desde cualquier acera o ventana abierta. Así, empezó a dialogar consigo mismo.

Primero fueron cuchicheos, advertencias de errores o consignas para limpiar y acomodar sus enseres. Poco a poco se dictaba largas conversaciones que tendría a su regreso y más adelante, transcurridas algunas semanas, la escisión cobró forma.

Desde que abría los ojos, llamaba a su contraparte afectiva y lo conminaba a desperezarse.

—Vístete, se nos va a hacer tarde.

—Baja la voz. ¿No te das cuenta que tenemos que hacerlo todo con sigilo? Te he dicho que nos escuchan.

—Ésos eran los ruidos de anoche…

—Claro, tonto, están pendientes de cuándo apagas la luz, de tu respiración; sabes que te quieren aniquilar, lo sabes.

Su maestro dejó pasar la primera falta, quizá cayó con un resfriado. Lo había notado taciturno, ojeroso y concentrado en su computadora. Pero dado que se avecinaban los exámenes, no le pareció insólito.

Dos días después requirió a una compañera de clase, la única que hablaba un poco de inglés, a buscarlo en su departamento. Víctor no estaba, o sencillamente no abrió. El olor a humedad afloraba en el pasillo desierto y la alumna encendió la voz de alarma.

La policía lo encontró en cuclillas, los ojos desorbitados, hablando en lenguas (según el reporte de una trabajadora social), defecado y completamente desnudo excepto por una bufanda al cuello. Los exámenes de orina no mostraron que hubiese consumido estupefacientes; encontraron una sola botella rota y varios ceniceros repletos de colillas. Lo más llamativo eran las diversas heridas, algunas recientemente infectadas, que se había infringido. Parecían mostrar un paisaje en el tórax y el abdomen, con el perfil de un río bordeando el ombligo y flanqueado por siluetas de árboles o personas. En el centro del pecho lucía un sol delineado con premura y aún sangrante, que Víctor insistía en terminar.

No opuso resistencia. Una ambulancia lo trasladó al aeropuerto y la embajada le asignó un enfermero. Varios meses después, el gesto enjuto y la mirada vaga, me pregunta:

¿Qué me pasó, doc?, ¿por qué me dejaron morir solo?

Fatal (x 3)

Ciertas inflexiones del lenguaje son propias de algunas culturas, incluso las definen en lo coloquial. Pienso en "Awesome!" por ejemplo, entre los estadounidenses, que denota sorpresa, aprobación y refrenda una sociedad histerizada por lo inmediato y lo imaginario. "¡Vale!" tan típico de España, que promueve a la acción y al consenso. Acaso el tan traído "tema" que en boca de los bonaerenses se aplica a todo aquello que connota una charla u otro referente.

Cuando volví del extranjero hace tres décadas, oí repetido en consulta el término "fatal". Más aún, me sorprendió escucharlo reiterado dos o tres veces cuando se alude a un padecimiento que, por impreciso, ataca al estado general. "Me sentí fatal, fatal, fatal"—decían los pacientes. Un llamado a la complacencia y en su caso, a responder al deseo sin miramientos.

La consulta médica está teñida de demandas, que se antojan infantiles a la luz de la regresión que imprime de suyo la enfermedad. Mientras más agresivo el síntoma, más dócil y anuente es quien lo sufre. Dispuesto a colocarse en una situación de desamparo para ser visto, reconocido y atendido por el otro que ofrece la cura. De ahí la ética del médico. Encumbrado en su supuesto saber, puede auxiliar, contener y sanar, o por el contrario, dejarse arrastrar por sus delirios narcisistas y someter al paciente a sus caprichos.

En tal relación asimétrica se sitúa la destreza y el conocimiento, atravesada por la primacía del otro que —en la transferencia de afectos— se yergue como la fuente nutricia de placer y alivio. Cuando juramos no hacer daño, nadie nos aclaró que también lastima la dependencia, la arrogancia y el sadismo encubierto.

Es decir, no se trata ya de tener fresca la información y haber ratificado las credenciales ante los consejos de la especialidad. Eso es solamente parte del bagaje. El nudo más delicado radica en las motivaciones inconscientes.

Nos hacemos médicos por identificación. Con los padres en buena medida, con alguna figura que nos deslumbró abierta o veladamente, con los ídolos que veneramos sin admitirlo desde niños. En fin, con ese otro que asoma en nuestro horizonte afectivo y nos señala el camino.

Pero también nos construimos por ambición y narcisismo. Pocas profesiones abonan un poder carismático como el que impone la bata blanca, el ceño adusto, el estetoscopio a cuestas, el saber del cuerpo y sus meandros.

Es notorio ver a los estudiantes que hacen su debut en materias clínicas recorrer orgullosos los pasillos del hospital, no sin cierto desparpajo. Enfundados en sus batas impolutas, luciendo el símbolo de su facultad bajo los hombros, anchos de espaldas y sonrisa, conquistando el mundo arcano que los acoge. A sus escasas dos décadas se les suma el engreimiento y el aire de experiencia (nula) que se pone a prueba ante el primer interrogatorio. Pero el flamante ropaje los distingue, como ángeles deambulando entre los mortales, a punto de ungirlos de juventud y vigor.

Las intensas horas de estudio, el rito de los exámenes (ante los enfermos, cuyas miradas burlonas califican) y la templanza dan paso —a unos cuantos, los que no claudican, los que no enferman de pulcritud— a la Residencia. Nombre tan apropiado como otorgarse un lugar en el mundo: a pocos metros del embarcadero de Caronte.

Entonces se puede creer, se puede vestir el azul o el verde emblemático de las salas secretas, se puede pretender que se está siempre de guardia, en vigilia frente a la incertidumbre de los paganos; codearse con las enfermeras y escribir con letra ilegible todas las argucias olvidadas.

Ahí los menos, los que bajan la testa con mesura, se hacen mujeres y hombres frente a la muerte. Nada como la agonía de quien está bajo nuestros cuidados para atragantarse de impotencia y maldecir al Olimpo. Nada como la ingratitud para planchar el uniforme en silencio y volver a la carga.

Con el paso de los años la carne se ablanda, los fracasos inscriben sus cicatrices y lo que fuera petulancia de una forma u otra decae en sentido de realidad. Quien no hace tal tránsito hacia el páramo de la humildad se hunde inevitablemente en su propio fango. Los pacientes lo saben y, tal cual dicta su condición, esperan sin esperar hasta que caiga el monolito.

Acaso un día cualquiera, abriendo las cortinas hacia lo rutinario, explorando el abdomen que ya no susurra, o cancelando la conferencia que nunca será, uno cuelga el estetoscopio con desgano, se exprime las deudas y voltea de reojo al espejo para constatar que la vida profesional es —como todo cirio— finita, y se funde con el calor del tiempo.

Entretanto, lo fatal seguirá rondando la impaciencia y la flaqueza de espíritu, ese que se maravillaba ante el primer acorde de los pulmones o la aparición mágica de un signo en la distancia.

—Fatal, fatal, fatal —insiste mi paciente en turno. Sonrío, un poco con empatía y otro tanto por el placer ambiguo de haber conocido el Hades y aventurarme de nuevo en sus entrañas.

Adonais

La bocanada de sangre lo sacudió como una ráfaga de mortero. Su fragilidad y las fiebres vespertinas acaso habrían anticipado tal desenlace, pero lo tomó por sorpresa y lo desvencijó. Como tantos otros augurios de su vida, y merced al conocimiento que su breve estancia en la clínica del Hospital Guy's le había impreso a su carácter taciturno, se apropió del momento apasionadamente. Su amigo Charles Brown, con quien compartiera la casa de Hampstead (Wentworth Place, vecina al Heath), describió la escena en estas palabras:

"Una noche, cerca de las once, llegó a la casa en una estado que semejaba una intoxicación rabiosa. Tal condición en él era imposible. Lo llevé a su cama y me dijo, sudando: *—Esa sangre proviene de mi boca...Brown, trae la vela y déjame verla.* Tras revisar el fluido en detalle, volteó a verme con una semblante tranquilo, que nunca olvidaré. *—Conozco el color de esa sangre, es sangre arterial, no me engaña ese tinte. Esta mancha de sangre es mi sentencia de muerte...y debo morir.*"

Lo cierto es que su "*consumption*" todavía le dio un respiro; en el verano se trasladó a Kentish Town donde el aire parecía más puro. Ayudado por el pintor Joseph Severn, devoto admirador y compañero, viajó a Roma por invitación de Shelley y se alojó en la Piazza di Spagna, donde algunas caminatas le repusieron cierta lozanía. Pero ya nada lo alivió. La lejanía impuesta por la familia de su amada Fanny Brawne (a lo que atribuyó su enfermedad), las críticas de la prensa por sus odas en lenguaje barroco, así como las intrigas familiares se urdieron con su malestar y su despeñe físico.

En el siglo XIX, muchas décadas antes de que Koch hiciera su magistral descubrimiento, la tuberculosis era una metáfora acuñada en el espíritu romántico. La gente moría de amor, y los despechos causaban irremediablemente fiebre, fatiga, consumo.

El médico de la corte de James II, Richard Morton, había descrito la patología pulmonar en su tratado de 1689 "Phtisiologia", incluyendo los datos patognomónicos de la tuberculosis. Como sus predecesores, consideraba que era una enfermedad hereditaria, pero sus hallazgos clínicos lo hicieron postular una teoría de transmisión por cercanía.

A partir de 1816, el gran R.T.H. Laennec inició una minuciosa recopilación de datos con su estetoscopio (*le Cylindre*, lo bautizó) auxiliado por ese método que calificó de "auscultación mediata". En el Hôpital Necker de París describió el infiltrado miliar (semillas de mijo), los tubérculos y las lesiones caseosas (similares a queso) que distinguen la enfermedad por etapas. En aquellos años la tuberculosis era endémica en Europa, con una tasa anual de mortalidad estimada entre 800 y 1000 por cada 100,00 habitantes. Se le denominaba la gran plaga blanca o la usurpadora de juventud, porque cerca de la mitad de la población menor de 30 años moría en sus garras.

La facies demacrada y pálida de la víctima confería eso que el romanticismo designada como "una terrible belleza". En 1819, el propio Keats lo versificó: "*Youth grows pale, and spectre thin, and dies*". Edgar Allan Poe describió a su esposa tísica, Virginia , como "delicadamente, mórbidamente angelical"; y cuando tuvo una súbita hemoptisis, relató: "*De pronto se detuvo, se cogió la garganta y una oleada de sangre escarlata cayó sobre su pecho...haciéndola aún más etérea*".

Pero fue el descubrimiento de Robert Koch en 1882, montado sobre los hombros de Rokitansky y Schönlein, quien disipó esas imágenes líricas y colocó al bacilo con sus escrófulas en su sitio. Con ello abrió la brecha para que Mantoux diseñara una prueba cutánea, Calmette y Guerin una vacuna competente y por fin Waksman la estreptomicina como agente eficaz. Pese a ello, y en gran medida por la pobreza extrema de buena parte del planeta, la tuberculosis es aún una plaga que ocasiona 1.4 millones de muertes al año en el Tercer Mundo, auspiciada por la emergencia del VIH y su resistencia a fármacos.

La madrugada del 23 de febrero de 1821 el bardo John Keats sucumbió plácidamente en brazos de Severn, pidiéndole que no tuviera miedo, que había llegado la hora y que lo agradecía. No había cumplido 26 años. Detrás dejó un bagaje de poemas, algunos de los cuales, como su "Oda a una urna griega", "Oda a la melancolía", "Hyperion" "Lamia" y "La noche de Santa Inés" se consideran piezas exquisitas de la literatura inglesa.

Pocas semanas después, su amigo Percy B. Shelley escribió su lamento "Adonaïs" donde describe en cincuenta y cinco estrofas elegiacas, su veneración por la voz y la figura del poeta muerto. Tan cercano, que cuando se ahogó en el Golfo de Spezia en 1822, llevaba consigo una copia de los poemas de Keats, publicada dos años antes. Los últimos versos, sublimes como la Ptisis, dicen así:

LIV
That Light whose smile kindles the Universe,
That Beauty in which all things work and move,
That Benediction which the eclipsing Curse
Of birth can quench not, that sustaining Love
Which through the web of being blindly wove
By man and beast and earth and air and sea,
Burns bright or dim, as each are mirrors of
The fire for which all thirst; now beams on me,

Consuming the last clouds of cold mortality.

LV

The breath whose might I have invok'd in song
Descends on me; my spirit's bark is driven,
Far from the shore, far from the trembling throng
Whose sails were never to the tempest given;
The massy earth and sphered skies are riven!
I am borne darkly, fearfully, afar;
Whilst, burning through the inmost veil of Heaven,
The soul of Adonais, like a star,
Beacons from the abode where the Eternal are.

Bibliografía

Byrne K. (2011). *Tuberculosis and the Victorian Literary Imagination.* Cambridge: Cambridge University Press, 21-126.

Dobson, M. (2007) *Disease.* London: Quercus.

Evans, R. (2012). *The White Plague,* en <http://www.gresham.ac.uk/lectures-and-events/the- white-plague>

Murray, J.F. (1989). "The White Plague: Down, and Out, or Up and Coming?", *Am Rev Respir Dis* 140, no. 6: 1788-1795, en <http://www.atsjournals.org/doi/abs/10.1164/ajrccm/140.6.1788?journalCode=ar>.

Shelley, P.B., *Adonais. An Elegy on the Death of John Keats* (1792-1822).

La bella y la bestia

Es una hipérbole, pero puedo afirmar que he visto pacientes con Lupus durante 33 años. Ninguno igual a otro, pese a que "cumplan criterios" para redondear la enfermedad. A diferencia de entidades que se definen por trasponer el umbral de lo fisiológico (excesos, pérdidas, insuficiencias o deficiencias), el Lupus Eritematoso es un padecimiento ornamentado con las alteraciones de múltiples genes en concierto.

Se han descrito más de una centena de *loci* (inscripciones de DNA localizadas en los 46 cromosomas) que predisponen a funciones celulares alteradas en pacientes con Lupus. Es inexacto postular que se trata de una enfermedad hereditaria, porque en sentido estricto es un padecimiento de la regulación inmune cuyos detonantes son factores ambientales o adquiridos.

Es decir, se nace con cierta predisposición genética para desequilibrar el funcionamiento de las señales que toleran lo propio y rechazan lo ajeno (dicho sea de paso, la razón de ser de nuestra memoria inmunológica). Conforme entramos en contacto con el microambiente externo, diseñamos un perfil inmune, se pueblan nuestras mucosas de una biota propia (los microorganismos que nos parasitan) y reconocemos —mediante linfocitos competentes— cómo somos por dentro y qué barreras anteponemos a los agresores microbianos que aparecen afuera.

Desde aquí puede trazarse una frontera biológica muy maleable: por un lado, contamos con la inmunidad innata, que portamos como especie; además, el cúmulo de bacterias que revisten nuestros límites corporales y los virus que anidan en nuestros ganglios (adenovirus, rinovirus, Epstein Barr, citomegalovirus, herpes tipo I, etc.) a partir de las primeras infecciones y vacunaciones; ambos sirven de moduladores de nuestras respuestas inmunológicas, para no dispendiar energía en aquello que no vale la pena atacar.

De manera complementaria y esencial, desarrollamos gradualmente un repertorio de linfocitos (células B y T) que cumplen funciones de estabilización y de proliferación dependiendo de los impactos que nos trae el exterior. Por ejemplo, si contraemos influenza o nos vacunan a tiempo, una clona de linfocitos se reproduce rápidamente en respuesta a las proteínas (antígenos) que distinguen al microbio. Por eso se denominan H1N1 o H2N3, vgr. las variantes de Hemaglutinina y Neuraminidasa que componen la cubierta de este virus, contra los cuales generamos anticuerpos específicos. Así, los linfocitos maduran, se replican y se especializan, ya sea para producir anticuerpos que neutralizan al virus (células plasmáticas), albergar información para hacer más eficiente el contraataque en el futuro (células de memoria) u optimizar la estrategia de defensa (células cooperadoras).

Tras una detallada investigación molecular, hemos podido dibujar un diagrama bastante completo del sistema inmune de los mamíferos; y a partir de ahí, definir los trastornos que lo afectan y se traducen en las enfermedades autoinmunes.

De éstas cabe destacar las que afectan un solo órgano (tiroiditis, ooforitis, uveítis), las que afectan varios órganos o sistemas (típicamente los síndromes poliglandulares autoinmunes o la esclerosis múltiple) y las que denominamos generalizadas (Lupus Eritematoso, esclerodermias, artritis reumatoide) porque afectan cualquier territorio del cuerpo.

A diferencia del credo popular, que sugiere que son patologías porque "se bajan las defensas", hoy sabemos que son alteraciones de la regulación fisiológica de nuestro sistema de reconocimiento celular. En efecto, la esclerosis múltiple se caracteriza por la destrucción en placas de la mielina que recubre el sistema nervioso. La artritis se define por la producción de complejos inmunes (factor reumatoide, péptido cíclico, etc.) dentro de la cavidad sinovial y con ello atraen neutrófilos que a su vez causan inflamación creciente. En su mayoría, son enfermedades que derivan de la ruptura de la tolerancia a lo propio; es decir, que son producto de una embestida contra componentes propios que normalmente son pasados por alto. Nada tienen que ver con una inmunodeficiencia.

Acaso el Lupus es el proceso autoinmune más complejo, por la suma de señales dislocadas que generan auto-anticuerpos dirigidos contra múltiples tejidos. Inflama el endotelio, destruye o inutiliza diversas células circulantes, altera componentes de la matriz extracelular y como resultado vectorial, los complejos inmunes que se agregan con el tiempo, terminan depositándose en los glomérulos de la corteza renal o en los alveolos pulmonares, provocando catástrofes que requieren tratamiento de urgencia.

Pese a que la industria farmacéutica —por afinidad o propositivamente— ha diseñado medicamentos que reducen la replicación de linfocitos B, el Lupus Eritematoso sigue siendo un reto terapéutico. Más aún, me preocupa lo tardío de su diagnóstico por la falta de conocimiento preciso entre la comunidad médica y peor, debido a la presunción de que se puede manejar esquemáticamente. Me explico.

Si hay algo típico del Lupus es su singularidad. Cada paciente se presenta con manifestaciones únicas, precisamente porque sus alteraciones genéticas (su huella digital inmunológica, por así decirlo) expresan un trastorno singular que se materializa en cambios inflamatorios o vasculares. Es propiamente un síndrome que se forja por su presentación, sus efectos tisulares y la profusión de anticuerpos que buscan el núcleo u otras proteínas subcelulares. Si bien podemos afirmar que la linfopenia, la fotosensibilidad, la inflamación articular o subepidérmica, y el daño renal son los epítomes de este padecimiento, cada paciente lo manifiesta en diferente secuencia o magnitud.

Un padecimiento así no admite tratamientos cuadrados o predeterminados. Decir que tal o cual manifestación se mitigan con tantos miligramos por kilogramo de prednisona es jugar al tiro al blanco. Lo fundamental es conocer al paciente y después descifrar su enfermedad peculiar y las manifestaciones que arroja como enigmas.

Esta premisa es válida para cualquier padecimiento, pero se hace indispensable cuando estamos ante un trastorno autoinmune que se esconde, que se escabulle por laberintos vasculares y subcelulares, que no avisa hasta que ha dañado un órgano vital o amenaza con dejar lesiones indelebles.

El arte de la Medicina radica en preservar la belleza (en el sentido del alma sana en un cuerpo íntegro), recuperar la homeostasis, mitigar el sufrimiento y escuchar, ante todo escuchar atentamente, al paciente. Cuando la intención de ayudar —sin conocimiento pleno o experiencia— precede a desentrañar cada minucia de la narrativa del padecimiento, se convierte en una bestia, salvaje y titubeante, que suele dañar más que llevar a quien naufraga a tierra firme.

Todos estos años me han enseñado que el Lupus, como tantas otras enfermedades raras, no admite errores por insuficiencia o arrogancia. Estudiar, investigar, atender la queja del paciente sin distracciones...¡qué poco se le exige al médico!

Perdimos

a JEGG y PSD, compañeros
de batalla y desengaño

La experiencia de fracaso es un recurso que enseña los altibajos de la vida. Abandono, miseria, claudicación. Arquetipos que nos confrontan con la esencia misma del desatino.

Herederos sin saberlo de la Primavera de París, pero ante todo heridos de muerte por la Noche de Tlatelolco o el Jueves de Corpus, quisimos configurar un futuro donde la democracia y la justicia abarcaran sin prejuicios un país sin ley, edificado mediante la corrupción y el nepotismo.

Nos educamos, salimos a las calles con temor pero convencidos de nuestra protesta. Leímos el indispensable marxismo y nos intimidó el leninismo, de modo que reculamos en el Diario del Che en Bolivia hasta que su muerte —anunciada por la CIA— lo hizo leyenda y alivianó su imagen. Entonces volvimos a las páginas de Marcuse, Chomsky, los sonámbulos de Broch y Koestler; a rastrear los inconscientes de Freud y Lacan como columnas de Sansón, sin abandonar nunca a Revueltas y a Neruda; pero inspirados por Foucault y Borges al margen de su ideología.

Entretanto, las avenidas se transformaron en mercados ambulantes o abismos de violencia. Nos rompieron los vidrios para arrebatarnos el reloj o la bolsa que costó tanto trabajo y ahorro. Nos orillaron a lo diurno y nos cerraron las aceras. Nos pidieron que aceptáramos leyes o reglamentos que ellos violan sistemáticamente, para caer en cuenta que se trata de los mismos enemigos: los que reptan en las esquinas vendiendo droga y aquellos que los protegen con la vista gorda y los sobornos desde sus atalayas.

Después nos absorbió la crianza, los horarios laborales y las vacaciones. La lectura de Pessoa, Houellebecq o Umberto Eco para distraernos y otear por encima el paisaje o el cuerpo codiciado a contra luz. Los seguros de gastos médicos, de educación, de transporte, de vida, de retiro...verbigracia, asegurarnos de no estar tan seguros.

En un abrir y cerrar de ojos nos hicimos adultos, dejamos los ademanes histéricos y renunciamos a la mota y al ron barato. Un tanto por la prohibición y más por mengua en nuestra audacia. Contamos los barcos y optamos por puerto seguro, antes que embestir de frente la tormenta.

Los sindicatos dejaron de ser independientes y la independencia se convirtió en una fiesta privada, porque las plazas fueron cancha del vandalismo y el frote perverso. Los comunistas nos desilusionaron, no al grado de renunciar al agnosticismo, pero sí para aceptar el sufragio y abdicar de la revolución. Nunca diremos "dios mediante" pero aprendimos a sentarnos a la misma mesa y beber del mismo cáliz.

Hoy la dictadura del proletariado es políticamente incorrecta, además de insostenible, y los testaferros del capital aspiran al poder con un discurso cínico que mira a los votantes con desdén y usa los medios de comunicación para mofarse de nuestro raciocinio. El planeta se ha globalizado, trenzado por lazos inalámbricos a expensas de sumirnos en la ignorancia y la inmediatez. Masa y poder, nos previno Canetti; pero caímos todos en la trampa tecnológica.

A últimas fechas me asusta mi ciudad. Me siento sitiado, bajo acecho y cuidando a los míos como si fuesen objetos de valor de cambio. Soy un extranjero en mi propio territorio, hablo un idioma extraño —que no cabe en los "chats" ni en los libelos—, camino con resolución pero sin atropello. Soy solidario y procuro la verdad aunque me pese. Creo en la bondad, acaso el atributo más devaluado de la época. Escucho, miro de reojo, festejo con prudencia ante el vecino, no alardeo y cuido mis pertenencias sin usura. Tal vez soy decimonónico o anacoreta. Es más, no me percaté de que el mundo cambiaba mientras oía a Brahms, a Miles Davis o a Clapton; y los axiomas que incorporé y defendí de joven devinieron letra muerta, sepultados bajo los escombros de la publicidad y el consumismo.

Lo que más me incomoda es que me he recluido. Veo ocasionalmente a los amigos en sus hogares o en un restaurante bien custodiado. He sido presa de asaltantes y no quiero volver a atragantarme de odio.

Quise creer en la igualdad y lo sostuve como estandarte hasta que el viento de la descomposición social lo hizo jirones. Me avergüenza pensar que hay diferencias y que no me puedo escudar en el mito burgués de proveer a todos sin distinción de avidez o ingratitud.

Soy selectivo y espero un mínimo de correspondencia. Tal como cobrar por mi trabajo o disfrutar un buen concierto o la amistad inteligente. No estoy solo en estos pensamientos timoratos; mi generación compra y bebe vinos con paladar exigente, prefiere viajar que construir letrinas, se queja de la asistencia pública y se traslada en Uber más que en Metrobus.

Nos hicimos viejos y acomodaticios sin quererlo, pero deseando al fondo no ser olvidados y vivir más, apreciar más luz, aunque se trate de un sol pálido.

Hace unos días me vi gratamente rodeado por un grupo de mujeres y hombres lúcidos y dispuestos a ofrecer su tiempo libre por un país más limpio, más culto, menos oprobioso. Fue un honor inmerecido. Hablamos de la legalización de la mariguana, del compromiso médico, de intolerancia, de escucharnos, de inquirir en el mejor sentido socrático. Disfruté cada argumento en esa plácida mañana de nuestra universidad, que parafraseando a Nicolás Guillén es abierta, azul, democrática, en fin…la UNAM.

Somos pocos, un tanto ilusos, pero aún creemos que es factible evitar la derrota.

Amores imposibles

—Ayer anunciaron el Prix Goncourt —le dice, ciñéndose la blusa en el vestido.

—¿Qué es eso? —pregunta. El torso desnudo emerge de las sábanas, su voz atenuada por el ruido que penetra desde la calle.

Ella lo mira, tratando de ocultar su condescendencia, que sabe que le lastima tanto. Pero no responde, roza apenas los labios, evitando la aspereza de su barba de dos días.

Se han encontrado así casi tres meses. La clandestinidad los acoge de espaldas a sus mundos, estériles y redundantes; todo tan oblicuo y a la vez tan deseado.

Cuando lo vio por primera ocasión, María reparó sólo en su gesto, un tanto procaz para recorrerla y detenerse en la curva de sus nalgas. Hacía años que nadie la escudriñaba con lascivia.

José atendía un puesto de accesorios para celulares que le encomendó un amigo enfermo y de golpe apartó la vista. Semanas después le confesó que le excitó su desafío, sentirse reprobado como un niño.

Entre los dos cruzaba una ostensible diferencia de clases.

Aquel era su camino obligado a la galería. Advirtió por la tarde que algo había despertado en su cuerpo aquella calidez y desparpajo. No, no era guapo; pero su delgadez y su mirada turbia le daban un aire de sofisticación que ninguno de los hombres de su entorno cultivaban. ¿Sería su bestialidad, su falta de refinamiento? Tampoco podía reconocer tal deseo en su esposo. Iván y su oficina, sus comidas de negocios, su petulancia... desde luego, había gratitud, pero el afecto se había diluido y apenas reverberaba en el aire pálido de la cotidianidad.

Se descubrió otra vez frente al espejo, eligiendo sus prendas íntimas con audacia. Realzar los senos, la exactitud del escote, los zapatos justos para enderezar el torso. Había olvidado la sensualidad que emitían sus labios, envueltos por esas ingratas arrugas que se negaban a desaparecer. Abrió los ojos como extasiada para reconocer su brillo, ahí en el fondo del verdor empañado por la edad. Introdujo los dedos en la mata del cabello y se reconoció esa otra, azarosa y temeraria. En ese momento se abrió la puerta y se sintió invadida, arrojada al presente. Su marido la besó con descuido en la mejilla, dejándole el tufo de café que hubo que lavar y perfumar de nuevo.

Había optado décadas atrás por renunciar a la maternidad, en aras de preservar la libertad de Iván, se dijo entonces. Lo cierto es que ella tampoco tuvo espacio amoroso para nadie tras la muerte trágica de su padre, y habría que reconocer que esa herida matizaba todo su mundo interno.

Una neblina densa se derramaba desde los cerros a la distancia cuando salió a buscarlo. Retiró la cubierta de su móvil para ultimar el pretexto. José la esperaba, había soñado con tenerla en brazos cuando se descargó con aquella prostituta el sábado anterior, enrarecido por la cerveza y el silencio.

El suspiro fue mutuo cuando estuvieron de frente, bajo el umbral del escaparate, enmarcados por cubiertas de fabricación china en diseños diversos. Ella tomó la más próxima, equivocando el modelo. Intercambiaron sonrisas y eso bastó para saberse coludidos en una intimidad que habían ansiado para el resto de una vida.

Hasta hoy no han usado la palabra "amante", y se han prometido no mentir aunque transiten diariamente en la falacia. Esta incomodidad es su premisa y saben que nadie puede atraparlos en tal caída al precipicio. Aceptan sin decirlo que su pasión morirá en un postrer abrazo, cuando hayan pelado todas las cubiertas de su desnudez y quede la obviedad, burlándose socarronamente del contratiempo.

PD. Una de las novelas seleccionadas de inicio para concursar por el premio literario más prestigioso de Francia, se llama precisamente "*Un amour impossible*". La autora es Christine Angot. Reproduzco aquí uno de sus diálogos, tan habitual entre las paredes ocultas:

> Les gens veulent l'amour conjugal, Rachel, parce qu'il leur apporte un bien être, une certaine paix. C'est un amour prévisible puisqu'ils l'attendent pour des raisons précises. Un peu ennuyeux, comme tôt ce qui es prévisible. La passion amoureuse, elle, est liée au surgissement. Elle brouille l'ordre, elle surprend.

El ganador del año 2015 es Mathias Enard por *Boussole*, una historia que evoca un Oriente bañado por el sol tenue de la esperanza. El monto del premio es de 10 euros.

Hacer el bien...

La guerra civil lo despojó y lo lanzó al destierro. Un maletín y su magra experiencia de recién graduado como único bagaje. Atravesó por Perpignan y quiso unirse a la resistencia como enfermero. Pero su detención y ulterior reclusión en el campo de concentración de Barcarès como "extranjero indeseable" lo impidieron. Fue uno de tantos secretos que se llevó consigo. Yo lo conocí medio siglo después y conservaba un aire fresco, esa ligereza que derrotaba cualquier amargura.

Supe que durante la ocupación ejerció diversos oficios, algunos afines a su pasión por la Medicina, porque ni propios ni conquistadores lo dejaban ejercer. Al terminar la guerra, su mejor credencial fue haber combatido en la clandestinidad por el bando triunfante, acaso algunos testimonios de su entrega y su manifiesta compasión para con los heridos.

Poco después del desembarco de Normandía, había atendido a una joven comunista, diestra con el fusil, que cayó alcanzada por un francotirador en Vosgues. Ella se enamoró de su afabilidad y él de su entereza. La vio partir incontables veces hacia el frente con el juramento de volver para casarse, "Jamás por la iglesia", le repetía.

Al fin, declarada la paz ese invierno sombrío de Versailles, lo buscó en el hospital de campaña donde hicieron el amor por primera vez. Lo habían movilizado a las afueras de Lyon para atender a los mutilados y reubicar a los españoles que vagaban sin rumbo huyendo de la dictadura franquista. Tardaron varias semanas en reencontrarse.

Cuando entró al café de la Mairie en Saint Sulpice le resultó más hermosa que nunca. Vestía su chaqueta de miliciana y un vestido azul roído en los bordes, su cara enrojecida por el frío apenas se adivinaba bajo la boina. Tenía las manos heladas, con callos frescos de batalla.

Decidieron que la vida estaba aquí, lejos de la persecución fascista. Muertos o exiliados los hermanos, habría que construir una existencia a empellones en un idioma apenas descifrado. Alquilaron un minúsculo apartamento en la Rue Jeanne d'Arc y ahí mismo solicitó el permiso para abrir un dispensario. Un amigo militante del Hôpital Pitié-Salpêtrière consiguió que le autorizaran consultar exclusivamente exiliados republicanos, a precios de pesetas, y bajo esa enjuta consigna arrancó su práctica privada.

A falta de empleo para veteranos, ella fue su primera asistente, y tuvo que suavizar el carácter para recibir a los enfermos que arrastraban la melancolía del exilio y los abigarrados síntomas del abandono. Gradualmente se hicieron de un gabinete bien pertrechado, con una máquina de rayos X, un pequeño quirófano para suturar y una farmacia con lo esencial. Ocasionalmente los donativos ayudaban para adquirir sulfadiazina y estreptomicina, tan valiosas como escasas en esos años de penuria y reparación.

Era un médico jovial, aunque enérgico al estilo paternalista de la época, de letra impecable y memoria exquisita. Sin quererlo, se fue afrancesando para adaptarse a las costumbres y por abrigar la esperanza de ser reconocido como ciudadano legítimo. Ostras y Pinot Noir para Navidad, café au lait con biscotte bien temprano, visitas obligadas al Louvre para las exposiciones temporales, primavera en el Bois de Boulogne y conciertos de invierno en la Saint Chapelle.

Sin advertirlo, aquel pequeño estudio dio lugar a un apartamento en la Rue Tolbiac y espacio para los hijos. Las consultas a domicilio se derivaron en colegas jóvenes que querían aprender de la "clínica de trincheras", como solía bromear. Creció el personal y su esposa encinta se dedicó a la crianza y al nido, donde nunca faltaba el vino, las burbujas y la mantequilla.

Alguna vez lo acompañé en sus paseos hacia la Cité Universitaire con el pretexto de que los estudiantes lo rejuvenecían. Más bien creo que añoraba sus tiempos en la residencia de Madrid, donde se hizo médico bajo los auspicios de la República, rodeado de cómplices desenfadados y un horizonte iluminado de promesas.

Su trato con los pacientes era de una calidez inusitada: los escuchaba atentamente desde su corta estatura, a veces de pie, con las manos sumergidas en su larga bata blanca; los ojos ansiosos detrás de las gafas sin marco, dotado de una paciencia que me exasperaba. Ni una sola nota, ninguna interrupción hasta que el enfermo tomaba aire para concluir el relato. Sólo entonces decía en voz tenue: "Vamos a ver, vamos a ver". Y acto seguido, afectuosamente señalaba el biombo de tela, asintiendo para que su enfermera —una robusta malagueña que lo leía como libro abierto— tomara del brazo al exhortado e iniciara el ritual exploratorio.

Miles de desterrados pasaron por ese dispensario; embarazadas, heridos del alma, sonámbulos y moribundos. A todos les dio un lugar, compasivo, estimulante. Imagino que deben recordarlo en Nochebuena, al destapar la champaña y saber que esa ceremonia era su gran placer mundano.

El insomnio de Higía

Podemos afirmar que en buena medida la Humanidad se ha construido de cara a la finitud. No hay nada más contundente que la certeza de que vamos a morir. Cualquier empresa humana, todo acto creativo o destructivo, está constreñido por esa convicción.

Desde luego se reprime y como verdad, cabalga con el deseo en los recovecos del inconsciente, palmo a palmo. De ahí que situemos la pulsión de muerte como una fuerza motriz hacia el abandono, que nos urge hacia el retorno a lo ominoso, a la oscuridad insondable de lo que nunca fuimos, porque no hay constancia de ese origen salvo en la propia finitud.

Existe, no obstante, un impulso (*élan* en francés) vital que nos hace enfrentar la claudicación tanto como aferrarnos a lo real y a lo simbólico. Paradójico de suyo, porque la tragedia de nuestro destino nos impele a soltar los brazos y dejarnos ir, cediendo la voluntad a los azares y al flujo inevitable de la consunción.

Los ejemplos pululan. Depresión o fatiga crónica en la esfera de lo psicosomático, la Tanatología como expresión utilitaria del deseo más recóndito de todo sujeto, o la batalla contra el cáncer ("los cánceres" habría que precisar), enemigo surgido de la mutabilidad y la inmolación.

Si hay algo que define tal contraparte existencial es la lucha contra la enfermedad. En efecto, empleo arbitrariamente el sustantivo beligerante para subrayar la disposición combativa que nos hace pelear todos los días contra microbios, descomposiciones, toxicidad o accidentes que asolan a nuestra especie.

El curandero ayer, hoy el médico, se instrumenta de recursos (conocimientos, templanza, distancia, poder carismático) para asumir esa partitura social cuyo verdadero cometido es evitar la muerte. Sabe que es una causa perdida, no hay remedio que lo impida, acaso podrá postergarla y regodearse de que ha ganado una escaramuza. Apelará a los dioses, otrora inefables —amparados en los astros y las nubes de su entendimiento—; que en la actualidad se erigen desde el Olimpo de la investigación, si bien Prometeo —representado por la industria farmacéutica y de biotecnología— haya robado el fuego y lo haga accesible a precios mercenarios.

Nos queda entonces la imagen romántica, cada vez menos sostenible, del doctor de familia tomando del brazo a su paciente. Parte gratitud y deferencia, otro tanto autoridad y guía. Pero los hospitales con sus laberintos de higiene, los terceros pagadores con su clientelismo y, porque no, las redes sociales con su influencia perecedera y frívola, han acabado con esta escena.

Quedamos algunos mohicanos creyendo en la resurrección del alma nutricia; venerando a Paracelso, Virchow, Charcot, Pasteur y tantos otros que abrieron la caja de Pandora para enseñarnos que las alimañas no son invencibles.

Es una bendición, en el sentido pagano del término, que aún podamos comunicarnos en privado, sin presiones de extraños o atajos mercantiles, con el expreso propósito de aliviar.

Cada encuentro terapéutico es una sorpresa, revela una forma de sentir, de sufrir, de interpretar la fragilidad. La señora que señala su "dolor de hígado" bajo la parrilla costal izquierda; el hombre que afirma que "un aire" le ocupa el pecho; el anciano que mira sin observar, porque sus ojos en penumbra anuncian perentoriamente su sino. Todos ellos son una historia que se articula, que toca, que merece ser vertida en acciones o cuando menos, que requiere una escucha atenta y distintiva.

Hace unos días, por conducto de un colega entusiasta, me encontré de nuevo con el pentateuco del quehacer médico (Rolfe, 2014). Aquí lo traduzco con el acrónimo VOCES, pues aludo al principio de comunicación (*vgr.* conexión afectiva) que entraña la relación paciente-médico.

Valor, para enfrentar decisiones en el mejor interés del enfermo. Objetividad como fruto de un bagaje indispensable de conocimientos. Compasión, que se define a sí misma. Entrega, en tanto compromiso terapéutico, dejando en lo posible al margen nuestro entorpecedor narcisismo. Suficiencia, entendida como capacidad y competencia.

Escuchar esas voces en cada encuentro clínico es una estrategia ética que permite alejar la fatalidad y rescatar el significado del afecto. Un acto análogo al cobijo materno que nos conminara a la reciprocidad, al placer, a la bondad;[11] en suma, a desear la vida.

Bibliografía

Murdoch, Iris (2001). *The Sovereignty of Good.* 2ª ed., Abingdon: Routledge, 69.

Rolfe, Gary (2014). "Editorial: Educating the Good for Nothing Student", *Journal of Clinical Nursing* 23, no. 11-12 (enero): 1459-1460.

---

[11] La cita precisa, teñida de idealismo, es "The Good has nothing to do with purpose, indeed it excludes the idea of purpose... The only genuine way to be good is to be good for nothing..." (Murdoch, 2001: 69).

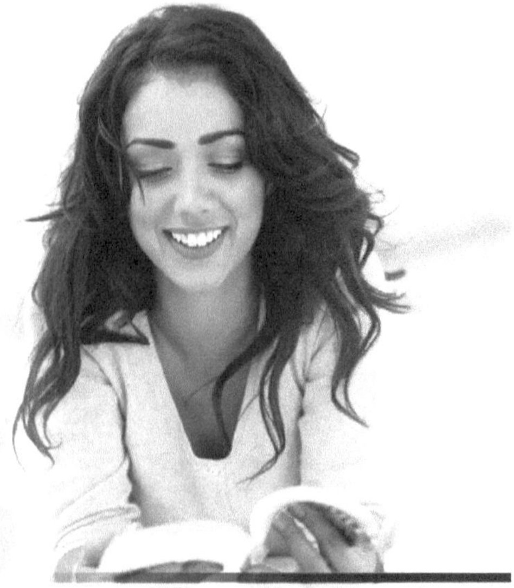

FSC
www.fsc.org
MIX
Papier | Fördert gute Waldnutzung
FSC® C083411

Kolibri 360 GmbH
Ferdinand-Jühlke-Straße 7
99095 Erfurt, Deutschland
produktsicherheit@kolibri360.de

Druck:
CPI Druckdienstleistungen GmbH
im Auftrag der
Kolibri 360 GmbH
Ferdinand-Jühlke-Str. 7
99095 Erfurt